Fehldiagnosen in der pädiatrischen Praxis vermeiden

A. Sahib El-Radhi

Fehldiagnosen in der pädiatrischen Praxis vermeiden

 Springer

A. Sahib El-Radhi
Chelsfield Park Hospital,
Paediatrics, University of London
Orpington, UK

ISBN 978-3-031-28895-1   ISBN 978-3-031-28896-8 (eBook)
https://doi.org/10.1007/978-3-031-28896-8

Die Deutsche Nationalbibliothek verzeichnet diese Publikation in der Deutschen Nationalbibliografie; detaillierte bibliografische Daten sind im Internet über https://portal.dnb.de abrufbar.

Übersetzung der englischen Ausgabe: „Avoiding Misdiagnosis in Pediatric Practice" von A. Sahib El-Radhi, © Springer Nature Switzerland AG 2021. Veröffentlicht durch Springer International Publishing. Alle Rechte vorbehalten.

© Der/die Herausgeber bzw. der/die Autor(en), exklusiv lizenziert an Springer Nature Switzerland AG 2024

Das Werk einschließlich aller seiner Teile ist urheberrechtlich geschützt. Jede Verwertung, die nicht ausdrücklich vom Urheberrechtsgesetz zugelassen ist, bedarf der vorherigen Zustimmung des Verlags. Das gilt insbesondere für Vervielfältigungen, Bearbeitungen, Übersetzungen, Mikroverfilmungen und die Einspeicherung und Verarbeitung in elektronischen Systemen.
Die Wiedergabe von allgemein beschreibenden Bezeichnungen, Marken, Unternehmensnamen etc. in diesem Werk bedeutet nicht, dass diese frei durch jede Person benutzt werden dürfen. Die Berechtigung zur Benutzung unterliegt, auch ohne gesonderten Hinweis hierzu, den Regeln des Markenrechts. Die Rechte des/der jeweiligen Zeicheninhaber*in sind zu beachten.
Der Verlag, die Autor*innen und die Herausgeber*innen gehen davon aus, dass die Angaben und Informationen in diesem Werk zum Zeitpunkt der Veröffentlichung vollständig und korrekt sind. Weder der Verlag noch die Autor*innen oder die Herausgeber*innen übernehmen, ausdrücklich oder implizit, Gewähr für den Inhalt des Werkes, etwaige Fehler oder Äußerungen. Der Verlag bleibt im Hinblick auf geografische Zuordnungen und Gebietsbezeichnungen in veröffentlichten Karten und Institutionsadressen neutral.

Planung/Lektorat: Elizabeth Pope
Springer ist ein Imprint der eingetragenen Gesellschaft Springer Nature Switzerland AG und ist ein Teil von Springer Nature.
Die Anschrift der Gesellschaft ist: Gewerbestrasse 11, 6330 Cham, Switzerland
Wenn Sie dieses Produkt entsorgen, geben Sie das Papier bitte zum Recycling.

Vorwort

Mediziner verrichten ihre Arbeit, um Menschen gesund zu machen, indem sie ihre Verletzungen heilen, Krankheiten behandeln und heilen, mit dem Ziel, das Leben zu verlängern. Diagnose bedeutet die Identifizierung der Art einer bestimmten Beschwerde, die durch die Auswertung der Krankengeschichte und die Durchführung einer körperlichen Untersuchung erreicht werden kann, um herauszufinden, was mit einer kranken Person nicht stimmt. Eine korrekte Diagnose zu stellen, ist eine der wichtigsten Aufgaben, die medizinische Fachkräfte erfüllen.

Diagnosefehler können als ein Versagen definiert werden eine genaue und zeitnahe Erklärung für das Gesundheitsproblem des Patienten zu finden oder als eine fehlerhafte Erläuterung der Diagnose gegenüber dem Patienten. Diese Fehler sind ein großes Problem sowohl für Patienten als auch für Ärzte. Patienten empfinden oft einen Diagnosefehler als ihr Hauptanliegen, wenn sie ihren Arzt aufsuchen. Um die Wahrnehmung der Patienten zu untermauern, haben Umfragen folgerichtg ergeben, dass Ärzte mindestens einmal im Monat einen Diagnosefehler begehen. Wenn sie einen Fehler machen, können die Folgen für den Patienten tödlich sein. Eine verpasste oder verzögerte Diagnose bedeutet, dass der Patient einen negativen Verlauf auf seine Gesundheit erleiden kann, der zu einer Verzögerung der notwendigen Behandlung führt. Patienten können Nebenwirkungen und ernsthafte Probleme durch die Behandlung aufgrund einer falschen Diagnose erleiden, was zu einem kränkeren Patienten anstatt zu einem gesunderen führt. Dies kann eine Zeit mit lang anhaltender Krankheit, verpasster Schule oder Arbeit, häufigen Arztbesuchen und gelegentlich schweren Gesundheitskomplikationen führen. Diagnosefehler tragen zu einem erheblichen Prozentsatz von wiederholten Besuchen in Gesundheitseinrichtungen bei und gelegentlich zum Tot von Patienten bei.

Es gibt mehrere Ursachen für Diagnosefehler. Wenngleich ein Diagnosefehler auftreten kann, wenn dieSymptome und Anzeichen einer bestimmten Krankheit atypisch, maskiert oder abwesend sind, sind diese Fehler weitgehend auf kognitive und systembezogene Faktoren zurückzuführen. Kognitive Fehler sind oft die häufigsten Ursachen für Diagnosefehler, zum Beispiel eine unvollständiger Anamnese und körperlicher Untersuchung, unzureichender klinischer Analyse und mangelndes Geschick. Diese gelten als die Hauptursachen für kognitive Fehler. Systembedingte Fehler umfassen Fälle, in denen technische oder organisatorische Faktoren dieStellung einer korrekten Diagnose behindern; Beispiele sind die Nichtverfügbarkeit bestimmter diagnostischer Geräte und die Falschetikettierung oder Fehlbehandlung einer diagnostischen Probe, die zu einem fehlerhaften Ergebnis führt. Unzureichende Personalstärke und übermäßige Arbeitsbelastung sind weitere wichtige systembedingte Faktoren. In manchen Fällen wird die Diagnose dadurch erschwert, dass der Patient absichtlich unkooperativ bei der Erhebung/ Untersuchung der Beschwerden ist.

Wenngleich Diagnosefehler ein großes Problem im Gesundheitswesen sind, gibt es nur wenige medizinische Lehrpläne, die sich auf diese Fehler und die Verbesserung des diagnostischen Prozesses konzentrieren, um sie zu verringern. Dieses Thema wird selten an Studenten und junge Mediziner vermittelt. Es gibt keine wirksamen Strategien, um Studenten und junge Ärzte über Diagnosefehler und diagnostische Sicherheit zu unterrichten. Während die meisten pädiatrischen Bücher sich auf die Diagnose und Behandlung von Krankheiten konzentrieren, gibt es in der Literatur einen Mangel an Artikel bezüglich Diagnosefehlern und die Vermeidung von diesen. Dieses Buch zielt darauf ab, die diagnostische Genauigkeit zu verbessern und Diagnosefehler zu vermeiden.

Vorwort

Auch bei guter und hoher Versorgungsqualität, kann jeder Mediziner manchmal eine Fehldiagnose stellen, dies kann dem Patienten schaden, und zu einer medizinischen Fehlbehandlung führen.. Patienten können dadurch die Auswirkungen einer fehlerhaften oder verzögerten Diagnose erleiden, da die Zeit vergeht, in der die Patienten nicht die richtige Behandlung erhalten. Ein kritisches Auge wird prüfen, ob der Fehler des Arztes vermeidbar oder unvermeidbar war und ob unter ähnlichen Umständen ein anderer Fachmann den gleichen Fehler gemacht hätte. Diejenigen Ärzte, die dem Patienten Schaden zufügen, müssen damit rechnen, wegen Fahrlässigkeit verklagt zu werden. Ein weiterer Grund für Fehldiagnosen sind falsche Testergebnisse, die entweder auf menschliches Versagen oder auf Geräteausfall zurückzuführen sind.

Da es mehrere Ursachen für Diagnosefehler gibt, sind auch die Lösungen, die darauf abzielen, Diagnosefehler zu verringern, multifaktoriell. Die Verbesserung der kognitiven Herangehensweise von Medizinern durch die Verbesserung der beruflichen Aus- und Weiterbildung, die Erhöhung der Personalstärke und die Verringerung der Arbeitsbelastung können die Situation erheblich verbessern. Der bessere Zugang zu spezieller Literatur, die sich mit Diagnosefehlern befasst, und die Verfügbarkeit von Spezialisten und weiteren medizinischen Fachkräften sind hochrangige systembasierte Lösungen für die Verringerung der Diagnosefehler. Die effektive Teamarbeit im diagnostischen Prozess unter den Gesundheitsfachkräften sollte erleichtert werden. Diagnosefehler müssen aufgelistet, gemeldet, analysiert und Lösungen und Empfehlungen unter dem beteiligten Team erarbeitet werden. Innovative Gesundheitstechnologien sollten zunehmend genutzt werden, um Patienten und Gesundheitsfachkräfte zu unterstützen, mit dem Ziel, medizinische Fehler, einschließlich verpasster oder verzögerter Diagnosen, zu reduzieren.

Unter Verwendung einer umfangreichen Literaturrecherche in Verbindung mit der langjährigen Erfahrung des Autors in der Pädiatrie wurden fast alle häufigen pädiatrischen Diagnosen mit potenziellem Risiko für schwerwiegende Folgen für das Wohlbefinden des Kindes identifiziert und in diesem Buch aufgenommen. Die diagnostischen Kriterien jeder häufigen pädiatrischen Erkrankung wurden hervorgehoben. Die Einhaltung dieser Kriterien ist eine wichtige Vorraussetzung, um eine falsche Diagnose zu vermeiden. Darüber hinaus wird ergänzend eine Laboruntersuchung aufgeführt, um den Gesundheitsfachkräften zu helfen, eine spezifische Diagnose unter den aufgelisteten mehreren Differentialdiagnosen zu stellen.

Abschließend lässt sich sagen, dass eine Fehldiagnose von pädiatrischen Erkrankungen durch medizinische Fachkräfte in der Regel zu einer späten Diagnosestellung und einem späten Behandlungsbeginn führt. Das kann erhebliche negative Folgen und kurz- oder/ und langfristige Auswirkungen auf die Gesundheit des Kindes haben. Während dessen führt eine frühzeitige Diagnose einer schweren Erkrankung zu einer Verminderung der Morbidität und Mortalität des Kindes. In diesem Buch wird jedem aufgelisteten Symptom eine Vielzahl von häufigen und seltenen Differentialdiagnosen zu geordnet, die sorgfältig berücksichtigt werden sollten, wenn ein Kind mit Beschwerden vorstellig wird. Einige dieser Symptome sind mit anderen medizinischen Zuständen verwechselbar; daher kann eine Fehldiagnose leicht auftreten. Die Gründe für eine solche Fehldiagnose werden in dem Buch deutlich aufgeführt, und diesen folgt eine kurze Diskussion über die Bedingungen, die die Fehldiagnose verursachen. Unser Ziel, dieses Buch zu schreiben, ist es, Pädiatern und Allgemeinmedizinern zu helfen, die richtige Diagnose schnell und einfach zu stellen, und wie man eine Verzögerung der tatsächlichen Diagnose vermeidet, damit eine angemessene Behandlung schnell eingeleitet werden kann, um das Kind gesund zu machen.

Orpington, UK A. Sahib El-Radhi

Einführung

Diagnose bedeutet die Identifizierung der Art einer bestimmten Beschwerde durch die Auswertung der Krankengeschichte und die Durchführung einer Untersuchung, um herauszufinden, was mit einer kranken Person nicht stimmt. Es ist eine der wichtigsten Aufgaben, die von medizinischen Fachkräften ausgeführt werden. Medizinische Fachkräfte arbeiten daran, Menschen gesund zu machen, indem sie ihre Verletzungen heilen und Krankheiten behandeln, mit dem Ziel, das Leben zu verlängern.

Diagnosefehler können als ein Versagen definiert werden, eine genaue und zeitnahe Erklärung für das Gesundheitsproblem des Patienten zu finden oder dem Patienten den Grund und das Wesen seines Gesundheitsproblem mitzuteilen. Diese Fehler sind ein großes Problem sowohl für Patienten als auch für Ärzte. Patienten empfinden oft einen Diagnosefehler als ihr Hauptproblem, wenn sie ihren Arzt aufsuchen. Umfragen haben immer wieder gezeigt, dass Ärzte mindestens einmal im Monat Diagnosefehler begehen. Wenn sie einen Fehler machen, können die Folgen für den Patienten tödlich sein. Eine verpasste oder verzögerte Diagnose bedeutet, dass der Patient einen negativen Einfluss auf seine Gesundheit erleiden kann, der zu einer Verzögerung der notwendigen Behandlung führt. Patienten können Nebenwirkungen und ernsthafte Probleme durch die Behandlung aufgrund der falschen Diagnose erleiden, die zu einem kränkeren Zustand des Patienten anstatt zu einem gesunderen führt. Dies kann zu einer Zeit lang anhaltender Krankheit, fehlenden Schul- oder Arbeitszeiten, häufigen Arztbesuchen und gelegentlich schweren Gesundheitskomplikationen führen oder sogar den Tod zur Folge haben. Diagnosefehler tragen zu einem erheblichen Prozentsatz der Patiententode bei.

Es gibt mehrere Ursachen für Diagnosefehler. Obwohl ein Diagnosefehler auftreten kann, wenn Symptome und Anzeichen einer Krankheit atypisch, verdeckt oder abwesend sind, sind diese Fehler weitgehend auf kognitive und systembedingte Faktoren zurückzuführen. Kognitive Fehler sind oft der wichtigste beitragende Faktor zu Diagnosefehlern, wobei eine unvollständige Anamnese und Untersuchung, eine unzureichende klinische Argumentation und eine mangelnde Geschicklichkeit als die wesentlichen kognitiven Fehler angesehen werden. Systembedingte Fehler umfassen Fälle, in denen technische oder organisatorische Faktoren die Feststellung einer korrekten Diagnose behindern; Beispiele sind die Nichtverfügbarkeit bestimmter diagnostischer Geräte und die falsche Beschriftung oder Handhabung einer diagnostischen Probe, die zu einem fehlerhaften Ergebnis führt. Unzureichende Personalstärke und übermäßige Arbeitsbelastung sind weitere wichtige systembedingte Faktoren. In manchen Fällen wird die Diagnose dadurch erschwert, dass der Patient absichtlich unkooperativ bei der Bewertung der Beschwerde ist.

Manchmal kann die Stellung eine Fehldiagnose dazu führen, dass dies dem Patienten schaden kann und dann zu einer medizinischen Fahrlässigkeit führen kann. Patienten können die Auswirkungen einer fehlerhaften oder verzögerten Diagnose spüren, wenn die Zeit vergeht, ohne dass sie die richtige Behandlung erhalten. Dies kann die Patienten kränker statt gesünder machen. Ein kritisches Auge wird prüfen, ob der Fehler des Arztes ein vernünftiger war und ob unter ähnlichen Umständen ein anderer Fachmann denselben Fehler gemacht hätte. Die Ärzte, die dem Patienten Schaden zufügen, müssen damit rechnen, wegen Fahrlässigkeit verklagt zu werden. Ein weiterer Grund für Fehldiagnosen sind falsche Testergebnisse aufgrund von menschlichem Versagen oder Geräteausfall.

Da es mehrere Ursachen für Diagnosefehler gibt, sind auch die Lösungen, die darauf abzielen, Diagnosefehler zu verringern, multifaktoriell. Die Verbesserung der kognitiven Fähigkeiten durch die Verbesserung der beruflichen Aus- und Weiterbildung, die Erhöhung der Personalstärke und die Verringerung der Arbeitsbelastung kann die Situation erheblich verbessern. Ein erhöhter Zugang zu und Verfügbarkeit von Beratern und medizinischen Fachkräften ist eine hochrangige systembasierte Lösung für Diagnosefehler. Die effektive Teamarbeit im diagnostischen Prozess unter den Gesundheitsfachkräften sollte erleichtert werden. Diagnosefehler müssen aufgelistet, gemeldet, analysiert und Lösungen und Empfehlungen unter dem beteiligten Team gemacht werden. Innovative Gesundheitstechnologien sollten zunehmend genutzt werden, um Patienten und Gesundheitsfachkräfte zu unterstützen, mit dem Ziel, medizinische Fehler einschließlich verpasster oder verzögerter Diagnosen zu reduzieren.

Obwohl Diagnosefehler ein großes Problem im Gesundheitswesen sind, gibt es nur wenige medizinische Lehrpläne, die sich auf Fehldiagnosen und die Verbesserung des diagnostischen Prozesses konzentrieren, um Diagnosefehler zu verringern. Eine wirksame Strategie, um Studenten und junge Ärzte über Diagnosefehler und diagnostische Sicherheit zu unterrichten, ist nicht etabliert. Während die meisten pädiatrischen Bücher sich auf die Diagnose und Behandlung von Krankheiten konzentrieren, gibt es einen Mangel an Literatur über Diagnosefehler. Dieses Thema wird selten Studenten und jungen medizinischen Fachkräften gelehrt.

Mithilfe einer umfangreichen Literaturrecherche und der langjährigen Erfahrung des Autors in der Pädiatrie wurden fast alle häufigen pädiatrischen Diagnosen mit potenziellen schwerwiegenden Folgen bei Verpassen oder Verzögern identifiziert und in diesem Buch aufgenommen. Die Gründe für die Diagnosefehler werden diskutiert, gefolgt von einer kurzen diagnostischen Kriterien dieser Diagnosen, bei denen Fehler im diagnostischen Prozess aufgetreten sind. Die Einhaltung dieser Kriterien sollte als starkes Argument angesehen werden, um eine falsche Diagnose zu vermeiden. Darüber hinaus wird eine Laboruntersuchung bereitgestellt, um den Gesundheitsfachkräften zu helfen, eine spezifische Diagnose unter den aufgelisteten differenzialdiagnostischen Diagnosen zu bestätigen. Fehldiagnosen von pädiatrischen Krankheiten führen einerseits meist zu einer späten Stellung der Diagnose und einem späten Behandlungsbeginn, die erhebliche negative Folgen und kurz- und langfristige Auswirkungen auf die Gesundheit des Kindes haben können. Andererseits kann die frühzeitige Erkennung einer schweren Erkrankung einen Unterschied für die Morbidität und Mortalität des Kindes machen. Jedes in diesem Buch aufgeführte Symptom wird von zahlreichen häufigen und seltenen differenzialdiagnostischen Diagnosen gefolgt, die sorgfältig berücksichtigt werden sollten, wenn ein Kind mit einem bestimmten Symptom vorstellig wird. Einige dieser Symptome werden mit anderen Zuständen verwechselt, daher können Fehldiagnosen leicht auftreten. Die Gründe für eine solche Fehldiagnose werden dann erwähnt, gefolgt von einer kurzen Diskussion dieser Zustände. Unser Ziel, dieses Buch zu schreiben, ist es, allgemeinen Kinderärzten und Praktikern zu helfen, die richtige Diagnose schnell und einfach zu erreichen, um eine Verzögerung der tatsächlichen Diagnose und Behandlung zu vermeiden.

Inhaltsverzeichnis

1 Der obere Atemweg 1
   1.1   Koryzale Symptome/Halsschmerzen/
          Tonsillitis 1
   1.2   Stridor 9
   Weiterführende Literatur....................... 14

2 Der Thorax 15
   2.1   Akute Atemnot (Dyspnoe) 15
   2.2   Palpitation 24
   2.3   Thoraxschmerzen 31
   2.4   Herzgeräusch 34
   Weiterführende Literatur....................... 38

3 Das Ohr 39
   3.1   Schwerhörigkeit/Hörbeeinträchtigung 39
   3.2   Ohrenschmerzen (Otalgie) 46
   3.3   Ohrausfluss (Otorrhoe) 50
   3.4   Schwindel und Vertigo 56
   Weiterführende Literatur....................... 62

4 Das Auge 63
   4.1   Akut rotes Auge 63
   4.2   Akuter Verlust des Sehvermögens 67
   4.3   Doppeltes Sehen (Diplopie) 72
   4.4   Schielen (Strabismus) 76
   4.5   Proptosis (Exophthalmus) 80

4.6 Augenliderkrankungen und Ptosis
(Blepharoptosis) 83
Weiterführende Literatur 88

5 Der Hals 89
5.1 Halsknoten (Lymphadenopathie) 89
5.2 Steifer/Schiefhals (Meningismus und Meningitis) 98
Weiterführende Literatur 103

6 Der Bauch 105
6.1 Akuter Bauchschmerz (AAP) 105
6.2 Rezidivierende abdominale Schmerzen (RAP) 115
6.3 Abdominelle Distension 124
6.4 Verstopfung 127
6.5 Durchfall 130
6.6 Gastrointestinale Blutung 134
6.7 Gelbsucht 139
Weiterführende Literatur 146

7 Neurologie 149
7.1 Neonatale Krampfanfälle 149
7.2 Anfälle bei älteren Kindern (Epilepsie) 154
7.3 Kopfschmerzen 161
7.4 Koma 166
7.5 Tremor 171
7.6 Makrozephalie 173
Weiterführende Literatur 177

8 Knochen und Gelenke 179
8.1 Arthritis 179
Weiterführende Literatur 186

9 Urologie 187
9.1 Nächtliches Bettnässen (Enuresis nocturna) 187
9.2 Blut im Urin (Hämaturie) 191
9.3 Häufiges Wasserlassen 198
9.4 Schmerzhaftes Wasserlassen (Dysurie) 203

9.5	Harninkontinenz	206
9.6	Polyurie	210
9.7	Urinretention und Harnverhalt	214
	Weiterführende Literatur	217

10 Genitalien/Endokrinologie ... 219

10.1	Pubertas praecox	219
10.2	Verzögerte Pubertät	226
10.3	Leisten-Beulen/Schwellung (zB Leistenhernie)	232
10.4	Penisschwellung	236
10.5	Schwellung des Skrotum/ Hodens	239
10.6	Vaginalausfluss vor der Pubertät	243
10.7	Rektumprolaps	246
	Weiterführende Literatur	250

11 Allgemeine vielfältige Entitäten ... 251

11.1	Übermäßiges Weinen (Säuglingskolik)	251
11.2	Exzessive Gewichtszunahme (Fettleibigkeit)	255
11.3	Das Ausbleiben des Wachstums und unerklärlicher Gewichtsverlust	261
11.4	Müdigkeit/Erschöpfung	267
11.5	Persistierendes Fieber unbekannter Ursache/Unexplained Persistent Fever (UPF)	272
	Weiterführende Literatur	280

Der obere Atemweg

1.1 Koryzale Symptome/Halsschmerzen/Tonsillitis

Einführung/Kernbotschaften
- Eine virale Infektion der oberen Atemwege (URTI) ist die häufigste Kindheitsinfektion und die Hauptursache für Krankenhausaufenthalte und pädiatrische Konsultationen. Obwohl Infekte der oberen Atemwege meist mild und selbstlimitierend sind, können sekundäre Infektionen wie Sinusitis, Otitis media und sogar Pneumonie auftreten.
- Pharyngo-Tonsillitis wird definiert als eine akute Entzündung des Pharynx und der Tonsillen. Die häufigste Ursache für Pharyngo-Tonsillitis bei kleinen Kindern ist eine virale Infektion, die als Teil einer URTI auftritt. Sie erreicht ihren Höhepunkt im Alter von 2–5 Jahren, mit einer Rate von 6–8 Infektionen pro Jahr, was als „normaler" Bereich angesehen wird. Eine höhere Inzidenz tritt bei Kindern auf, die eine Kindertagesstätte besuchen und deren Geschwister eine Kindertagesstätte oder Schule besuchen.
- Die wichtigsten bakteriellen Erreger sind Streptokokken der Gruppe A (GAS), die weltweit über

500 Mio./Jahr betreffen. Obwohl ein Labortest für akute Pharyngo-Tonsillitis verfügbar ist, wird dieser in der pädiatrischen Praxis meist nicht durchgeführt oder benötigt.
- Die Indikationen für eine Tonsillektomie sollten streng sein, da die Tonsillen T- und B-Lymphozyten und Makrophagen enthalten und somit der Immunabwehr dienen.
- Die Diagnose einer Pharyngo- Tonsillitis wird klinisch gestellt, aber oft ist es schwer, eine virale (in etwa 80–90 % der Fälle vorhanden) von einer bakteriellen Infektion zu unterscheiden. Außerdem werden Ursachen einer einseitigen „Tonsillitis" oft nicht berücksichtigt, ebenso wenig wie nicht-infektiöse Ursachen einer Pharyngo-Tonsillitis.

Differentialdiagnose

Häufig	Selten
Virale Pharyngo-Tonsillitis	Scharlach
Bakterielle Tonsillitis	Retropharyngealer Abszess
Herpetische Gingivostomatitis	Herpangina
Mononukleose	Peri-Tonsillar-Abszess
Kawasaki-Krankheit	PFAPA

Fehldiagnose ist auf folgende Gründe zurückzuführen:

1. Fehler: Nicht zwischen bakterieller und viraler Pharyngo-Tonsillitis zu unterscheiden.

2. Fehler: Andere Infektionen, die den Pharyngo-Tonsillar-Bereich betreffen, nicht in Betracht zu ziehen.

3. Fehler: Versäumnis, die Ursachen einer einseitigen Tonsillitis zu identifizieren.

4. Fehler: Versäumnis, nicht-infektiöse zugrunde liegende Ursachen einer Pharyngo-Tonsillitis zu identifizieren.

1.1 Koryzale Symptome/Halsschmerzen/Tonsillitis

1. Bakterielle versus virale Pharyngo-Tonsillitis
   Zeichen und Symptome einer viralen und bakteriellen Pharyngo-Tonsillitis (häufig Gruppe A Streptokokken = GAS) überlappen sich. Daher muss GAS klinisch ausgeschlossen werden und, falls erforderlich, durch geeignete Tests (Tab. 1.1), damit ein angemessenes Antibiotikum (Penicillin) verabreicht werden kann, um Komplikationen wie rheumatisches Fieber zu vermeiden.
2. Andere Ursachen einer Pharyngo-Tonsillitis
   Peri-Tonsillar-Abszess (Quinsy)

   – Peritonsillarabszess ist definiert als eine Eiteransammlung zwischen der Tonsillenkapsel und dem Pharynxkonstriktormuskel.
   – Dies ist heutzutage selten, aber es ist die häufigste tiefe Halsinfektion, die auf eine Seite begrenzt ist.
   – Der Abszess ist eine Komplikation einer Tonsillitis, die zu einer Peri-Tonsillitis und einem Abszess fortschreitet.
   – Hohes Fieber (40–41 °C), toxisches Erscheinungsbild, starke Schmerzen (Odynophagie), Schwierigkeiten beim Öffnen des Mundes (Trismus), Speichelfluss, Uvuladeviation, Tortikollis.
   – Die Infektion wird meist durch Staphylokokken verursacht. Eine CT-Untersuchung kann die Diagnose bestätigen.

   Scharlach

   – Scharlach wird durch bestimmte Stämme von hämolytischen Streptokokken verursacht, die ein erythrogenes Toxin produzieren. Der Ausschlag ist ein erythematöses punktförmiges Exanthem auf den Wangen, das bei Druck verblasst und die Mundregion (peri-orale Blässe) ausspart. Anfangs hat die Zunge einen dicken weißen Belag, der sich nach einigen Tagen in eine typische Erdbeerzunge verwandelt.
   – Es gibt im Wesentlichen keinen Unterschied zwischen streptokokkenbedingter Mandelentzündung und Scharlach. Das Fieber in beiden Zuständen liegt meist zwischen 39

Tab. 1.1 Differenzialdiagnose von bakterieller und viraler Pharyngo-Tonsillitis

Merkmale, die für eine bakterielle Ursache von Halsschmerzen sprechen (15–20 % der Fälle)

- Krank aussehendes Kind, 5–15 Jahre alt, mit einer Beschwerde von Halsschmerzen und hohem Fieber >38,5 °C
- Tonsillenvergrößerung mit diffuser Rötung und Eiter auf Pharynx und Tonsillenpfeilern, mit petechialen Flecken auf dem weichen Gaumen, oft mit Abweichung der Uvula. Das Vorhandensein von Exsudat auf den Tonsillen ist der nützlichste Befund, der für eine bakterielle Infektion spricht
- Vergrößerte und empfindliche vordere Lymphknoten
- Das Auftreten von systemischen Symptomen wie Bauchschmerzen und Kopfschmerzen
- Fehlen von URTI Symptomen (kein Schnupfen, Husten oder Bindehautentzündung)
- Diagnose für GAS: Schnellantigentest hat eine hohe Spezifität und Sensitivität nahe 95 % und ist schnell (10 min). Andere Tests umfassen Rachenabstrichkultur, FBC für WBC und CRP. Ein ASO-Titer mit vierfacher Erhöhung in 1–2 Wochen ist diagnostisch für GAS. PCR-basierte Tests sind jetzt verfügbar

Merkmale, die für eine virale Ursache von Halsschmerzen sprechen (80–85 % der Fälle)

- Kinder unter 5 Jahren (Vorschulalter)
- Fehlen der oben genannten Merkmale, die durch bakterielle Infektionen verursacht werden, einschließlich Fehlen von Petechien auf dem Gaumen und submandibulärer Lymphadenopathie. Symptome sind Rhinorrhoe, Konjunktivitis und Husten, die typischerweise bei einem Vorschulkind auftreten, das eine Kindertagesstätte besucht. Es gibt kein Dysphagie, Bauchschmerzen und Kopfschmerzen
- Körper Temperatur ist entweder normal oder zwischen 38,0 und 39,0 °C
- Spontane Auflösung der Symptome wird in etwa 48–72 h erwartet. Keine Reaktion auf Antibiotika
- Diagnose ist meist klinisch. FBC: Lymphozyten oder Lymphopenie und Leukopenie deuten auf eine virale Ätiologie hin. Schnellantigentest für GAS ist negativ. Virale Studie ist nicht notwendig

und 40,5 °C und erreicht am zweiten Tag der Erkrankung seinen Höhepunkt. Ohne Behandlung klingt die Temperatur normalerweise am fünften Tag ab, während eine

Penicillintherapie eine rasche Normalisierung der Temperatur innerhalb von 12–24 h bewirkt.
- Die Diagnose wird durch einen positiven Rachenabstrichkultur für Streptokokken, einen vierfach ansteigenden ASO-Titer bestätigt.

PFAPA (Periodisches Fieber, aphthöse Stomatitis, Pharyngitis und Adenitis)

- PFAPA ist eine autoinflammatorische Erkrankung aufgrund einer abnormalen angeborenen Immunabwehr. Es ist die häufigste Ursache für periodisches Fieber, das sich durch hohes Fieber (39–40 °C) und wiederholtem rhythmischen Auftreten auszeichnet. PFAPA ist meist genetisch bedingt und klingt in der Regel in der Pubertät ab.
- Der Beginn der Symptome von PFAPA tritt in der Regel im frühen Kindesalter (<5 Jahre) auf, mit periodisch auftretenden Fieberschüben, die 3–6 Tage anhalten und alle 3–4 Wochen wiederkehren. Das Kind ist zwischen den Fieberanfällen symptomfrei. Wachstum und Entwicklung sind normal.
- Diagnose: klinisch bei einem Individuum, das eine Vorgeschichte von 3 oder mehr Fieberanfällen hat, die bis zu 5 Tage andauern und in regelmäßigen Abständen wiederkehren. CRP, Leukozyten und proinflammatorische Zytokine sind während der Fieberanfälle meist erhöht.

Mononukleose

- Diese Epstein-Barr (EB) Virus Infektion betrifft vorwiegend ältere Kinder und Jugendliche, mit einer typischen Trias aus abruptem Fieberbeginn, Pharyngo-Tonsillitis und zervikaler Lymphadenopathie. (Tab. 1.2). Es treten oft Petechien an der Grenze zwischen hartem und weichem Gaumen auf. Obwohl die Pharyngo-Tonsillitis der Mononukleose einer post-streptokokken Infektion ähneln kann, gibt es oft eine charakteristische graue Membran bei der Mononukleose anstelle der typischen multiplen Follikel der späteren Streptokokken- Infektion.
- Die Präsentation kann sein als Fieber unbekannter Ursache mit Fieber als einzigem Zeichen der Erkrankung.

Tab. 1.2 Klinische Daten und Genauigkeit der Laborwerte bei infektiöser Mononukleose

Körperliche Merkmale	%	Laborbefunde	%
Fieber	100	EB-IgM	100
Lymphknotenschwellung	80	Monospot-Test	98
Pharyngitis	80	Leberenzyme Transaminasen ↑	90
Splenomegalie	50	>50 % Lymphozyten	50
Ausschlag			
• Palatinalpetechien	50		
• Exanthem	10		
Hepatomegalie	20		
Gelbsucht	5		
Atemwegsverlegung	1–3,5		

- Eine Zytomegalievirus- Infektion ist gekennzeichnet durch lang anhaltendes Fieber, Leber- und hämatologische Veränderungen ähnlich denen, die bei einer Epstein-Barr Infektion beobachtet werden. Heterophile Antikörper sind immer abwesend. Pharyngitis ist selten.
- Monospot-Test (sensitiv in 90 und 95 %); IgM für EBV ist diagnostisch.

Herpetische Gingivostomatitis

- Diese Infektion wird durch das Herpes-simplex-Virus-1 verursacht, das sich mit Fieber, Unwohlsein und zervikaler Lymphadenopathie äußert. Kinder im Alter von 6 Monaten bis 6 Jahren sind am häufigsten betroffen, mit einem Höhepunkt zwischen 2 bis 4 Jahren.
- Typischerweise bestehen die herpetischen Läsionen aus vesikulär-ulzerativen Ausbrüchen, die den vorderen Teil des Mundes betreffen: das Zahnfleisch, die Zunge und die Wangenschleimhaut. Die Vesikel platzen schnell auf und werden später von gelb-grauen Membranen bedeckt.

Herpangina

- Herpangina ist definiert als das Vorhandensein von Ulzera an den vorderen Tonsillenpfeilern, dem weichen Gaumen, der Mundschleimhaut oder der Uvula (Bei der Hand-Fuß-Mund-Krankheit sind die Ulzera auf der Zunge, der Mundschleimhaut zusätzlich zu vesikulären Ausschlägen an den Handflächen und Füßen).
- Herpangina wird durch Coxsackievirus verursacht. Die Anfangstemperatur ist hoch bis zu 41 °C, verbunden mit Symptomen wie Kopfschmerzen und Erbrechen.
- Es gibt diskrete punktförmige Vesikel, die von erythematösen Ringen auf dem weichen Gaumen, den vorderen Pfeilern und der Uvula umgeben sind.

Kawasaki-Krankheit

- Siehe Diagnosekriterien in Tab. 1.3.
- Schleimhautveränderungen, einschließlich Rötung, Rissbildung und Schälen der Lippen, Erdbeerzunge und Rötung der oropharyngealen Schleimhaut.
- Zervikale Lymphadenopathie mit mindestens einem Lymphknoten von mindestens 1,5 cm Durchmesser, ist meist einseitig ohne Eiterung.

3. Einseitige Mandelentzündung

- Tonsilläre Asymmetrie in Aussehen und Größe der normalen Mandeln ist bei gesunden Kindern häufig.

Tab. 1.3 Diagnosekriterien der Kawasaki-Krankheit

Fieber, das mindestens 5 Tage anhält, plus mindestens vier der folgenden fünf:
1. Bilaterale, schmerzlose Bindehautentzündung ohne Eiter
2. Veränderungen der Mundschleimhaut, rissige Lippen, Erdbeerzunge
3. Akute einseitige nicht-eitrige zervikale Lymphadenopathie >1,5 cm
4. Polymorphes Exanthem, vorwiegend am Rumpf
5. Symptome an den Extremitäten: Ödem und/oder Erythem der Hände und Füße

- Eine einseitige Infektion der Mandeln tritt als „Peritonsillitis" oder Peritonsillarabszess (siehe oben) auf.
- Eine einseitige Hyperplasie mit dem Erscheinungsbild einer „Mandelentzündung", die sich nicht innerhalb einer Woche nach Antibiotikatherapie zurückbildet, kann auf ein Lymphom hinweisen.
- Eine weitere seltene, aber wichtige Ursache für eine einseitige Mandelentzündung ist die Plaut-Vincent-Angina, die durch Treponema vincentii und fusiforme Bakterien verursacht wird. Sie betrifft vor allem junge Erwachsene, kann aber auch Kinder mit schlechter Mundhygiene und emotionaler Belastung betreffen. Klinische Merkmale sind schmerzhafte nekrotisierende ulzerative Membran auf der Mundschleimhaut und den Mandeln (Pseudomembran) und Mundgeruch.

4. Nicht-infektiöse Pharyngo-Tonsillitis
   - Neutropenie und Agranulozytose
   Neutropenie kann sich als absolute Neutrophilenzahl (ANC) von <1500 Zellen/µL manifestieren, ist aber erst bedeutsam, wenn die ANC auf <500 Zellen/µL abfällt. Agranulozytose ist eine Neutrophilenzahl von <200 Zellen, die durch schwere virale, bakterielle oder pilzliche Infektionen verursacht werden kann.
   Fieberhafte Neutropenie (definiert als Temperatur von 38,3 °C oder eine Temperatur von 38,0 °C, die über einen Zeitraum von 1 Stunde anhält) wird bei etwa zwei Dritteln der Fälle von Neutropenie festgestellt. Halsschmerzen, Gingivitis und/oder Candida-Infektion können das erste Anzeichen der Erkrankung sein. Bakteriämie wird bei etwa einem Drittel der Fälle nachgewiesen.
   - Immunmangelerkrankungen
   Dies sind entweder primäre (z. B. Agammaglobulinämie) oder erworbene (z. B. HIV, Mangelernährung oder Chemotherapie), die sich als Halsschmerzen aufgrund von Candida (die eine frühe und einzige Manifestation sein können) oder Herpes-simplex-Infektion äußern. Andere Manifestationen sind Gingivitis und Parotisschwellung.

Immunmangelerkrankungen resultieren aus einer Fehlfunktion der Hauptkomponenten des Immunsystems (T-Zellen, B-Zellen, Phagozyten, Komplemente). Es gibt häufig assoziierte Autoimmunerkrankungen bei etwa 25 % der Fälle.
- Viele systemische Erkrankungen (z. B. Morbus Crohn) können sich als extra-intestinale Manifestationen einschließlich Ulzerationen in der Mundhöhle äußern, die sich als Halsschmerzen präsentieren können. Es ist wichtig, nach einer zugrunde liegenden Erkrankung bei unklaren Mundgeschwüren zu suchen, insbesondere wenn sie schwer, langanhaltend, mehrfach oder häufig wiederkehrend sind.

1.2 Stridor

Einführung/Kernbotschaften
- Stridor ist ein rauer Einatmungston, der durch eine extrathorakale Atemwegsverlegung verursacht wird und ein schreckliches Geschehen für das Kind und seine Eltern darstellt. Meist liegt eine begleitende Infektion der oberen Atemwege (URTI) vor. Der Beginn des Stridors wird von bellendem Husten, Heiserkeit und unterschiedlichem Grad an Atemnot gefolgt.
- Laryngo-tracheale Obstruktionen verursachen einen inspiratorischen Stridor, aber eine schwere Obstruktion erzeugt einen inspiratorischen und exspiratorischen Stridor.
- Der wichtigste Aspekt des akuten Stridors ist es, zwischen einer lebensbedrohlichen Erkrankung wie Epiglottitis oder Fremdkörper und einem relativ harmlosen Krupp, der durch eine Virusinfektion verursacht wird, zu unterscheiden.
- Krupp ist die häufigste Diagnose von Stridor, die auf leicht erkennbaren klinischen Merkmalen beruht. Trotzdem sollten alternative Diagnosen in Betracht gezogen

werden. Diagnosefehler können bei der Differenzierung verschiedener Ursachen von akutem und chronischem Stridor auftreten, insbesondere bei atypischer Präsentation.

Differentialdiagnose

Häufig	Selten
Laryngotracheobronchitis (Pseudokrupp)	Vaskulärer Ring
Spastischer Pseudokrupp	Hypoglykämie
Bakterielle Tracheitis	Epiglottitis
Laryngomalazie	Glottische Stenose
Hämangiom/Laryngealweb	Hypokalzämie
Fremdkörper	Intubationsassoziierte Stenose
Angioneurotisches Ödem	

Fehldiagnosen sind auf folgende Fehler zurückzuführen:
1. Fehler: Versäumnis, zwischen den häufigsten Ursachen von akutem Stridor zu unterscheiden.
2. Fehler: Versäumnis, die Ursachen von chronischem Stridor zu unterscheiden.

1. Ursachen von akutem Stridor
Pseudokrupp (Laryngotracheobronchitis)
Pseudokrupp ist eine häufige Ursache einer oberen Atemwegsobstruktion im Bereich der Subglottis, die sich durch die in Tab. 1.4 gezeigten Merkmale auszeichnet:
Spastischer Pseudokrupp
Diese Entität hat eine unbekannte Ätiologie und ist gekennzeichnet durch:

- Der Beginn ist immer nachts.
- Die Symptome treten bei einem Kind auf, das zuvor gesund war, ohne eine begleitende obere Atemwegsinfektion,

1.2 Stridor

Tab. 1.4 Charakteristische klinische Merkmale des Krupphustens

• Die Inzidenz ist am höchsten im zweiten Lebensjahr (Spitzenalter: 6 Monate–3 Jahre). Der Beginn ist plötzlich (meist nachts) mit lautem inspiratorischem Stridor, bellendem Husten, heiserer Stimme, leichtem Fieber (das bei 40 % der Fälle auftritt) und einem variablen Grad an Atemnot, vorangegangen von 24–72 h einer viralen URTI. Die Infektion tritt häufig im Herbst und Frühwinter auf
• Obwohl die Symptome oft alarmierend erscheinen, ist die Infektion meist gutartig und selbstlimitierend, die 2–6 Tage anhält. Parainfluenzaviren machen etwa 75 % aller Isolate aus. Andere Erreger sind Influenza A und B, Adenovirus und Mykoplasma pneumoniae
• Es ist ungewöhnlich, dass der gewöhnliche Krupphusten eine Hypoxie (Pulsoximeter unter 92 %) aufweist. Wenn dies der Fall ist, wäre dies ein bedrohliches Zeichen erfordert dringende Aufmerksamkeit. Entzündungsmarker (WBC und CRP) sind normal
• Die Symptome bessern sich mit Kortikosteroiden (Dexamethason oder Prednisolon) nach 2 h mit einer Wirkung, die mindestens 24 h anhält

und das nachts mit plötzlichem, krupppartigem Husten und inspiratorischem Stridor erwacht.
– Fieber besteht nicht

Bakterielle Tracheitis
Dies ist eine akute, potenziell lebensbedrohliche bakterielle Infektion. Charakteristische Merkmale sind:

– Die Infektion wird meist durch Staphylococcus aureus der Trachealschleimhaut verursacht. Sie beginnt als eine virusähnliche Erkrankung oder Pseudokrupp mit Stridor, schreitet aber schnell fort mit hohem Fieber, oft mit dickem eitrigen Exsudat, Toxizität und zunehmender Atemnot.
– Die Diagnose sollte bei jedem krank aussehenden Kind mit ausreichender Impfung gegen Hib in Betracht gezogen werden, das nicht auf eine Adrenalinvernebelung anspricht.

Epiglottitis
Epiglottitis ist eine akute bakterielle Infektion, die sich durch folgende Merkmale auszeichnet:

- Die Infektion hat einen abrupten Beginn mit hohem Fieber (39–40,5 °C), Atemnot, Dysphagie, Speichelfluss, Reizbarkeit, Unruhe, Angst und einer heiseren, gedämpften Stimme. Die Patienten wirken sehr krank, mit höheren Fiebergraden und Atemnot.
- Die Erkrankung wird durch H. influenzae Typ B, auch bekannt als Hib, verursacht, das sich oft als Sepsis manifestiert.
- Epiglottitis ist heutzutage selten zu sehen, nachdem Hib-Impfungen durchgeführt wurden.
- Es liegt meist eine Leukozytose und ein hoher CRP vor. Die BK ergibt die verursachenden Organismen.

Fremdkörper

- Bei Abwesenheit einer viralen Atemwegsinfektion kann ein akuter Stridor bei einem Säugling oder Kleinkind auf einen Fremdkörper hinweisen.
- Typischer Beginn ist ein Kind 1–3 Jahre alt mit plötzlichem Ersticken und Husten, das von einer symptomfreien Periode gefolgt sein könnte und somit fälschlicherweise als Auflösung angesehen werden könnte.
- Eine Röntgenaufnahme der Brust ist in der Regel diagnostisch.

Angioödem

- Angioödem (oft mit Urtikaria) ist entweder allergisch, idiopathisch oder erblich bedingt und verursacht je nach zugrunde liegender Ursache und Lokalisation oft lebensbedrohliche Atemwegsobstruktion. Klinische Merkmale sind Ödeme des Gesichts, der Zunge und der Lippen, schmerzhafter und juckender Hals.
- Hereditäres Angioödem ist gekennzeichnet durch rezidivierende Schwellungsepisoden, die durch eine Mutation des Gens, das die CI-Inhibitoren kodiert, verursacht werden.
- Das Ödem ist nicht eindrückbar, nicht abhängig und transient, das entweder histamin- oder bradykinin-vermittelt ist. Letzteres ist nicht IgE-vermittelt und nicht mit Urtikaria assoziiert.
- Eine prompte Adrenalinverabreichung ist lebensrettend.

2. Ursachen von chronischem Stridor/Laryngomalazie
- Laryngomalazie ist die häufigste Ursache für anhaltenden Stridor im Säuglingsalter, der typischerweise in den ersten Lebenswochen auftritt. Er wird durch eine Weichteilschlaffheit des Kehlkopfes oberhalb der Stimmbänder verursacht, die bei der Einatmung kollabiert. Der Stridor verschlimmert sich meist bei der Fütterung, Aufregung des Kindes und in Rückenlage. Das Kind hat eine normale Stimme (keine heisere Stimme, die auf eine Beteiligung der Stimmbänder hinweist) und einen normalen Husten.
- Der Zustand ist meist selbstlimitierend. Die Eltern können beruhigt werden, dass eine Besserung im Alter von 12–18 Monaten eintritt, oft sogar früher.
- Laryngoskopie ist erforderlich, um den inspiratorischen Kollaps des Kehlkopfes zu bestätigen und andere Ursachen für Stridor auszuschließen.

Vaskulärer Ring

- Dies ist eine angeborene Anomalie der Aorta, die zu einer vollständigen oder unvollständigen Umschlingung der Luftröhre, der Speiseröhre oder beider führt. Ein unvollständiger vaskulärer Ring ist oft asymptomatisch.
- Die Anomalie ist selten und stellt etwa 1 % der kardiovaskulären Anomalien dar. Assoziierte angeborene Herzfehler sind häufig.
- Die Luftröhrenkompression äußert sich mit respiratorischen Symptomen (z. B. Husten, Pfeifen, Stridor) und/oder gastrointestinalen Symptomen (z. B. Dysphagie, Fütterungsschwierigkeiten, Erbrechen).
- Die Diagnose erfolgt durch CT oder MRT.

Tumore

- Andere Ursachen für chronischen Stridor sind Hämangiom, Larynxweben/-spalte, Adenom, Hamartom und Papillom, die in den ersten drei Lebensmonaten Symptome verursachen. Ein Hämangiom ist oft mit anderen Hämangiomen am Kopf und Hals assoziiert.

- Die Symptome sind rezidivierender oder persistierender Stridor, Dyspnoe, Heiserkeit der Stimme und gelegentlich Hämoptysen.
- Diagnose durch Laryngoskopie und Thorax-CT.

Weiterführende Literatur

Celmina M, Paule S. Stridor in children. Breathe. 2018;14(3):e111–7. https://doi.org/10.1183/20734735.017018.

El-Radhi AS. Clinical manual of fever in children. 2nd edition, Chap 5, Springer; 2018.

Stelter K. Tonsillitis and sore throat in children. GMS Curr Top Otorhinolaryngol Head Neck Surg. 2014;13:Doc07.

Der Thorax

2.1 Akute Atemnot (Dyspnoe)

Einführung/Kernbotschaften
- Dyspnoe ist ein abnormales Atmen und unangenehmes Wahrnehmen der eigenen Atmung. Häufige begleitende Zeichen sind Husten, Keuchen, Tachypnoe und subkostale Einziehungen.
- Dyspnoe ist ein häufiges Symptom einer Vielzahl von kardio-pulmonalen Erkrankungen. Asthma ist die häufigste Ursache. Herzinsuffizienz ist eine seltene, aber wichtige Ursache für Dyspnoe in jedem Kindesalter.
- Kinder können Dyspnoe als „schnell müde werden" oder „nicht mit anderen Kindern mithalten können" beschreiben. Sie kann spontan auftreten oder bei bestimmten Aktivitäten wie körperlicher Anstrengung oder während der Fütterung bei Säuglingen.
- Es gibt wenig Wissen darüber, wie man die Schwere der Dyspnoe beurteilen kann. Die Ursachen für Dyspnoe sind zahlreich und die Unterscheidung jeder Ursache von einer anderen ist schwierig. Außerdem kann die Differenzialdiagnose zwischen kardialen und pulmonalen Ursachen für die Dyspnoe herausfordernd sein. Eine falsche Diagnose könnte zu einer verzögerten

Erkennung einer schweren Erkrankung und einer unnötigen Untersuchung führen, die zu einer falschen Behandlung führt.

Differenzialdiagnose

- Pulmonal bronchiale
  - Asthma
  - Virusbedingtes Keuchen/Bronchiolitis
  - Pneumonie
  - Lungenödem
  - Inhalierter Fremdkörper
- Kardial
  - Kongestive Herzinsuffizienz (CCF)
  - Myokarditis, Perikarditis
  - Hypertrophe obstruktive Kardiomyopathie
- Metabolische Azidose wie diabetische Ketoazidose
- Neuromuskuläre Erkrankungen
- Psychogen (hauptsächlich bei älteren Kindern)

Fehldiagnosen sind auf folgende Fehler zurückzuführen:

1. Fehler: Versäumnis, das Vorhandensein und die Schwere der Dyspnoe festzustellen.

2. Fehler: Versäumnis, die diagnostischen Kriterien für Asthma als die häufigste Ursache für Dyspnoe festzulegen.

3. Fehler: Versäumnis, Asthma von Zuständen zu unterscheiden, die Asthma nachahmen.

4. Fehler: Versäumnis, kardiale Ursachen für Dyspnoe zu erkennen.

5. Fehler: Versäumnis, andere weniger häufige Ursachen für Dyspnoe zu differenzieren.

2.1 Akute Atemnot (Dyspnoe)

Tab. 2.1 Die drei Schweregrade der Dyspnoe

Symptom	Leicht	Mäßig	Schwer
Pulsfrequenz	<120/min	120–170	>170
Atemfrequenz	<40/min	40–70	>70
SaO_2	>94 %	90–94 %	<90 %
FEV1	>70 %	50–70 %	<50 %
Schläfrigkeit	Nein	Nein	Unruhig oder schläfrig
Sprache in	Sätzen	Phrasen	Schwierig oder unfähig, einen Satz zu sagen
Subkostale Einziehungen	Leicht	Mäßig	Schwer

SaO_2 Sauerstoffsättigung, *FEV1* forciertes exspiratorisches Volumen in 1 s bezogen auf das Alter

1. Beurteilung der Schwere der Dyspnoe
   Die Beurteilung kann durch Beobachtung (z. B. Gesichtsausdruck, Sprechfluss), Thoraxsymptomen (z. B. Atemfrequenz, Thoraxretraktion) und durch Tests zur Bestätigung des klinischen Eindrucks (z. B. Sauerstoffsättigung, Blutgase) erfolgen (Tab. 2.1).
2. Feststellung der Diagnose Asthma bronchiale
   Die Diagnose Asthma wird gestellt, indem man sich an die diagnostischen Kriterien für Asthma hält (Tab. 2.2) und indem man Zustände ausschließt, die Asthma nachahmen (siehe nächstes).
3. Zustände, die Asthma nachahmen
   Pneumonie

   – Pneumonie ist definiert als Fieber, sowie weitere klinische Zeichen (Husten, Dyspnoe, Tachypnoe, Stöhnen und Nasenflügeln und übertragener Schmerz) und Röntgeninfiltrate in der Lunge bei einem zuvor gesunden Kind. Ein fortgeleiteter Schmerz ist, wenn eine Pneumonie des unteren Lappens Schmerzen im Unterbauch verursacht, die einer akuten Appendizitis ähneln. Eine Pneumonie des oberen Lappens kann Meningismus verursachen (erhöhter Liquordruck, aber derLiquor ist sonst normal).

Tab. 2.2 Diagnosekriterien zur Feststellung der Diagnose Asthma bronchiale

- Asthma wird als eine chronische entzündliche Erkrankung der Atemwege definiert, die durch bronchiale Hyperreagibilität und variable Atemwegsobstruktion gekennzeichnet ist. Es wird meist durch virale Infektion, körperliche Anstrengung oder inhalative Allergene ausgelöst
- Klinisch wird Asthma durch wiederkehrende Episoden von Husten, Pfeifen und Engegefühl in der Brust diagnostiziert. Diese Symptome sind häufig nachts schlimmer, besonders wenn Asthmaanfälle häufig und wiederkehrend sind, und treten als Reaktion auf Haustier-, Kalt- und Feuchtluftexposition oder Emotion auf. Eine persönliche und familiäre Vorgeschichte von atopischen Erkrankungen ist häufig
- Spirometrie und Bronchodilatator-Reversibilität bei einem symptomatischen Kind sind nützliche Untersuchungen in der diagnostischen Abklärung. Bei zweifelhafter Diagnose ist die Quantifizierung der eosinophilen Zellen im Sputum (<2 % normal; >2 %) ein Hinweis auf eine eosinophile Entzündung. Gesamt-IgE, spezifisches IgE und Haut-Prick-Tests werden oft durchgeführt, um die Diagnose zu unterstützen

– Befunde umfassen inspiratorische Rasselgeräusche und bronchiales Atmen bei der Auskultation. Tachypnoe (>40/min im Alter von >1 Jahr, >50/min im Alter von 2–12 Monaten und >60/min im Alter von <2 Monaten) ist das von der WHO definierte Kriterium zur Diagnose einer Pneumonie. Ein Zeichen für eine Pneumonie ist Stöhnen mit Flattern der Nasenflügel.
– Die Röntgenaufnahme der Lunge ist diagnostisch hinweisend, aber oft von begrenztem Wert bei der Unterscheidung zwischen bakterieller und viraler. Das Vorhandensein von Erguss und/oder Lappenkonsolidierung deutet auf eine bakterielle Ätiologie hin.
– Die Isolierung der Erreger, die eine Pneumonie verursachen, ist in der Praxis meist nicht möglich. Bakterienkulturen aus dem pharyngealen Bereich oder ausgehustetem Sputum sind unzuverlässig. Allerdings können Erreger identifiziert werden durch: Blutkulturen (positiv in 10 % der Fälle mit bakterieller Pneumonie), Nachweis hoher IgM-AK, wie z. B. von Mykoplasma pneumoniae, Untersuchung der Atemwegssekrete auf Virusantigene (z. B. RSV, Parainfluenza) in Form von Schnelltesten und Polymerase-Kettenreaktion (PCR), die zunehmend eingesetzt wird.

2.1 Akute Atemnot (Dyspnoe)

Zystische Fibrose

- CF ist die zweit häufigste chronische Atemwegserkrankung nach Asthma (Inzidenz: 1 in 2500).
- CF ist autosomal rezessiv bedingt durch einen Mangel oder eine Funktionsstörung des CF-Transmembran-Leitfähigkeitsregulators, eines Anionenkanals.
- Die klinischen Manifestationen sind gekennzeichnet durch multiorganische Pathologien, die das Atmungs- (fortschreitende Lungenerkrankung), Verdauungs- (Malabsorption, exokrine Pankreasinsuffizienz, die Diabetes verursacht) und Fortpflanzungssystem betreffen. Es gibt wenig oder keine Reaktion auf eine kurze Behandlung mit Bronchodilatatoren und Steroiden.

Primäre Ziliendyskinesie (PCD)

- Diese Ziliopathie wird durch genetische Defekte verursacht, die zu einer verminderten mukoziliären Clearance der Atemwege führen. Die klinischen Manifestationen umfassen einen früh einsetzenden persistierenden feuchten Husten (Bronchiektasen), eine persistierende Rhinitis, insbesondere eine neonatale Rhinitis, eine chronische oder rezidivierende Otitis media (mit oder ohne Hörverlust) und eine chronische Sinusitis.
- Die Diagnose von PCD kann durch die Messung des nasalen Stickstoffoxids und der Elektronenmikroskopie bestätigt werden. Auch Geschwister sollten getestet werden.
- Situs inversus (Kartagener-Syndrom) ist bei etwa 50 % der Patienten vorhanden.

Primäre Immundefizienz

- Primäre Immundefizienzstörungen sind erbliche Störungen, die entweder das angeborene oder das adaptive Immunsystem beeinträchtigen (z. B. kombinierte Immundefizienz).
- Die klinischen Manifestationen umfassen rezidivierende bakterielle Infektionen (z. B. Otitis media, Pneumonie

und Gastroenteritis), mehr als eine schwere Infektion (z. B. Meningitis, Sepsis), orale Mukokutane Candidiasis, Hautinfektionen (z. B. Abszess, Pyodermie) und Komplikationen nach Impfung (z. B. Varizellen, BCG). Außerdem gibt es eine hohe Inzidenz von Malignomen und Autoimmunerkrankungen.

Fremdkörperaspiration (FB)

- FB tritt häufig bei 1–3 Jährigen auf; das Kind war zuvor asymptomatisch.
- Es kommt in der Regel zu einem plötzlichen Auftreten von Atemnot mit Erstickungsgefühl, Husten und asymmetrischer Luftzufuhr oder Giemen. Die Symptome können anhalten oder für eine Zeit verschwinden, um später mit Abszessbildung, Bronchiektasen oder Pneumonie wieder aufzutreten. Die symptomfreie Zeit kann als Auflösung fehlinterpretiert werden.
- Ein obstruierender Gegenstand kann einen Bronchus (meist den rechten Bronchus, der gerader ist als der linke) verlegen und eine Atelektase verursachen, die durch Dumpfheit bei der Lungenperkussion, verminderte Luftzufuhr bei der Lungenauskultation und eine typische Opazität mit scharfen Rändern auf einer Thorax-Röntgenaufnahme nachgewiesen werden kann.

Gastroösophagealer Reflux

- Aspirationen von Magensaft inhalt in die Atemwege durch Erbrechen verursacht, zeigen Symptome, z. B. bei wiederkehrender Aspiration, die sich als wiederkehrender/persistierender Husten, Keuchen, Stridor, Lungenentzündung manifestiert.
- Unzureichende Gewichtszunahme, Schlafstörung.
- Dystone Nackenhaltung (Sandifer-Syndrom).

4. Kardiale Dyspnoe
Herzerkrankungen sind entweder angeboren = CHD (z. B. Ventrikelseptumdefekt) oder erworben (wie Kawasaki-Krankheit oder Myokarditis). CHD werden durch eine vorgeburtliche Ultraschalluntersuchung, das Vorhandensein

Tab. 2.3 Symptome und Zeichen einer Herzinsuffizienz

Symptome	Zeichen
Dyspnoe, Müdigkeit	Persistierende Tachypnoe, Tachykardie, 3. oder 4. Herzton
	(Galopp), verlagerte Herzspitze, Hepatomegalie, Giemen, basale
Brustschmerzen	Lungenrasselgeräusche, Atemnot
Verminderte Belastbarkeit	Orthopnoe
Schlechter Appetit	Schlechtes Wachstum

eines Herzgeräuschs, Dyspnoe, Zyanose oder Herzinsuffizienz erkannt.

Herzinsuffizienz (HF)

- Herzinsuffizienz resultiert aus einer ventrikulären Dysfunktion, einer Volumen- oder Drucküberlastung, entweder allein oder in Kombination. Die klinischen Merkmale sind in Tab. 2.3 dargestellt.
- Die Hauptursachen für HF sind angeborene Herzfehler und Kardiomyopathie.
- Bei einem Neugeborenen sollte, das während der Fütterung dyspnoisch wird, eine kardiale Ursache ausgeschlossen werden.
- Ein Säugling ohne ein Herzgeräusch bei der Geburt, dann aber im Alter von sechs Wochen mit einem Herzgeräusch und Atemnot sich präsentiert, hat wahrscheinlich eine CCF = Congestive heart failure aufgrund eines großen Ventrikelseptumdefekts.
- Das Vorhandensein eines Herzgeräuschs, einer Lebervergrößerung und einer relativen Tachykardie (im Verhältnis zum Grad der Dyspnoe) spricht für kardiale Ursachen.
- Eine Hilfe zur Unterscheidung von kardialer und pulmonaler Dyspnoe ist der Hyperbar-Sauerstofftest durch Atmen von 100 % O2.: Bei pulmonalen Erkrankungen kommt es zu einer Normalisierung der 02-Sättigung.

Kardiomyopathie
Kardiomyopathien sind genetisch heterogene Erkrankungen mit vielen Ursachen, vor allem idiopathische und autosomal-dominante Vererbung. Dilatative und hypertrophe Kardiomyopathien treten am häufigsten in der pädiatrischen Population auf.

Dilatative Kardiomyopathie (DCM)
DCM ist definiert als verminderte ventrikuläre Funktion sekundär zu subnormaler myokardialer systolischer Verkürzung. Die Wanddicke des Myokards ist normal. Neben genetischen Ursachen der DCM kann idiopathisch bedingt sein, aber auch verursacht durch virale Myokarditiden (z. B. Coxsackie, Parvovirus B19 und Epstein-Barr-Viren), durch angeborene Stoffwechselstörungen (z. B. Carnithinmangel), Myopathien (z. B. Duchenne-Muskeldystrophie) und Medikamente (z. B. Cyclophosphamid, Anthrazyklin).

Klinische Präsentation:

- Herzinsuffizienz, die in etwa 70–80 % der Fälle auftritt. Säuglinge und Kleinkinder zeigen schlechtes Fütterungsverhalten, Wachstumsstörungen, Belastungsdyspnoe, Müdigkeit, Brustschmerzen.
- Arrhythmie und plötzlicher Herztod.
- Die Diagnose wird durch Anamnese, einschließlich Familienanamnese, EKG, Röntgen-Thorax, Echokardiographie und kardiale MRT gestellt. Der Grad der Dilatation und der ventrikulären Dysfunktion korreliert mit dem Risiko eines plötzlichen Todes.

Hypertrophe Kardiomyopathie (HCM)
HCM kann bei Säuglingen von Diabetikerinnen, als sekundär zu obstruktiven CHD (z. B. schwere Aortenstenose), oder bei Speicherkrankheiten (z. B. Glykogenose) oder idiopathisch auftreten. Die Erkrankung wird meist autosomal-dominant vererbt. Die Patienten sind entweder asymptomatisch, mild symptomatisch oder erleiden einen plötzlichen Herzstillstand und sterben. Sie ist als eine der häufigsten Ursachen für eine plötzlichen Tod bei jungen Sportlern bekannt. Tab. 2.4 listet die wichtigs-

2.1 Akute Atemnot (Dyspnoe)

Tab. 2.4 Risikofaktoren für plötzlichen Tod bei Patienten mit HCM

- Familiäre Vorgeschichte von HCM mit plötzlichem Tod von Verwandten
- Rezidivierende Episoden von Synkopen
- Vorherige Episoden von erfolgreich therapierten Herzstillstand
- Ein junges Alter bei erster Diagnose (<30 Jahre)
- Anamnese von SVT oder VT
- Ventrikuläre Septumdicke >3 cm

ten Risikofaktoren für einen plötzlichen Tod auf. Die kardiale Hypertrophie ist oft massiv und betrifft besonders das interventrikuläre Septum.

Klinische Befunde umfassen:

- Symptome: Anzeichen einer Herzinsuffizienz sind bei HCM selten. Es können Symptomefehlen oder gelegentlich eine Belastungsdyspnoe (körperliche Aktivität, Sport), Müdigkeit, Brustschmerzen oder Druck, Belastungssynkopen und/oder Palpitationen, die entweder durch supraventrikuläre Tachykardie (SVT) oder ventrikuläre Tachykardie (VT) verursacht werden.
- Befunde: verschobener Herzspitzenstoß, Galopp-Rhythmus, ausgeprägter ventrikulärer Heber.
- Es können Herzgeräusche fehlen, oder ein systolisches Auswurfgeräusch mittlerer Intensität (ähnlich dem Geräusch einer Aortenstenose). Das Herzgeräusch nimmt im Stehen oder während der Anstrengungsphase der Valsalva-Manöver zu. Die Karotispulsation ist schnell und ruckartig.
- Sobald eine HCM diagnostiziert wurde, ist eine sofortige Testung auf HMC für alle Familienmitglieder erforderlich.
- Diagnose wie oben bei DCM.

5. Seltene Ursachen von Dyspnoe

    - Stoffwechselkrankheiten (z. B. angeborene Laktatazidose, nicht-ketotische Hyperglykämie, organische Azidämie, lysosomale Erkrankungen und diabetische Ketoazidose)

sind oft mit respiratorischen Manifestationen vergesellschaftet, entweder bei der Erstmanifestation oder als Spätfolge. Die Diagnose wird durch metabolische Untersuchungen gestellt.
- Neuromuskuläre Erkrankungen (z. B. spinale Muskelatrophie, Muskeldystrophie und periphere Neuropathie) führen oft zu einer Schwäche der Atemmuskulatur, unzureichender Ventilation und Atemversagen. Die Diagnose wird durch die Anamnese und die Muskelschwäche gestellt.
- Psychogene Dyspnoe kann bei gesunden Personen, meist älteren Kindern oder Jugendlichen, oder bei einem Kind mit einer zugrunde liegenden körperlichen Erkrankung wie Asthma auftreten, als Folge von akutem emotionalen Stress. Begleitende Merkmale sind Schwindel, Herzklopfen, Zittern und Hyperventilation. Das letztere Symptom kann zu einer Hypokapnie führen, was eine respiratorische Alkalose und anschließend eine Hypokalzämie mit Karpopedalspasmen der Finger induziert. Die Diagnose wird durch den Ausschluss einer körperlichen Erkrankung bestätigt.

2.2 Palpitation

Einführung/Kernbotschaften
- Kardiologen können den Begriff Palpitation verwenden, um ein Bewusstsein für den Herzschlag aufgrund einer Anomalie des Herzrhythmus zu beschreiben, die von einfachen, gutartigen ektopischen Vorhof- oder Kammerkontraktionen bis zu wichtigeren Tachyarrhythmien und lebensbedrohlichen Herzkrankheiten reicht. Patienten können den Begriff verwenden, um eine Wahrnehmung oder ein Bewusstsein für unregelmäßige, schnelle oder ausgelassene Herzschläge oder ein einfaches Bewusstsein für ihren Puls zu beschreiben, besonders wenn er schnell ist oder wenn sie auf einer Seite im

Bett liegen. Ein kleines Kind, das das Ereignis nicht mit Worten erklären kann, kann seine normale Aktivität unterbrechen, Unbehagen ausdrücken oder die linke Seite der Brust umklammern.
- Herzklopfen ist meist eine erschreckende Erfahrung für Kinder und für ihre Eltern. Die klinische Bewertung muss feststellen, welche Patienten nur eine Beruhigung und welche eine weitergehende Untersuchung und Behandlung benötigen.
- Häufige Ursachen für Palpitation sind Tachykardie (wie supraventrikuläre Tachykardie, SVT), ektopische Schläge und Herzkrankheiten. Jedes Herzklopfen mit einer Vorgeschichte von Synkope ohne Vorwarnung ist höchstwahrscheinlich kardialen Ursprungs (ventrikuläre Tachykardie, VT). In einem solchen Fall ist eine dringende Bewertung unerlässlich.

Differentialdiagnose

Häufig	Selten
• Hyperdynamischer Zustand (z. B. Fieber, Bewegung, Anämie)	Karzinoidsyndrom
• Kardial (z. B. vorzeitige Vorhofschläge, SVT, Arrhythmie)	Phäochromozytom
• Angst	Thyreotoxikose
• Medikamente (z. B. Bronchodilatator, Gebrauch von Stimulanzien)	Hypoglykämie

Fehldiagnosen beruhen auf:

1. Fehler: Nichterkennen von gutartigen nicht-kardialen Ursachen von Herzklopfen.

2. Fehler: Nichterkennen von gutartigen kardialen Ursachen von Herzklopfen.

3. Fehler: Nichterkennen von ernsthaften kardialen Ursachen von Herzklopfen.

4. Fehler: Nichterkennen von ernsthaften nicht-kardialen Ursachen von Herzklopfen.

1. Gutartige nicht-kardiale Ursachen von Herzklopfen
Hyperdynamischer Zustand (oder hyperdynamische Zirkulation)
   – Hyperdynamischer Zustand ist gekennzeichnet durch eine erhöhte Herzfrequenz und ein Herzzeitvolumen über dem normalen Grenzwert in Ruhe. Dieser Zustand tritt nach körperlicher Anstrengung, Fieber und Anämie auf. Der normale Herzindex bei Kindern beträgt 3–5 l/min/m^2.
   – Medikamente (z. B. Koffein, Amphetamin) müssen bei jedem älteren Kind mit Herzklopfen in Betracht gezogen werden.

Angst
   – Angst ist häufig eine normale und adaptive emotionale Reaktion bei Kindern, um mit herausfordernden und stressigen Situationen fertig zu werden. Angst wird pathologisch, wenn sie übermäßig, schwer zu kontrollieren ist und die soziale Interaktion, die schulische Leistung oder die Entwicklung beeinträchtigt. Ein hohes Angstniveau ist oft mit vergrößerten Amygdala-Kernen assoziiert, die als Emotionsregion des Gehirns angesehen werden.
   – Herzklopfen sind wichtige diagnostische Kriterien für Panikattacken und generalisierte Angststörungen. Zu den angstbedingten Störungen gehören Phobien und Zwangsstörungen (OCD).
   – Phobien betreffen 1–2 % der Kinder. Sie sind meist unter bestimmten Bedingungen ängstlich, da sie versuchen, bestimmte Objekte oder Situationen zu vermeiden, die automatisch zu Angst führen. Schulphobie ist eine wichtige Art von Phobie, die meist eine Folge der Trennung von zu Hause und den Eltern ist. Phobien werden in der Regel pathologisch, wenn sie die soziale Interaktion und die schulische Leistung beeinträchtigen.

2.2 Palpitation

– OCD ist eine Angststörung, die durch aufdringliche Gedanken gekennzeichnet ist, die Unruhe, Angst oder Sorge hervorrufen und zu wiederholten Verhaltensweisen führen. Die Inzidenz bei Erwachsenen liegt bei etwa 2 %, und ein Drittel bis die Hälfte von ihnen berichtet über den Beginn ihrer Störung in der Kindheit.

2. Gutartige kardiale Ursachen von Herzklopfen
Arrhythmien können harmlos oder lebensbedrohliche Ereignisse sein, wie solche, die unterhalb des His-Bündels entstehen. Arrhythmien, die Herzklopfen verursachen, sind meist Tachyarrhythmien, wie in Abb. 2.1 dargestellt.
Sinustachykardie. Dies ist die häufigste Arrhythmie bei Kindern, die nach Fieber, körperlicher Anstrengung, Anämie, Hypovolämie und Medikamenten wie Stimulanzien auftritt. Sie unterscheidet sich von der SVT durch:

– Tachykardie von 100–140 Schlägen pro Minute (bpm) bei älteren Kindern und 160–180 bpm bei Säuglingen.
– Das Vorhandensein einer Sinus-P-Welle vor jedem QRS-Komplex im EKG.

Paroxysmale supraventrikuläre Tachykardie (SVT) ist ein regelmäßiger Rhythmus mit einer Frequenz von 180–300 Schlägen/min. SVT wird durch Impulse vom atrioventrikulären (AV) Knoten verursacht, die in den Vorhöfen kreisen. Sie ist bei Kindern gekennzeichnet durch:

Tachykardie

Supraventrikulär	Ventrikulär
↙	↘
Sinustachykardie	Vorzeitige ventrikuläre Komplexe
Supraventrikuläre Tachykardie	Ventrikuläre Tachykardie
Ektopische Schläge (Extrasystole)	Kammerflimmern
Vorhofflattern	

Abb. 2.1 Vereinfachte Klassifikation der wichtigsten Tachykardien

- Tachykardie >220 bpm unter 1 Jahr und >180 bpm > 1 Jahr schmale QRS ohne P.
- Das EKG ist gekennzeichnet durch regelmäßige schmale QRS ohne P-Wellen. Etwa 25 % der Kinder mit SVT haben das Wolff-Parkinson-White-Syndrom (eine Delta-Welle, kurzes PR-Intervall, breites QRS-Komplex).
- Säuglinge zeigen oft Zeichen einer Herzinsuffizienz, zusätzlich Reizbarkeit, Weinen, Müdigkeit, schlechten Appetit. Ältere Kinder zeigen Schwindel, Dyspnoe zusätzlich zu Herzklopfen.

Extrasystolen sind häufige alltägliche klinische Befunde und in EKG-Aufzeichnungen:

- Sie sind meist atrialer Natur und selten ventrikulärer Natur.
- Isolierte ektopische Schläge sind klinisch ohne Bedeutung, aber multiple häufige Schläge sind gelegentlich mit einer organischer Herzerkrankung assoziiert.

Vorhofflattern kann bei Neugeborenen auftreten und ist meist nicht mit einer Herzerkrankung verbunden. Vorhofflattern bei älteren Kindern ist oft assoziiert mit CHD wie Mitralklappeninsuffizienz, die eine Vorhofvergrößerung verursacht. Es kann auch mit chromosomaler Anomalie und Hydrops fetalis einhergehen. Charakteristische Merkmale sind:

- Vorhofschläge 250–400 bpm; die Ventrikel reagieren auf jeden 2. bis 4. Vorhofschlag.
- EKG zeigt normalerweise normale QRS-Komplexe und schnelle und regelmäßige Vorhofflatterwellen.
- Schweres und anhaltendes Vorhofflattern kann Herzversagen verursachen.
- Defibrillation wandelt das Flattern sofort in einen Sinusrhythmus um.

Ventrikuläre Extrasystolen können durch fieberhafte Erkrankungen, Angst oder Einnahme von Medikamenten wie Stimulanzien verursacht werden. Sie sind gekennzeichnet durch:

- Vorzeitige, breite QRS-Komplexe, bei der keine P-Wellen vorangehen, oft gefolgt von einer kompensatorischen Pause.
- Häufig nehmen sie einen bestimmten Rhythmus an, z. B. abwechselnd mit normalem Rhythmus (Bigeminie) oder nach zwei normalen Schlägen (Trigeminie).
- Gutartige PVCs sollten von ernsteren Komplexen unterschieden werden, indem sie während einem schnellen Herzschlag bei Belastung verschwinden. Die PVCs, die nicht verschwinden, werden als ernst eingestuft und bedürfen weiterer Untersuchungen.

3. Schwere kardiale Ursachen von Palpitationen
Ventrikuläre Tachykardie ist ein seltener, lebensbedrohlicher Zustand bei Kindern und zeichnet sich durch:

- Auftreten wahrscheinlich bei Kindern mit zugrunde liegender kardialer Läsion wie Kardiomyopathie oder nach Herzoperation auf.
- Regelmäßiger Rhythmus von >120 bpm mit einem breiten QRS-Komplex (>0,08 s) ohne P-Wellen.

Long-QT-Syndrom ist entweder autosomal dominant vererbt (Romano–Ward-Syndrom), autosomal rezessiv (Jervell-Lange-Nielson-Syndrom) oder erworben (Myokarditis oder Elektrolytstörung).

- Es kommt bei etwa 1 von 2000 Geburten vor und verursacht 10 % der SIDS.
- Ist eine wichtige Ursache für Bewusstseinsverlust (Synkope) und kann Epilepsie und plötzlichen Herztod imitieren. Das Kind kann sich sofort nach dem Ereignis erholen oder während des Ereignisses sterben.
- Ein herzfrequenzkorrigiertes QT-Intervall > 470 Millisekunden unterstützt die Diagnose, während ein QT-Intervall >440 ms verdächtig ist.

Dilatative Kardiomyopathie (DCM): (Siehe Kardiale Dyspnoe: 2.1 Akute Atemnot)
Hypertrophe Kardiomyopathie (HCM) (Siehe Kardiale Dyspnoe: 2.1 Akute Atemnot)

4. Ernsthafte nicht-kardiale Ursachen von Palpitationen
Phäochromozytom
   - Phäochromozytom ist selten, aber potenziell tödlich, wenn es nicht erkannt und behandelt wird. Die klassische Präsentation ist episodisches Schwitzen, Kopfschmerzen, Brustschmerzen und Palpitationen. Hypertonie ist ein wichtiger Befund.
   - Der Tumor ist hauptsächlich im Nebennierenmark (bis zu 95%) lokalisiert und selten im paravertebralen Bereich.
   - Die Diagnose wird durch den Nachweis von erhöhten Katecholaminen im Harn und die Bildgebung der Nebennieren gestellt.

Karzinoidsyndrom (KS)
   - KS ist ein paraneoplastisches Syndrom, das häufig mit neuro-endokrinen Tumoren assoziiert ist.
   - Die klassische Präsentation umfasst episodisches Erröten, verbunden mit Hypotonie, Tachykardie, Durchfall, Dyspnoe aufgrund von Bronchospasmus und kardialen Manifestationen (Trikuspidal-, Mitralklappen- oder Pulmonalinsuffizienz).
   - Die Diagnose wird durch den Nachweis von erhöhtem 24-Stunden-Urin von 5-HIAA bestätigt.

Hyperthyreose
Die Präsentation ist sehr variabel, umfasst aber in der Regel:
   - Motorische Aktivität, emotionale Labilität, Reizbarkeit und leichtes Weinen, Konzentrationsverlust und Gewichtsabnahme.
   - Befunde sind Tremor, Struma, Exophthalmus mit Verzögerung des oberen Augenlids, wenn die Augen nach unten schauen.

2.3 Thoraxschmerzen

Einführung/Kernbotschaften
- Thoraxschmerzen sind nach Herzgeräuschen der zweithäufigste Grund für eine Überweisung zum Kinderkardiologen. Die überwiegende Mehrheit der Ursachen für Brustschmerzen sind nicht kardial.
- Idiopathische Thoraxschmerzensind die häufigste Ursache für Brustschmerzen und treten in 20–45 % der Fälle auf. Der Zustand ist definiert durch das Fehlen einer Ursache nach gründlicher Anamnese, körperlicher Untersuchung und Laboruntersuchungen.
- Chronische (länger als 6 Monate) oder wiederkehrende Episoden von Thoraxschmerzen ohne abnorme Befunde sind wahrscheinlich psychogen. Diese Ursache macht 5–10 % der Fälle aus.
- Ernsthafte Aufmerksamkeit muss Kindern geschenkt werden, die mit abnormen körperlichen Untersuchungsbefunden, abnormem EKG, belastungsabhängigen Brustschmerzen (nach Ausschluss einer Atemwegserkrankung), begleitender Palpitation oder familiärer Vorgeschichte einer Kardiomyopathie vorstellig werden. Eine Überweisung zur weiteren Abklärung ist unerlässlich.

Differenzialdiagnose

HäufigeNicht-kardiale Ursachen	SelteneKardiale Ursachen
Idiopathisch	Schwere Aortenstenose
Angst oder Stress	Perikarditis
Costochondritis	Hypertrophe Kardiomyopathie
Direktes Throaxtrauma	Langes QT-Syndrom
Pulmonal (Pneumonie, Asthma, Pleuritis)	Paroxysmale supraventrikuläre Tachykardie

HäufigeNicht-kardiale Ursachen	SelteneKardiale Ursachen
GÖR	Aortenaneurysma (z. B. Marfan-Syndrom)
Akute Brustschmerzen (z. B. Sichelzellenanämie)	

Fehldiagnosen sind auf folgende Gründe zurückzuführen:
1. Fehler: Nichterkennen häufiger nicht-kardialer Ursachen von Brustschmerzen.
2. Fehler: fehlende Differenzierung zwischennicht-kardialen Ursachen von Brustschmerzen von denen kardialen Ursprungs.

1. Nicht-kardiale Ursachen von Thoraxschmerzen
   - Die überwiegende Mehrheit der Fälle mit Brustschmerzen sind idiopathisch, muskuloskelettal, respiratorisch, gastrointestinal oder psychogen (Tab. 2.5).
   - Typisch für nicht-kardiale Ursache von Brustschmerzen: stechende Qualität, von kurzer Dauer und nicht mit körperlicher Belastung verbunden.
   - Costochondritis (Tietze-Syndrom), häufig verursacht durch virale Infektion, ist gekennzeichnet durch eine lokale Schwellung der costo-chondralen, costo-sternalen oder sterno-klavikulären Gelenke, meist unter Beteiligung der 2. und 3. Rippe. Brustbewegungen oder tiefes Einatmen können den Schmerz verschlimmern. Die Erkrankung ist häufiger bei Mädchen.

2. Kardiale Ursachen von Brustschmerzen
   - Warnende Symptome und Zeichen, die auf eine kardiale Ätiologie für Thoraxschmerzen hinweisen können, sind in Tab. 2.6 dargestellt.
   - Kardiale Ursachen von Thoraxschmerzen sind selten (rund 1–2 % der Fälle), dazu gehören Perikarditis, Myokarditis, SVT, hypertrophe und dilatative Kardiomyopathie (Tab. 2.7).
   - Thoraxschmerzen im Säuglingsalter sind schwer zu diagnostizieren. Ein Säugling, der mit Schwitzen, Unruhe

Tab. 2.5 Nicht-kardiale Ursachenvon Thoraxschmerzen

Ursachen	Diagnostische Überlegungen
Idiopathisch	Brustschmerzen typischerweise kurz für wenige MinutenNormaler körperlicher Untersuchung, Röntgenaufnahme der Brust, EKG, Echokardiographie und 24-Stunden-Holter-Überwachung
Muskuloskelettal	Brustmuskelschmerzen, Atembeschwerden
Respiratorisch	Assoziierte Giemen Dyspnoe, Tachypnoe
GO-Reflux*	Erbrechen, Brustschmerzen in Bezug auf die Nahrungsaufnahme. Diagnose durch ambulante 24-Stunden-Ösophagus-pH-Messung
Akutes Thoraxsyndrom	Merkmale ähneln einer Lungenentzündung: Fieber, Röntgeninfiltration
Psychogen	Ältere Kinder betroffen, Anamnese von rezidivierender Dyspnoe, Hyperventilation und Panikattacken

* *GO-Reflux* Gastro-ösophagealer Reflux

Tab. 2.6 Warnzeichen, welcheeine weitere kardiologische Abklärung benötigen

Anamnese	Körperliche Untersuchung	ECG-Befunde
Palpitationen, Brustschmerzen, Synkope	Tachykardie/ Tachypnoe	Atriale oder ventrikuläre Hypertrophie
Bekannte kardiale Arrhythmie, Dyspnoe/Synkope	Pathologisches Geräusch, Galopp-Rhythmus	Langes QTc-Intervall >440 ms
Positive Familienanamnese in 1. Unregelmäßiger Rhythmus, oder 2. Grades Verwandter von Kardiomyopathie		

und Weinen (als äquivalente Zeichen für Brustschmerzen) vorstellig wird, kann eine ernsthafte kardiale Erkrankung haben, z. B. akutes Thoraxsyndrom bei SCA oder anomale Abgang der Koronararterien.

Tab. 2.7 Häufige herzbedingte Ursachen von Thoraxschmerzen

Perikarditis/Myokarditis	Anamnese einer viralen Infektion zu Beginn der Herzerkrankung (z. B. Coxsackie). Fieber, Dyspnoe, Brustschmerzen, Arrhythmie, Ermüdbarkeit EKG-Veränderungen, Leukozytose, hoher CRP. Virale Diagnose durch PCR aus dem Blut
Rheumatische Myokarditis/Perikarditis	Klinische Merkmale wie oben., zusätzlich zur rheumatologischen Klinik
Kardiomyopathien	Dyspnoe, Brustschmerzen, Ermüdbarkeit, Zeichen einer Kardiomegalie, z. B. verlagerte Herzspitze und Herzinsuffizienz
Arrhythmie	(Siehe den oben genannten Abschnitt über Palpitation)

– Brustschmerzen kardialen Ursprungs äußern sich als tiefer schwerer Druck, Würgen oder Quetschen, und sie werden meist durch körperliche Belastung ausgelöst. Sie sind nicht stechend und werden nicht durch die Atmung beeinflusst.
– Wenn das Auftreten von Brustschmerzen/Beschwerden mit Synkopen assoziiert ist, muss eine kardiale Ursache in Betracht gezogen werden, wie z. B. Aortenstenose, Atriummyxom (assoziert mit tuberöser Sklerose), hypertrophe Kardiomyopathie, Long-QT-Syndrom und SVT mit sehr hoher Herzfrequenz.
– Patienten mit Marfanoidem Erscheinungsbild und Brustschmerzen erfordern besondere Aufmerksamkeit, weil sie ein erhöhtes Risiko für eine Dilatation der aufsteigenden Aorta und ein dissezierendes Aneurysma haben.

2.4 Herzgeräusch

Einführung/Kernbotschaften
- Die Untersuchung des kindlichen Herzens umfasst die Palpation der Pulse, nach Schwingungsgefühl und Herzspitze (als Zeichen einer Herzvergrößerung). Der

2.4 Herzgeräusch

Brachialpuls sollte palpierbar sein, nicht der Radialpuls (Je näher der Puls am Herzen ist, desto besser ist seine Qualität). Die Mehrheit der Patienten mit einer Coarctatio hat schwache oder fehlende Femoral- und Dorsalis-Pedis-Pulse.
- Herzgeräusch ist ein sehr häufiger Befund und wird bei über 50 % der Schulkinder festgestellt. Es ist meist physiologisch benigne. Das Spitzenalter seines Auftrteten liegt zwischen 3 und 6 Jahren.
- Elektronisches Stethoskop gekoppelt mit phono-spektrographischer Analyse verbessert die Genauigkeit der Herzgeräusch-Auswertung.
- Obwohl die überwiegende Mehrheit der Herzgeräusche benigne sind, glauben viele Eltern, dass ein Herzgeräusch ein Zeichen für eine strukturelle Herzanomalie ist. Sie glauben, dass ihr Kind ein erhöhtes Risiko für Herzerkrankungen im späteren Leben hat.
- Die Unterscheidung zwischen harmlosen und pathologischen Geräuschen ist oft nicht einfach in der medizinischen Praxis. Die klinische Bedeutung einer Fehlinterpretation eines physiologischen Geräusches kann zu unnötigen, komplizierten und zeitaufwändigen diagnostischen Verfahren führen. Deshalb ist die Erkennung von nicht pathologischen Geräuschen wesentlich. Andererseits kann das Übersehen eines pathologischen Geräusches tödlich sein. Dieser Abschnitt bietet detaillierte Informationen, um Kliniker zu befähigen, harmlose von pathologischen Geräuschen zu unterscheiden.

Differenzial Diagnose von Arten von Geräuschen

Häufig	Selten
nicht pathologisches (funktionelles) Geräusch	Diastolisches Geräusch
Systolisches Auswurfgeräusch	Kontinuierliches Geräusch
Pansystolisches Geräusch	
Venöses Summen	

Fehldiagnose ist auf folgende Gründe zurückzuführen:
1. Fehler: Unterlasseung der Abklärung, ein harmloses Herzgeräusch genau zu diagnostizieren.
2. Fehler: Versagen die Diagnose eines pathologischen Geräusches zu stellen.
3. Fehler: Verwechslung venöses Summen mit einem kontinuierlichen Geräusch.

1. Erkennung von harmlosen Herzgeräuschen
   Die Erkennung von nicht pathologischen Herzgeräuschen ist wichtig, um unnötige Überweisungen und Fehldiagnosen zu vermeiden. Die klinischen Kriterien für ein nicht pathologisches Herzgeräusch sind in Tab. 2.8 dargestellt.
2. Erkennung von pathologischen Herzgeräuschen
   Das Verschwinden eines Herzgeräuschs beim Aufstehen ist ein zuverlässiges klinisches Zeichen, um pathologische Herzgeräusche bei Kindern auszuschließen. Charakteristische Merkmale von pathologischen Herzgeräuschen sind in den Tab. 2.10 und 2.11 aufgeführt.
3. Venöses Strömungsgeräusch
   Die größte Bedeutung des venösen Strömungsgeräusch ist die Verwechslung eines normalen Phänomens mit einem patho-

Tab. 2.8 Kriterien für die Diagnose von harmlosen Herzgeräuschen

- Kurzes systolisches Auswurfgeräusch, geringe Intensität, kein pansystolisches Geräusch, diastolisches Geräusch oder höher als Grad II (Tab. 2.9)
- Keine oder unbedeutende Ausstrahlung zum Apex, zur Basis oder zum Rücken
- Es ändert sich dieIntensität indem es in liegender Position lauter wird und im Stehen verschwindet
- Geräuschqualität ist vibrierend oder musikalisch
- Lage am linken unteren bis mittleren Brustbeinrand (3. bis 4. Interkostalraum)
- Herzgeräusc Grad I oder II, das mit einer Tachykardie zunimmt
- Fehlen von Symptomen und Zeichen einer Herzkrankheit

2.4 Herzgeräusch

Tab. 2.9 Intensitätsgrade eines Herzgeräuschs

• Grad 1	Schwer zu hören, leiser als die physiologischen Herzgeräusche
• Grad 2	Intensität gleich den physiologischen Herzgeräuschen
• Grad 3	Lauter als die physiologischen Herzgeräusche, kein Strömungsgeräusch
• Grad 4	Lautes Geräusch mit Strömungsgeräusch verbunden
• Grad 5	Wird nur mit dem Rand des Stethoskops gehört

Tab. 2.10 Klinische Merkmale, die auf ein pathologisches Geräusch hinweisen

- Diastolisches oder spätsystolisches Geräusch
- Lautes Geräusch > 2/6 in der Intensität
- Kontinuierliches Geräusch mit Ausnahme des Venenbrummens
- Ein Geräusch, das wie ein Atemgeräusch klingt
- Ein Geräusch an der Pulmonalregion mit fixierter Spaltung des zweiten Tons
- Assoziiert mit einem Symptom oder Zeichen einer Herzerkrankung wie Müdigkeit, Atemnot, Tachypnoe, Hepatomegalie

Tab. 2.11 Diagnostische Merkmale jedes pathologischen Geräuschs

Murmeln	Abgrenzung von harmlosem Geräuschen/Venensummen
Pansystolisch (VSD, MI, AI)	Herzgeräusch ist pansystolisch, laut, Vorhandensein von Schüttelfrost, starke Strahlung
Auswurftyp, links (ASD, PS)	Fester 2. Ton, Geräusch ist lauter und von längerer Dauer als IM, strahlt in die Achselhöhle und den Rücken aus, Auswurfklick ist vorhanden
Auswurftyp, rechts (AS, CA)	Laut und raues Geräusch, strahlt in die Jugularvene und die Karotiden aus, Auswurfklick ist vorhanden
Diastolisch (AR, PI)	Hochfrequent, blasend, beginnend nach dem S2 und endend vor dem S1; schwerer zu hören und zu diagnostizieren
Kontinuierlich (PDA)	Geräusch ist fast über den gesamten Thorax zu hören, keine Änderung seiner Lautstärke mit der Änderung der Körperposition

VSD Ventrikelseptumdefekt, *MI* Mitralklappeninsuffizienz, *AI* Aortenklappeninsuffizienz, *ASD* Atriumseptumdefekt, *PS* Pulmonalstenose, *AS* Aortenstenose, *CA* Aortenisthmusstenose, *AR* Aortenklappenregurgitation, *PI* Pulmonalklappeninsuffizienz, *PDA* offener Ductus arteriosus

Tab. 2.12 Charakteristische Merkmale des Venensummens

- Venensummen ist ein kontinuierliches Geräusch, das häufig im Alter von 3–8 Jahren auftritt und durch Vibration der Wände der Vena jugularis interna verursacht wird
- Es ist am besten an der Basis des Halses knapp unter dem rechten Schlüsselbein zu hören
- Es ist vor allem in sitzender Position und beim Drehen des Kopfes zur entgegengesetzten Richtung prominent
- Venensummen ist am besten knapp unter dem Schlüsselbein zu hören. Es verschwindet, wenn das Kind:
  – in Rückenlage liegt, oder
  – seinen/ihren Kopf zur anderen Seite dreht, oder
  – Die Vena jugularis auf der betroffenen Seite komprimiert wird

logischen Herzgeräusch wie einem offenen Ductus arteriosus (PDA). Die diagnostischen Kriterien sind in Tab. 2.12 dargestellt.

Weiterführende Literatur

Bejic E, Bejic Z. Accidental heart murmur. Med Arch. 2017;71(4):284–7.
Friedman KG, Alexander ME. Chest pain and syncope in children: a practice approach to the diagnosis of cardiac disease. J Pediatr. 2013;163(3):896–901.
Gaaloul I, Riabi S, Harrath R, et al. Coxsackievirus B detection in cases of myocarditis, myo-pericarditis, pericarditis and dilated cardiomyopathy in hospital patients. Mol Med Rep. 2014;10(6):2011–8.
Lefort B, Cheyssac E, Soule N, et al. Auscultation while standing: a basic and reliable method to rule out a pathologic heart murmur in children. Ann Fam Med. 2017;15(6):523–8.

Das Ohr

3.1 Schwerhörigkeit/Hörbeeinträchtigung

Einführung/Kernbotschaften
- Hörbeeinträchtigung ist entweder schall- oder nervenbedingt.
- Die Schallleitungsschwerhörigkeit ist sehr häufig: Mindestens die Hälfte der Vorschulkinder hat eine oder mehrere Episoden von Mittelohrentzündung mit Erguss (OME), die zu unterschiedlichen Graden von Hörbeeinträchtigung führen, meist mild (26–40 dB).
- Die Inzidenz der angeborenen Nervenschwerhörigkeit liegt bei etwa 1–2/1000 Neugeborenen, meist schwer (61–80 dB) oder tiefgreifend (>80 dB). Der Zytomegalievirus (CMV) ist die häufigste nicht-genetische Ursache für diese Art von Hörverlust.
- Risikofaktoren für Hörbeeinträchtigung sind genetischer Hörverlust, niedriges Gestationsalter <32 Wochen, präaurikuläre Grübchen oder Knötchen, branchiale Zysten, Heterochromie der Iris, prolongierte Gelbsucht, ototoxische Medikamente, hypoxisch-ischämische Enzephalopathie, kongenitale Infektionen (CMV, Röteln, Syphilis) und neonatale Meningitis.

> • Die Erkennung von Hörverlust bei Kindern ist von größter Bedeutung, um Sprach- und Sprachverzögerungen, Kommunikationsprobleme, soziale und emotionale Isolation und Verhaltensschwierigkeiten zu vermeiden. Dieser Abschnitt gibt Informationen, wie man Hörverlust erkennt und nennt Bedingungen, die damit verbunden sind.

Differentialdiagnose

Häufig	Selten
Neonatale Schwerhörigkeit	Akustikusneurinom
angeborene Nervenschwerhörigkeit	Alport-Syndrom
Frühgeburt (Gewicht <1800 g)	Osteopetrose
Hypoxisch-ischämische Schädigung	Osteogenesis imperfecta
Infektion (Meningitis, CMV)	Kongenitale Syphilis
Hyperbilirubinämie	
Ototoxische Medikamente (z. B. Aminoglykoside)	
Intensivstation-Absolventen	
Syndrome (z. B. Pendred, Waardenburg)	
Erworben	
Otitis media mit Erguss (OME) = Klebeohren	
Trauma	
Infektion	

Fehldiagnosen sind auf folgende Gründe zurückzuführen:

1. Fehler: Angeborene Schwerhörigkeit wird nicht erkannt.

2. Fehler: Häufige zugrunde liegende Ursachen für angeborene Schwerhörigkeit werden nicht identifiziert.

3. Fehler: Es werden keine diagnostischen Kriterien für eine Otitis media mit Erguss (OME) festgelegt.

4. Fehler: Geringes Wissen über andere erworbene Ursachen für Schwerhörigkeit.

3.1 Schwerhörigkeit/Hörbeeinträchtigung

1. Diagnose der angeborenen Schwerhörigkeit
   - Es wird geschätzt, dass 1–2 Neugeborene/1000 Lebendgeburten unterschiedliche Grade von beidseitiger sensorineuraler Schwerhörigkeit haben, meist entweder eine schwere (61–80 dB) oder eine profunde (>80 dB) (Tab. 3.1). Die Häufigkeit von Hörverlust bei älteren Kindern und Jugendlichen liegt bei etwa 3,5 %.
   - Ursachen sind genetisch-erblich (etwa 70 %), Syndrome, angeborene Infektionen (CMV, Röteln), kraniofaziale Anomalien und Fehlbildungen der Innenohren.
   - Risikofaktoren, die zu Hörverlust prädisponieren, sind positive Familienanamnese, Frühgeburtlichkeit, Aufnahme in eine Intensivstation, Beatmungshilfe und Medikamenteneinnahme (ototoxische Medikamente wie Aminoglykoside, Diuretika). Diese Kinder benötigen eine regelmäßige Nachsorge. Ein Hörtest sollte vor der Entlassung aus dem Krankenhaus durchgeführt werden.
   - Seit März 2006 werden alle Babys in England einem Hör-Screening mit otoakustischen Emissionen = OAE unterzogen. Bei fehlender Reaktion auf OAE ermöglicht die automatisierte Hirnstammaudiometrie = ABR eine frühe Erkennung und frühe Intervention, um Verzögerungen in der Sprach- und Sprachentwicklung zu vermeiden. ABR ist das zuverlässigste Screening-Gerät. Die Reintonaudiometrie ist zwischen 6 und 24 Monaten geeignet.
   - Angeborener oder genetisch bedingter Hörverlust kann dem Neugeborenen-Screening entgehen und sich während der ersten 2 Lebensjahre verschlechtern.

Tab. 3.1 Grade des Hörverlusts

•<25 dB	Normales Hören
• 26–40 dB	Leichter Hörverlust
• 41–60 dB	Mäßiger Hörverlust
• 61–80 dB	Schwerer Hörverlust
• >81 dB	an Gehörlosigkeit grenzender Hörverlust

2. Diagnose der zugrunde liegenden Ursachen für angeborene Schwerhörigkeit
Sobald eine Diagnose der angeborenen Hörverlust festgestellt ist, ist die Suche nach einer ätiologischen Diagnose erforderlich.

Genetischer Hörverlust

- Die Mehrheit der Hör verluste hat eine genetische Basis, meist aufgrund eines einzelnen Gendefekts, der jede Komponente des Hörwegs beeinträchtigen kann. Etwa 70 % haben eine genetische Basis ohne ein Syndrom, d. h. ohne dysmorphe Merkmale einschließlich normaler Erscheinung der äußeren Ohren. Die erste genetische Untersuchung umfasst das Screening auf Mutationen in den Genen GJB2 und GJB6.
- Eine positive Familienanamnese von Hörverlust deutet auf eine genetische Beteiligung hin. Beispiele sind: Pendred-Syndrom (verbunden mit Hypothyreose und Kropf), Alport-Syndrom (glomeruläre Nierenerkrankung mit Augendefekt), Usher-Syndrom (verbunden mit Retinitis pigmentosa) und Waardenburg-Syndrom (verbunden mit Depigmentierung der Haut und der Haare). Autosomal-rezessiver Hörverlust ohne Syndrom macht den Großteil der Fälle aus, gefolgt von autosomal-dominanter Vererbung.

Kraniofaziale Anomalien

- Anomalien umfassen präaurikuläre Gruben und Anhängsel, branchiale Zysten oder Fisteln, Gaumenspalte, Mandibulahypoplasie und Makroglossie. Diese können eine obere Atemwegsobstruktion und später eine Schlafstörung verursachen.
- Eine Bildgebung der Ohren ist bei allen Fällen von kraniofazialen Anomalien erforderlich.

Zytomegalievirus (CMV) Infektion

- Diese Infektion ist die häufigste nicht-genetische Ursache von sensorineuraler kongenitaler Infektion, die als perinatale Infektion über den transplazentaren Weg auftritt. Sie

betrifft etwa 1 % der Neugeborenen in den USA. Jedes Kind mit angeborenem sensorineuralem Hörverlust sollte auf eine CMV-Infektion getestet werden.
- Kinder mit angeborener CMV-Infektion werden meist asymptomatisch geboren (etwa 90 %). Etwa 10 % sind symptomatisch mit intrauteriner Wachstumsretardierung, zerebraler Parese, Krampfanfällen, periventrikulärer Verkalkung und zerebraler Ventrikulomegalie. Andere Manifestationen sind hämatologische (Thrombozytopenie), okuläre (Mikrophthalmie, Katarakt, Retina, Blindheit) und hepatische (Ikterus, Hepatosplenomegalie) Anomalien.
- Die virologische Identifizierung von CMV sollte in den ersten 3 Wochen des Lebens erfolgen, um die Infektion als angeboren zu betrachten. Das Virus kann aus Speichel, Urin und PCR-basierten Blutstropfen nachgewiesen werden.

Angeborene Röteln (Röteln-Syndrom)

- Diese Infektion ist in Ländern ohne Röteln-Impfprogramm verbreitet. Die Infektion tritt meist vor dem 3. Lebensmonat auf.
- Röteln-Infektion verursacht Hörverlust, als die häufigste Komplikation, sowie angeborene Herzkrankheit, Katarakt, Mikrozephalie, Ikterus, Hepatosplenomegalie, Thrombozytopenie und Leukopenie.
- Die Diagnose wird durch IgM und ansteigenden IgG-Titer, PCR in Blut und Urin während der ersten 2–3 Wochen postnatalgestellt.

Andere Infektionen

- Zu diesen Infektionen gehören Herpes simplex (verursacht Hautbläschen, Mikrozephalie, Schädelverkalkung), Toxoplasmose (verursacht visuelle, z. B. interstitielle Keratitis, motorische und kognitive Anomalien) und Syphilisinfektionen (verursacht Anämie, Splenomegalie, Schnupfen und Knochenläsionen wie Osteochondritis, Periostitis).

- Herpesinfektion wird durch PCR oder Immunfluoreszenztest aus Läsionsschabungen oder Elektronenmikroskopie diagnostiziert; Toxoplasmose wird durch IgM oder PCR-Test diagnostiziert; und Syphilis wird durch IgM, PCR oder Venereal Disease Research Laboratory (VDRL) diagnostiziert.
3. Diagnosekriterien für Otitis media mit Erguss (OME)
    - OME ist eine Entzündung des Mittelohrs mit Ansammlung von nicht-eitrigem Sekret hinter einem intakten Trommelfell (TM).
    - OME ist häufig. Nach eitriger Otitis media wird ein Erguss in folgenden Fällen vorhanden sein:
    80 % der Fälle nach 2 Wochen
    40 % nach 1 Monat
    20 % nach 2 Monaten
    10 % nach 3 Monaten
    - Die Diagnose von OME wird anhand der Anamnese, der Untersuchung und der unterstützenden Untersuchung gestellt (Tab. 3.2).
    - Obwohl die Einlage von Paukenröhrchen für OME wirksam ist, um die Sprachentwicklung zu verbessern, hält dieser Effekt so lange an, wie die Paukenröhrchen durchgängig sind. Langfristige Vorteile sind nicht sicher.

4. Andere erworbene Ursachen für Hörbeeinträchtigungen
Infektion
    - Infektionen, die zu Hörverlust führen, sind unter anderem virale und bakterielle Meningitis, HIV, Toxoplasmose und erworbene Infektionen mit CMV (siehe oben).
Akustikusneurinom
    - Ein Kind mit einseitiger fortschreitender Schwerhörigkeit, Schwindel und Tinnitus sollte auf ein Akustikusneurinom mit ipsilateraler Lage zum betroffenen Ohr verdächtigt werden.
    - Kinder mit Neurofibromatose haben ein höheres Risiko, diesen Tumor zu entwickeln.

Tab. 3.2 Typische Darstellung eines Kindes mit OME

Risikofaktoren	Alter 2–5 Jahre, die eine Kindertagesstätte besuchen
	Exposition gegenüber Tabakrauch
	adenoide Vegetation
	Down-Syndrom, Gaumenspalte
Präsentation	Anamnese von Otitis media
	Hörbeeinträchtigung und/oder Sprachverzögerung
	Schlechte schulische Leistungen (Mangel an Konzentration)
	Verhaltens- und Schlafprobleme
Befunde (pneumatische Otoskopie)	TF: verminderte Beweglichkeit, trüb, gelb oder blau gefärbt durch Flüssigkeitsansammlung im Mittelohr, die sich bei chronischer OME zu einer braunen Farbe verändert
Hör verlust	Meist mild: 15–30 dB
Diagnostisches Werkzeug	Audiometrie, Tympanometrie (zeigt flache Kurve)

TM Trommelfell

Ototoxische Medikamente

– Ototoxische Medikamente sind zum Beispiel Aminoglykoside (z. B. Gentamicin), Diuretika (Furosemid) und chemotherapeutische Mittel (z. B. Cisplatin).
– Ototoxische Medikamente verursachen tendenziell mehr Schäden am vestibulären Zweig des 8ten Hirnnervs (Tinnitus und Gleichgewichtsstörungen) als am auditiven. Daher ist der Hörverlust meist gering.

Autoimmunbedingter Hörverlust

– Diese Störung ist definiert als eine Erkrankung mit einem bilateralen, asymmetrischen, sensorineuralen Hörverlust, der durch eine „unkontrollierte" Immunreaktion verursacht wird.
– Es liegt oft eine vestibuläre Beteiligung vor und die Patienten klagen über Gleichgewichtsverlust und Tinnitus.

3.2 Ohrenschmerzen (Otalgie)

Einführung/Kernbotschaften
- Das Ohr erhält seine sensorische Innervation von 4 Hirnnerven (V, Vll, lX, X) und zwei Halsnerven (C2 und C3).
- Der Schmerz entsteht meist durch eine Entzündung im Mittel- oder Außenohr. Im Säuglingsalter äußert sich der Schmerz meist als Reizbarkeit und Empfindlichkeit, wenn das Ohr gerieben oder berührt wird.
- Otalgie ist eine der häufigsten Gründe für die Inanspruchnahme ärztlicher Hilfe. Obwohl Otalgie meist mit Schmerzen aus dem Inneren des Ohrs (otogene Otalgie) verbunden ist, kann der Schmerz auch von außerhalb des Ohrs (referred Otalgia) ausgehen.
- Im Gegensatz zu Erwachsenen ist bei Kindern der Schmerz von außerhalb der Ohren häufig, der über fünf Hauptquellen auftritt: über den Nervus trigeminus (sensorische Verteilung des Gesichts); über den Nervus facialis (Zähne, meist die oberen Molaren oder das Kiefergelenk); über den Nervus glossopharyngeus (Tonsillitis, Pharyngitis); über den Nervus vagus (Laryngopharynx oder Ösophagus) oder über den 2. bis 3. Halswirbel. In diesen Fällen haben die Patienten eine normale otologische Untersuchung.
- Obwohl Schmerzen, die vom Ohr ausgehen, einfach zu diagnostizieren sind, wird der Schmerz, der von außerhalb der Ohren kommt, oft ignoriert oder nicht diagnostiziert. Neben den Ursachen für referred Otalgia bietet der Abschnitt klare diagnostische Werkzeuge, um bakterielle von viralen Ursachen für diese häufige Beschwerde zu unterscheiden.

3.2 Ohrenschmerzen (Otalgia)

Differentialdiagnose

Häufig	Selten
Infektiöse Otitis media	Mastoiditis
Infektiöse Otitis externa	Trigeminusneuralgie
Referred pain (Zahnschmerzen, Pharyngitis)	Temporomandibuläre Arthritis
Fremdkörper	Ramsey Hunt Syndrom (Herpes zoster oticus)
Infizierte ekzematöse Dermatitis	Perichondritis/Chondritis
Barotitis media (z. B. Fliegen)	Osteom
Impaktiertes Cerumen	Bullöse Myringitis

Fehldiagnosen treten auf wegen:
1. Fehler: Versäumnis, otogene Otalgie von fortgeleiteter Otalgie zu unterscheiden.
2. Fehler: Versäumnis, bakterielle von viraler OM zu unterscheiden
3. Fehler: Versäumnis, die Hauptursachen von otogener Otalgie zu differenzieren.

1. Otogene versus referierte Otalgie

   – Die otoskopische Untersuchung erkennt in der Regel den Grund für die Otalgie. Otogene Otalgie äußert sich entweder als Otitis media (OM) oder als Otitis externa (OE). Im Falle einer Otalgie aufgrund einer OM sind die Trommelfelle (TM) hyperämisch mit unterschiedlichem Grad an Vorwölbung und möglicherweise Otorrhoe. Es gibt häufig systemische Manifestationen wie Fieber, Appetitlosigkeit und Unwohlsein. Typischerweise gibt es keine assoziierte Mitelohreffusion. Im Falle einer Otitis externa (OE) ist die Otalgie tendenziell stärker als die einer OM. Der Gehörgang ist meist rot und ödematös; Pustel oder Furunkel sind oft ein häufiger Befund. Der Gehörgang bei Schwimmerohr ist diffus rot (siehe auch Otitis externa unten).

– Die Diagnose einer referierten Otalgie beruht auf dem Fehlen der oben genannten Ohrbefunde. Es ist wichtig zu beachten, dass jede Pathologie, die die sensorischen Bahnen von 4 Hirnnerven (V, VII, IX und X) und zwei oberen Halsnerven (C2 und C3) beeinträchtigt, referierte Otalgie verursachen kann. Zum Beispiel ist die trigeminale Otalgie des 5. Hirnnervs bekannt, referierte Otalgie zu verursachen.

2. Unterscheidung zwischen bakterieller und viraler OM

– Akute OM ist eine der häufigsten Infektionskrankheiten im Kindesalter mit einem Spitzeninzidenz von 6–24 Monaten, bis zu welchem Alter etwa 90 % der Kinder mindestens eine Episode von OM hatten. Es sollte eine Unterscheidung zwischen bakterieller und viraler OM getroffen werden (Tab. 3.3). Nur 4 % der Kinder halten Fieber länger als 48 h an. Anhaltendes Fieber deutet auf eine virale Ursache,

Tab. 3.3 Bakterielle von viraler OM unterscheiden

Kategorie	Für bakterielle OM sprechen	Für virale OM sprechen
Alter	6—4 Monate (besonders <6 Monate)	>24 Monate
Schmerz	AOM mit mäßiger bis schwerer Otalgia	Leichte Otalgie
Fieber	Plötzlich und hoch >39,0 °C	<39,0 °C
URTI	Vorangegangener URTI	Vorhandensein eines URTI
TM	Milde-mäßige Vorwölbung/ schwere Hyperämie	Keine Vorwölbung oder schwere Hyperämie
Ausfluss	Eitriger Ausfluss	Kein oder nicht-eitriger Ausfluss
Risikofaktoren	z. B. Immunschwäche, falls vorhanden	Keine Risikofaktoren
Antibiotika	Gutes Ansprechen	Schlechtes Ansprechen
Komplikation	z. B. Mastoiditis	Keine Komplikation

OM Otitis media; *TM* Trommelfell; *URTI* Infektion der oberen Atemwege

resistente Bakterien, ein ungeeignetes Antibiotikum oder eine Komplikation der OM hin.

3. Andere Ursachen für otogene Otalgie
Otitis externa (OE)

- Im Gegensatz zur mikrobiellen Ätiologie der Otitis media wird die OE oft durch Schwimmen oder Tauchen verursacht. Feuchtigkeit, Nässe und Wasser im Ohr entfernen die schützende Schicht des Ohrenschmalzes, was zu einer Infektion mit verschiedenen Bakterien führt.
- Während Perichondritis eine Infektion des umgebenden Gewebes des Ohrknorpels (das äußere Drittel des Gehörgangs) anzeigt, bedeutet Chondritis eine Infektion des Knorpels selbst. Dies wird meist durch Trauma, wie Ohrpiercing, verursacht.
- Das Ramsay-Hunt-Syndrom tritt durch Reaktivierung des Herpes-zoster-Virus (HZV) im Ganglion geniculi auf. Das Virus kann den äußeren Gehörgang, das Trommelfell und das Innenohr infizieren, was oft (bei etwa 50 %) zu einem dauerhaften Hörverlust führt. Klinisch zeigt sich das Syndrom mit starken Ohrenschmerzen, Bläschen an der Ohrmuschel und im äußeren Gehörgang und Merkmalen einer peripheren Fazialisparese. Bei immungeschwächten Personen ist die Infektion schwer und kann tödlich sein.
- Furunkulose, verursacht durch eine Staphylokokkeninfektion des Haarfollikels, kann nur den knorpeligen, haarhaltigen äußeren Teil des Ohrs betreffen. Der Schmerz ist stark in Verbindung mit lokaler Empfindlichkeit. Die Bewegung von Kiefer und Ohrmuschel ist schmerzhaft.
- Eine Pilzinfektion (Aspergillus oder Candida) des äußeren Gehörgangs verursacht Ohrbeschwerden und starken Juckreiz.
- Einige topische Ohrpräparate (Neomycin, Colistin, Polymyxin), die zur Behandlung der OE verwendet werden, können eine Kontaktdermatitis verursachen, die sich als Rötung, Bläschenbildung und Ödem äußert.

Barotitis

– Barotitis entsteht durch Schädigung des Mittelohrs durch Umgebungsdruckänderungen. Dies kann bei einem plötzlichen Anstieg des Umgebungsdrucks infolge des Abstiegs eines Flugzeugs oder des Tieftauchens in Gegenwart einer dysfunktionalen Tube auftreten.
– Eltern sollten vorsichtig sein, wenn sie fliegen, wenn ihr Kind eine URTI oder Allergie hat, da der relative Unterdruck im Mittelohr zu einer Retraktion der Trommelfelle führen kann, die Schmerzen und möglicherweise Blutungen im Mittelohr verursacht.

Fremdkörper, Impaktiertes Cerumen

– Kleine Kinder stecken gerne kleine Gegenstände in die Ohren, wie Papier, Steine oder Samen. Unfallbedingt kann ein Insekt in den Gehörgang gelangen, ohne bemerkt zu werden.
– Cerumen, das von den Drüsen im äußeren Gehörgang abgesondert wird, hat eine nützliche Schmierfunktion des äußeren Gehörgangs sowie das Einfangen von Fremdkörpern. Wenn es sich ansammelt, bildet es eine feste braune oder gelbliche Masse, die den Gehörgang verstopft.
– Sowohl fremd körper als auch impaktiertes Cerumen verursachen eine Beeinträchtigung des Hörens, ein Gefühl der Verstopfung und manchmal Tinnitus und Gleichgewichtsstörungen aufgrund des Drucks auf das Trommelfell.

Cholesteatom: Siehe unter Ohrausfluss

3.3 Ohrausfluss (Otorrhoe)

Einführung/Kernbotschaften
- Ohrausfluss (Otorrhoe) ist eine unangenehme Erfahrung für ein Kind. Es kann zu üblem Geruch führen und hat einen negativen Einfluss auf die Lebensqualität und die schulischen Leistungen der Kinder.

3.3 Ohrausfluss (Otorrhoe)

- Kinder haben ein hohes Risiko für Mittelohrentzündungen und Ohrausfluss, wenn sie in einer Raucherumgebung leben, eine Tagesstätte besuchen, häufig erkältet sind, allergische Rhinitis oder eine vergrößerte Rachenmandel haben. Bei Neugeborenen sind Risikofaktoren für OM eine Nasotrachealintubation für mehr als 7 Tage, eine Gaumenspalte und Frühgeburtlichkeit.
- Nach einer akuten OM entwickeln etwa 40 % der Kinder eine Mittelohrerguss (OME), der einen Monat anhält; und 10 % haben einen persistierenden OME nach drei Monaten.
- Die schwerwiegendste Komplikation einer OM sind intrakranielle eitrige Infektionen wie Meningitis, Subduralempyem und otogene Hirnabszesse. Aus diesem Grund sollten Ärzte alle Ursachen von Ohrausfluss kennen.

Differentialdiagnose

Häufig	Selten
Eitrige Mittelohrentzündung	Cholesteatom
Infektiöse Gehörgangsentzündung	Infizierter Fremdkörper
Seborrhoisches Ekzem	Liquor otorrhoe
Ohrausfluss aus Paukenröhrchen	Gürtelrose
Chronische eitrige OM	Mastoiditis
	Tumor (z. B. Rhabdomyosarkom, eosinophiles Granulom)

Fehldiagnosen sind auf folgende Gründe zurückzuführen:

1. Fehler: Nicht zwischen häufigen und seltenen Ursachen von Ohrausfluss zu unterscheiden.

2. Fehler: Nicht die zugrunde liegenden Quellen dieser Ausflüsse zu ermitteln.

1. Ursachen von Ohrausfluss
   - Häufige Ursachen
   Die meisten Ohrausflüsse entstehen entweder durch bakterielle OM oder OE, und daher ist der Ausfluss meist eitrig und ergibt eine positive Bakterienkultur wie S pneumonia, H influenzae oder Moraxella catarrhalis. Die Krankengeschichte der Symptome ist kurz und umfasst vorherige URTI, Otalgie und Fieber.
   - Ein anhaltender Ohrausfluss über zwei Wochen wird meist durch chronische eitrige OM verursacht. Die Kultur wird wahrscheinlich Pseudomonas, Staphylokokken oder Proteus ergeben. Otorrhoe ist häufig mit Hörverlust und perforiertem Trommelfell verbunden.
   - Das Einsetzen von Paukenröhrchen ist oft mit Ohrausfluss verbunden (siehe unten).

   Seltene Ursachen
   - Jeder Ohrausfluss muss von Ohrenschmalz (hell, dunkel oder orangebraun, normaler Geruch) und Wasser, das beim Duschen oder Schwimmen in den Gehörgang gelangt ist, unterschieden werden.
   - Jeder Ohrausfluss, der nicht auf eine Antibiotikatherapie anspricht, kann durch tuberkulöse OM (diagnostiziert durch einen Ziehl-Neelsen-Färbungsausstrich, der säurefeste Bazillen zeigt), Cholesteatom, Tumoren wie Rhabdomyosarkom (siehe nächster Abschnitt) und Granulomatosen wie Wegener-Granulomatose verursacht werden. Letztere ist eine systemische Vaskulitis, die das Ohr, die Nase und den Hals betrifft und sich als Otalgie, Hörverlust, Tinnitus und Schwindel äußert. Die Diagnose der Granulomatose erfolgt durch Ohrinspektion, Tympanometrie und serologische und pathologische Untersuchungen.
   - CSF-Otorrhoe kann nach Schädelbruch auftreten. Die Diagnose wird durch Laboranalysen gestellt, die eine klare Flüssigkeit zeigen, die Glukose, Protein und Beta-2-Transferrin enthält. Letzteres ist diagnostisch, da dieses Protein in anderen Flüssigkeiten nicht vorhanden ist.

2. Zugrunde liegende Ursachen von Ohrausflüssen
Mittelohr- und Gehörgang

- Otitis externa (OE) ist die häufigste Ursache für Otorrhoe, gefolgt von Otitis media als zweithäufigste. Bei OE überwiegt die Otalgie und ist meist stark, während die Otorrhoe meist spärlich ist und kein Fieber auftritt. Der Schmerz wird typischerweise durch Druck auf den Tragus und die Ohrmuschel verstärkt. Es können unterschiedliche Grade von Schallleitungsschwerhörigkeit auftreten. Bakterielle Infektionen (Pseudomonas oder Staphylococcus) machen den Großteil der Fälle aus, gefolgt von Kontaktdermatitis, Furunkulose und Herpes-zoster-Infektion.
- Rezidivierende OE kann bei Kindern auftreten, die mit längerer Wasserexposition schwimmen, sogenanntes Schwimmerohr. Überschüssiges Wasser im Ohr hält das Ohr feucht und prädisponiert es für bakterielle Infektionen. Topische Antimikrobiotika sind die erste Wahl der Behandlung, während die Zugabe eines systemischen Antibiotikums wahrscheinlich keinen Nutzen bringt. Während der akuten OE-Infektion sollten die Kinder nicht schwimmen und die Ohren geschützt werden.
- Bei OM ist die Otorrhoe nicht mehr mit Otalgie verbunden, nachdem das Trommelfell perforiert ist. Die Kultur aus dem Ausfluss kann S pneumonia, H influenzae oder Moraxella catarrhalis wachsen lassen.

Chronische suppurative Otitis media (CSOM)

- CSOM wird definiert als eine chronische Entzündung des Mittelohrs und/oder der Mastoidhöhle, die sich als eine Perforation des TM manifestiert, begleitet von intermittierendem oder anhaltendem eitrigem Ausfluss, der länger als 2 Wochen anhält. Andere Befunde sind verdickte granuläre Mittelohrschleimhaut, Schleimhautpolyp und Cholesteatom. Es bestehen hohe Spiegel von entzündlichen Zytokinen, einschließlich IL-8, das eine bedeutende Rolle bei der Entwicklung der Chronizität spielt.

- CSOM wird von OM mit Erguss (OME) durch ein intaktes Trommelfell (TF) mit seröser Flüssigkeit unterschieden.
- Die Kultur des Ausflusses ergibt meist Pseudomonas, Staphylokokken oder Moraxella catarrhalis.

Tympanostomie-Röhren-Ausfluss

- Die Grommet-Einlage hat das Ziel, die Häufigkeit von OM zu reduzieren und das Hören zu verbessern. Nach der Tympanostomie-Röhren-Einlage für OME entwickeln mindestens 50 % der Kinder eine Otorrhoe durch das Röhrchen, wenn das Röhrchen richtig in Position ist.
- Wenn der Ausfluss innerhalb von 2 Wochen nach der Anlage eines Paukenröhrchen auftritt, stammt er von entzündlichem Sekret, das sich im Mittelohr aufgebaut hat und durch das Röhrchen in den Gehörgang abfließt. Ein Ohrausfluss, der nach zwei Wochen auftritt, ist höchstwahrscheinlich das Ergebnis einer neuen OM.
- bei Otorrhoe aus beiden Perioden kann man meist nicht typisierbare H. influenzae, S. pneumoniae oder Moraxella catarrhalis nachqweisen.

Tumoren (Rhabdomyosarkom)

- Rhabdomyosarkom ist die häufigste Art von Sarkomen bei Kindern, und die Mehrheit dieser Tumoren ist im Halsbereich lokalisiert.
- Wenn Rhabdomyosarkom vom Mittelohr ausgeht, sind die Symptome Ohrausfluss, Hörverlust und eine Masse im äußeren Gehörgang, die einer chronischen OM ähneln kann. Eine Fazialisparese kann auftreten.
- Die Diagnose wird durch MRT und Biopsie gestellt.

Cholesteatom

- Wenn der Ohrausfluss trotz ausreichender Antibiotikatherapie anhält, sollte an ein Cholesteatom oder ein Rhabdomyosarkom gedacht werden.
- Cholesteatom ist eine Form der chronischen OM. Es besteht aus einem abnormen granulomatösen Gewebe im Mittelohr und dem Mastoid des Schläfenbeins. Der

Ohrausfluss resultiert aus einer sekundären Infektion dieses Gewebes. Knochenerosionen sind sehr häufig und fast pathognomonisch. Hörverlust und Fazialisparese sind oft vorhanden.
– Die Inspektion der Trommelfelle (TM) zeigt übelriechenden Ohrausfluss mit Schallleitungsschwerhörigkeit (Befunde der erworbenen Form) oder ein weißliches Wachstum hinter einem intakten TM.
– Die CT-Untersuchung des Ohres bestätigt die Diagnose.

Liquor Otorrhoe

– Ein Liquorverlust kann nach Schläfenbein- oder Schädelbasisfrakturen infolge von Unfällen oder postoperativ nach Ohroperationen auftreten.
– Ein Liquorverlust tritt nur auf, wenn das Trommelfell perforiert ist oder ein Defekt im äußeren Gehörgang vorliegt.
– Dieser otogene Liquorverlust ist potenziell lebensbedrohlich wegen des Risikos einer Meningitis und niedrigem Druckkopfschmerz. Tatsächlich kann eine Meningitis das erste Problem für ein Kind mit einem otologischen Liquorverlust sein.
– Die Diagnose des Liquorverlusts wird durch das Vorhandensein eines klaren Ausflusses und die Laboranalyse von Liquorglukose, -protein und Beta-2-Transferrin gestellt.

Fremdkörper (FB)

– Fremdkörper Das Einführen von Fremdkörpern in das Ohr ist häufig, da Kinder, meist Kleinkinder, gerne verschiedene Gegenstände in das Ohr stecken, wie Perlen, Samen oder Spielzeugteile. Die Symptome sind meist Ohrenschmerzen, Hörverlust oder Ohrausfluss, der durch eine Infektion des Fremdkörpers verursacht wird.
– Eine Stirnlampe oder eine beleuchtete Lupe ist oft erforderlich, um den FB zu lokalisieren und zu entfernen. Seine Entfernung durch einen Nicht-HNO-Arzt ist mit zahlreichen Komplikationen verbunden, wie Trommelfellperforation und Hörverlust, es sei denn, der Fremdkörper ist leicht greifbar.

3.4 Schwindel und Vertigo

Einführung/Kernbotschaften
- Gleichgewichtsstörungen umfassen Schwindel und Vertigo. Schwindel ist bei jungen Kindern schwer von Vertigo zu unterscheiden. Jedoch muss jedes Kind mit möglichem Schwindel oder Vertigo gründlich untersucht werden, da jeder dieser Symptome der einzige Hinweis auf eine ernsthafte Ursache wie einen ZNS-Tumor oder eine Innenohrfehlbildung sein kann.
- Die häufigste Ursache für Schwindel bei jungen Kindern ist eine Mittelohr-/Eustachische-Röhren-Funktionsstörung. Bei älteren Kindern: orthostatische Hypotonie = OH.
- Vertigo ist im Gegensatz zu Erwachsenen kein häufiges Symptom bei Kindern. Während bei Erwachsenen die benignen paroxysmalen Lagerungsschwindel (BPPV) und die Meniere-Krankheit die häufigsten Ursachen für Vertigo sind, sind bei Kindern der benigne paroxysmale Vertigo der Kindheit (BPVC), die vestibuläre Migräne und die vestibuläre Neuritis die häufigsten Ursachen für Vertigo.
- Alle Kinder mit Vertigo benötigen eine oto-neurologische Untersuchung, einschließlich der Suche nach okulären Augenbewegungen, spontanem und lagerungsbedingtem Nystagmus, Kaloriktest und Überlegungen zur Ohr- und ZNS-Bildgebung.
- Sofern die Ursache des Vertigo nicht klar ist (z. B. Otitis media), ist eine enge Zusammenarbeit zwischen verschiedenen Fachärzten (z. B. Otologe, Neurologe, Augenarzt und Psychiater) unerlässlich, um eine frühe Diagnose und Behandlung zu ermöglichen.
- Kinder können oft ihre Symptome nicht beschreiben, die zu der richtigen Diagnose führen könnten. Auch Kliniker tun sich oft schwer, die beiden Zustände zu unterscheiden: Schwindel und Vertigo. Aus diesem Grund

werden in diesem Abschnitt diagnostische Hinweise gegeben, die bei der Diagnosestellung jedes Symptoms helfen sollen.

Differenzialdiagnose

Häufig	Selten
Mittelohrentzündung und Mittelohrentzündung mit Erguss	Kleinhirntumor/Akustikusneurinom
Muskelschmerzen im Nacken- und Schulterbereich	Kopfverletzung
Orthostatische Hypotonie (kein echter Schwindel)	Cholesteatom
Gutartiger paroxysmaler Schwindel des Kindesalters	Meniere-Krankheit
Vestibuläre Migräne	Gutartiger paroxysmaler Lagerungsschwindel (BPPV)
Labyrinthitis/vestibuläre Neuritis	Psychogen
Medikamente (z. B. Sedativa, Antihistaminika)	Hypoglykämie
Epilepsie (Temporallappenepilepsie)	Eustachische Röhrenkrankheit
	Epidemischer Schwindel (verursacht durch ein Virus)

Fehldiagnosen sind auf folgendes zurückzuführen:

1. Fehler: Nicht zwischen Schwindel und Vertigo zu unterscheiden.

2. Fehler: Nicht zwischen verschiedenen Ursachen von Vertigo zu unterscheiden.

1. Diagnosekriterien zur Unterscheidung zwischen Schwindel und Vertigo
   - Schwindel ist ein sehr häufiges Symptom, das etwa 30–40 % der älteren Kinder und Jugendlichen betrifft.

- Schwindel bezeichnet das Gefühl von Unsicherheit ohne die Wahrnehmung, dass die Umgebung sich dreht. Orthostatische Hypotonie ist ein Prototyp dieser Kategorie.
- Als Faustregel gilt, dass Gleichgewichtsstörungen bei kleinen Kindern (1–5 Jahre) selten auf Schwindel zurückzuführen sind, und Anzeichen von Gleichgewichtsstörungen meist auf Vertigo beruhen. Umgekehrt sind Gleichgewichtsstörungen bei älteren Kindern meist auf Schwindel wie orthostatische Hypotonie zurückzuführen.
- Orthostatische Hypotonie (OH) ist gekennzeichnet durch einen Abfall des systolischen Blutdrucks um >20 mmHg innerhalb von 3 min nach dem Aufstehen oder des diastolischen Blutdrucks um >10 mmHg), der sich als nicht-rotierendes Gefühl von Unsicherheit oder Ohnmacht beim Aufstehen aus dem Schlaf oder langem Sitzen äußert, das nur für eine Minute oder zwei, aber <5 min anhält. Andere Symptome sind Benommenheit, Übelkeit, Schwitzen.
- Das Risiko für HO ist bei Dehydrierung oder während einer Infektionskrankheit erhöht.
- Ein kleines Kind mit Vertigo klagt möglicherweise nicht über Vertigo, sondern drückt eher Angst aus und wird blass, unsicher und ungeschickt.
- Bei echtem Vertigo (wie vestibulärer Neuritis) klagt ein älteres Kind nicht nur über Instabilität, sondern auch über ein Gefühl von Drehen oder Wenden. Ein kleines Kind mit Vertigo fällt meist auf, indem es blass und verängstigt aussieht und/oder plötzlich auf den Boden fällt, das Gleichgewicht verliert, stolpert oder ungeschickt ist. Es liegt kein begleitender Hörverlust vor. Die zugrunde liegende Ursache befindet sich irgendwo im Gleichgewichtspfad (Augen, Bogengänge, 8. Nerv, vestibuläre Kerne im Hirnstamm).
- Bei Unsicherheit, ob es sich um Schwindel oder Vertigo handelt, wird die vestibuläre Funktion mittels audiometrischer Untersuchung, Elektronystagmographie, CT oder MRT überprüft.

Tab. 3.4 Zusammenfassung der diagnostischen Kriterien von VM

- Mindestens 5 Episoden mit vestibulären Symptomen, die 5 min bis 72 h andauern
- Aktuelle oder frühere Anamnese von Migräne mit oder ohne Aura
- Ausschluss anderer Ursachen von vestibulären Erkrankungen

2. Ursachen von Vertigo
   Mittelohrerkrankung

   - Sowohl Otitis media (OM) als auch Otitis media mit Erguss (OME) können Schwindel verursachen (siehe oben).
   - Die Diagnose wird durch Symptome und Zeichen der OM bestätigt. Audiogramm und Tympanometrie können die Ohrenfunktion beurteilen.

   Vestibuläre Migräne (VM)

   - VM ist eine häufige Ursache für episodischen Schwindel, der typische Symptome einer Migräne kombiniert (ein Kopfschmerz, der 1–72 h anhält, plus zwei der folgenden: bilateral oder unilateral, pulsierend, verstärkt durch routinemäßige körperliche Aktivitäten, plus mindestens eines der folgenden: Übelkeit und/oder Erbrechen, Photophobie oder Phonophobie) mit vestibulären Zeichen (Gleichgewichtsstörungen, Tinnitus, Nystagmus, die 5 min bis 72 h anhalten). Schwindel kann vor, während oder nach dem Kopfschmerz auftreten. Tab. 3.4 fasst die diagnostischen Kriterien von VM zusammen.
   - Es gibt normale körperliche und neurologische Befunde in den symptomfreien Intervallen.
   - Die Diagnose ist klinisch und wird durch Tests der vestibulären Funktion (z. B. kalorische Reaktion, Elektronystagmographie, Video-Nystagmographie, Drehstuhltest) und Audiogramm bestätigt.

Tab. 3.5 Charakteristische Merkmale von BPVC

- Mindestens 5 Anfälle von Schwindel, die ohne Vorwarnung auftreten und sich meist innerhalb von Minuten ohne Bewusstseinsverlust auflösen
- Es gibt keine alternative Diagnose, die die oben genannten Symptome erklären könnte
- Es liegt kein Hörverlust vor
- Familiäre Vorgeschichte von Migräne ist häufig

Benigner paroxysmaler Schwindel bei Kindern (BPVC)

- BPVC ist gekennzeichnet durch wiederkehrende Anfälle von Schwindel, die ohne Vorwarnung auftreten und sich spontan auflösen. Es wird als Migräne-Vorläufer angesehen. Anfälle treten vor allem bei Kleinkindern auf und werden meist durch eine plötzliche Änderung des Kopfes ausgelöst. Nach wenigen Sekunden kommt es zu einem plötzlichen Auftreten von Blässe, Unsicherheit, Hilferuf, Anklammern an die Mutter oder Weigerung zu laufen, oft mit Erbrechen und horizontalem Nystagmus. Episoden können bis zu 30 s dauern und in Tagen oder Wochen wiederkehren (Tab. 3.5).
- Die Untersuchung sollte die kranialen Nerven, die Koordination (Finger-Nase), die kalorische und rotatorische Prüfung und andere vestibuläre Prüfungen wie die Elektronystagmographie umfassen.

Vestibuläre Neuritis (VN)/Labyrinthitis

- Beide Erkrankungen haben ein ähnliches klinisches Erscheinungsbild und treten meist nach einer viralen URTI mit plötzlichem Schwindel in Verbindung mit Übelkeit und Erbrechen auf. Labyrinthitis ist jedoch mit Hörverlust assoziiert.
- Charakteristische Symptome sind plötzlicher Beginn von anhaltendem Schwindel mit horizontalem Nystagmus, Abwesenheit von auditiven und neurologischen Symptomen.

- Die Erholung ist meist allmählich innerhalb von Tagen und Wochen, aber Ungleichgewichte können monatelang anhalten. Charakteristische Symptome sind plötzlicher Beginn von anhaltendem Schwindel mit horizontalem Nystagmus, Abwesenheit von auditiven und neurologischen Symptomen.
- Hörtests (Audiogramm) können VN von Labyrinthitis unterscheiden. Eiswasser-Kalorik-Test zur Bestätigung der abnormen vestibulären Funktion. Die Prüfung des vestibulären Nervs (VN) erfolgt, indem man das Kind in den Armen hält und es im Uhrzeigersinn und gegen den Uhrzeigersinn dreht. Die normale Augenabweichung in Richtung der Drehung und der Nystagmus in die entgegengesetzte Richtung ist abwesend im Falle einer VN-Funktionsstörung.

Temporallappenepilepsie (TLE)

- Jede Vorgeschichte von beeinträchtigtem oder verlorenem Bewusstsein in Verbindung mit Schwindel sollte den Kliniker darauf aufmerksam machen, dass der Anfall epileptisch sein könnte (Temporallappenepilepsie).
- TLE ist die häufigste Ursache für partielle Epilepsie und Kinder zeigen oft prodromale Symptome wie Kopfschmerzen, Reizbarkeit, Persönlichkeitsveränderungen und Nervosität. Bei jungen Kindern (0–3 Jahre) dominieren motorische Manifestationen (tonisch-klonische und Myoklonien) die Symptomatik. Ältere Kinder zeigen Schwindel, dystone Haltungen, Kopfdrehen, Augen-Mund-Abweichung und Automatismen wie Lippenlecken und Klatschen.
- EEG, wenn ein Verdacht auf diese Art von Epilepsie besteht. Eine MRT des Gehirns ist in der Regel erforderlich, um andere Pathologien auszuschließen.

Intrakranielle Tumoren (Akustikusneurinom)

- Tumoren wie Akustikusneurinom (vestibuläres Schwannom) sind gutartige Tumoren des Hirnnervs VIII, die sich mit fortschreitendem einseitigem Hörverlust (das häufigste

Erstsymptom), Tinnitus, Vertigo, Gleichgewichtsstörungen, Schwindel, Kopfschmerzen, orofazialen Schmerzen, Gesichtsschwäche und Gangstörungen äußern. Im Gegensatz zu vestibulärer Neuritis und Labyrinthitis sind die Symptome anhaltend und fortschreitend.
- Jedes Kind, das mit anhaltendem Schwindel und Nystagmus vorstellig wird, sollte auf Taubheit und neurologische Zeichen untersucht werden, um ein Akustikusneurinom oder eine zerebrale degenerative Erkrankung auszuschließen.
- Das Vorhandensein von mehr als sechs Café-au-lait-Flecken deutet auf eine Neurofibromatose als prädisponierenden Faktor für ein Akustikusneurinom hin.
- Die Diagnose wird durch neurologische Bildgebung gestellt.

Weiterführende Literatur

Korver AM, Smith RJH, Van Camp G, et al. Congenital hearing loss. Nat Rev Dis Primers. 2017;3:16094.

Langhagan T, Lehrer N, Borggraefe I, et al. Vestibular migraine in children and adolescents: clinical findings and laboratory tests. Front Neurol. 2014;5:292.

Olajuyin O, Olatunja OS. Aural foreign body extraction in children: a double-edged sword. Pan Afr Med J. 2015;20:186.

Venekamp RP, Javad F, van Dongen TMA, et al. Interventions for children with ear discharge occurring at least two weeks following grommet (ventilation tube) insertion. Cochrane Database Syst Rev. 2016;2016(11):CD11684.

Das Auge

4.1 Akut rotes Auge

Einführung/Kernbotschaften
- Ein akut rotes Auge ist häufig und wird durch eine Vielzahl von Erkrankungen verursacht, wie z. B. durch einen Fremdkörper (FB), der ins Auge gelangt, Erkrankungen der Bindehaut (Konjunktivitis), der Hornhaut (Keratitis), der Iris, des Ziliarkörpers und der Aderhaut (Uveitis), der Kammerwasser (Glaukom) und der Lederhaut (Skleritis und Episkleritis).
- Kliniker sollten in der Lage sein, die meisten häufigen Augenerkrankungen zu diagnostizieren, zu denen allergische Konjunktivitis (oft saisonal mit starkem Juckreiz, laufender Nase, geschwollenen Lidern und positiver Familienanamnese) und virale Konjunktivitis (mit ihrer Rötung über die gesamte Bindehaut, wässrigem Ausfluss, der oft in einem Auge beginnt, meist verursacht durch Adenovirus) gehören.
- Jede Augenrötung bei Neugeborenen oder Säuglingen erfordert den Ausschluss einer Tränenwegsverstopfung und einer subkonjunktivalen Blutung, die durch Verletzung, Entzündung, starkes Pressen (z. B. bei Müttern während der Geburt), Niesen oder Husten entstehen

kann. Eine Überweisung an einen Augenarzt ist angezeigt, wenn die Diagnose unklar ist.
- Da rote Augen mit vielen Erkrankungen einhergehen, können schwerwiegende zugrunde liegende Erkrankungen leicht fehldiagnostiziert werden. Kinder und ihre Eltern sind sich einer Sehbehinderung oft erst spät bewusst. Außerdem sind Kinder oft unkooperativ für eine vollständige Augenuntersuchung, und entzündliche Augenveränderungen können zu subtil sein, um erkannt zu werden. Dieser Abschnitt versucht, diese Fragen zu klären.

Differenzialdiagnose

Häufig	Selten
Tränenwegsverlegung	Konjunktivitis in Verbindung mit systemischen Erkrankungen
Virale/bakterielle Konjunktivitis	Akute Uveitis
Chemische Konjunktivitis	Dakryozystitis
Trauma (einschließlich FK)	Epidemische Keratokonjunktivitis (EKC)
Allergische Konjunktivitis	Cogan-Syndrom (interstitielle Keratitis mit Hörverlust)
Keratitis (z. B. herpetische Keratitis)	

Fehldiagnosen sind auf folgende Ursachen zurückzuführen:

1. Fehler: Nicht zwischen häufigen Ursachen für akute neonatale rote Augen zu unterscheiden.

2. Fehler: Nicht zwischen kindlicher Konjunktivitis und Keratitis und Uveitis zu unterscheiden.

1. Neonatale rote Augen
   – Episklerale und retinale Blutungen bei Neugeborenen sind nach vaginaler Geburt häufig. Obwohl diese für Eltern und Kliniker alarmierend erscheinen, sind sie harmlos und verschwinden innerhalb von 2 Wochen.

4.1 Akut rotes Auge

- Bei der Geburt ist der Tränen-Nasen-Gang oft verstopft. Dies löst sich spontan bei über 95 % in den nächsten Monaten auf, selten verzögert bis zum Alter von 1 Jahr und sehr selten ist eine Operation erforderlich. Die Diagnose einer Tränengangsobstruktion wird anhand der Anamnese (übermäßige Tränenproduktion, Überlauf von Tränen auf Augenlid und Wangen) und durch Reflux von Sekret mit einem Druck über den Tränensack gestellt. Eine Infektion verursacht eitriges Sekret.
- Ophthalmia neonatorum bezeichnet eine Entzündung der Bindehaut innerhalb des ersten Lebensmonats. War früher hauptsächlich durch eine Gonokokkeninfektion verursacht, die häufigsten Ursachen sind jetzt Chlamydien, Staphylokokken oder eine chemische Konjunktivitis. Ophthalmia neonatorum ist eine potenziell erblindende Krankheit.
- Chlamydia trachomatis ist die häufigste bakterielle sexuell übertragbare Infektion weltweit. Die Infektion kann auf Neugeborene durch ihre infizierte Mutter durch vertikale Übertragung während der Geburt erfolgen. Chlamydieninfektion tritt typischerweise zwischen 5 und 14 Tagen nach der Geburt auf. Neugeborene präsentieren sich mit eitrigem Sekret mit Bindehautrötung und geschwollenen Augenlidern. Obwohl die Infektion oft harmlos ist, führen unbehandelte Fälle zu Vernarbung der Hornhaut. Außerdem kann sie eine schwere Chlamydienpneumonie in 10–20 % der Fälle verursachen. Daher sollte die Infektion mit topischen und systemischen Antibiotika behandelt werden.
- Konjunktivitis bei Neugeborenen kann durch STD (sexuell übertragbare Krankheit) verursacht werden, die bei vaginaler Geburt erworben wird. Gonokokkenkonjunktivitis zeigt sich in den ersten Lebenstagen mit einem reichlichen eitrigen Sekret. Die Hornhaut ist schnell beteiligt. Eine dringende Behandlung mit einem Antibiotiuma ist erforderlich.

2. Unterscheidung von Konjunktivitis und Keratitis/Uveitis

- Konjunktivale Rote Augen
  Infektiöse Konjunktivitis (viral oder bakteriell) ist gekennzeichnet durch konjunktivale Hyperämie, Photophobie und okulären Ausfluss. Die Beteiligung der Lidhaut ist typischerweise viel stärker als die der Bulbushaut (bei einigen systemischen Erkrankungen, z. B. Kawasaki-Syndrom oder Lyme-Borreliose, ist die Beteiligung der Bulbushaut viel stärker als die der Lidhaut).
- Die Differenzialdiagnose zwischen viraler und bakterieller Konjunktivitis ist einfach: Virale Konjunktivitis ist überwiegend einseitig, während beidseitige Konjunktivitis eher mit bakterieller assoziiert ist. Bei viraler Konjunktivitis ist der Ausfluss wässrig, während bei bakterieller Konjunktivitis ein schleimig-eitriger Ausfluss vorherrscht. Bei viraler Konjunktivitis treten oft Pharyngitis mit präaurikulären Lymphknoten auf; diese fehlen bei bakterieller Konjunktivitis. Die Spaltlampenuntersuchung zeigt Follikel bei viraler Konjunktivitis, die bei bakterieller Konjunktivitis meist nicht vorhanden sind.
- Allergische Konjunktivitis wird oft nicht diagnostiziert und bleibt unbehandelt. Die Allergene interagieren mit IgE, um Mastzellen zu sensibilisieren, die Histamin produzieren. Die klinischen Symptome sind durch Juckreiz, Rötung und Schwellung der Konjunktiva gekennzeichnet. Eine Beteiligung der Hornhaut ist selten. Es besteht oft eine assoziierte atopische Dermatitis und eine positive Anamnese für Atopie.

Nicht-Konjunktivale Rote Augen

- Keratitis ist gekennzeichnet durch starke Augenschmerzen, Irritation, Limbuserythem und eine beeinträchtigte Sehschärfe. Die Hornhaut ist geschwollen und kann trüb sein. Weltweit sind Infektionen eine wichtige Ursache für Keratitis. Ein Augenverletzung ist der Hauptprädispositionsfaktor für eine Infektion, bei der ein Hornhauttrauma das schützende Hornhautepithel stört und eine bakterielle In-

vasion begünstigt. Andere prädisponierende Faktoren sind Kontaktlinsen, langfristiger Steroidgebrauch, Fazialisparese und vorangegangene Augenoperationen.
- Uveitis (Iris, Ziliarkörper und Aderhaut) kann durch Infektionen (Herpes simplex, Zytomegalievirus) oder nicht-infektiöse Ursachen wie juvenile idiopathische Arthritis (JIA) verursacht werden. Klinisch präsentieren sich die Kinder mit Augenrötung, Augenschmerzen, verschwommener oder trüber Sicht. Kinder mit JIA-assoziierter Uveitis äußern selten Beschwerden, aus diesem Grund ist eine regelmäßige Augenkontrolle von JIA-Patienten unerlässlich.
- Einseitige Rötung deutet auf einen Fremdkörper hin. Dieser muss möglicherweise durch Anheben des Oberlids erkannt werden, um einen verborgenen Fremdkörper zu überprüfen.
- Orbitale Zellulitis, die sich als rotes und geschwollenes Auge zeigt, muss von einem Rhabdomyosarkom abgegrenzt werden, das eine sehr aggressive Malignität des embryonalen Muskelgewebes innerhalb der Orbita ist. Der Tumor ist oft mit Strahlen- und Radiotherapie heilbar.

4.2 Akuter Verlust des Sehvermögens

Einführung/Kernbotschaften
- Sehverlust kann akut oder allmählich, vorübergehend oder dauerhaft sein. Akuter Sehverlust ist eine beängstigende Erfahrung nicht nur für Kinder und ihre Eltern, sondern auch für die behandelnden Ärzte.
- Die Ursachen für akuten Sehverlust im Kindesalter sind insgesamt selten (die Inzidenz wird auf zwei bis fünf Fälle pro 10.000 Geburten geschätzt). Er ist entweder auf Anomalien innerhalb der Augenstruktur (Hornhaut, Linse, Glaskörper und Netzhaut) oder auf neuronale Sehbahnen im zentralen Nervensystem (Sehnerv, Chiasma und kortikaler Bereich) zurückzuführen.

- Obwohl Kinder mit Augenproblemen oft an einen Augenarzt überwiesen werden, sollten Ärzte in der Lage sein, bestimmte Augenuntersuchungen durchzuführen. Dazu gehören die Untersuchung der Gesichtsfelder (mit den wackelnden Fingern), die Durchführung des Hornhautlichtreflexes, des Abdecktests und der Funduskopie. Die Sehschärfe wird durch die Fähigkeit des Kindes getestet, einem Objekt zu fixieren und zu folgen (bunt gefärbtes Spielzeug).
- Sehverlust aufgrund von Veränderungen des Augenorgans ist leicht zu erkennen, z. B. Hornhauttrübung, Katarakt oder Optikusatrophie. Die meisten Ursachen für kortikalen Sehverlust treten bei Kindern mit neurologischer Behinderung auf, wie z. B. durch Asphyxie bei der Geburt, in Verbindung mit Krampfanfällen, Spastik oder Hypotonie. Selten tritt kortikaler Sehverlust als ein isoliertes neurologisches Phänomen auf. In diesem Abschnitt werden nur akuter und vorübergehender Sehverlust besprochen.
- Achtung, ein Kind mit Leukokorie, einer weißen Pupille, hat eine große klinische Bedeutung, da die wahrscheinliche Ursache entweder ein Retinoblastom oder ein Katarakt ist. Ohne Behandlung oder mit verzögerter Behandlung führt das Retinoblastom zum Tod, der Katarakt zu dauerhaftem Sehverlust.
- Die Erkennung von Sehverlust ist wichtig, weil es Heilungsmöglichkeiten gibt und weil es genetische Implikationen hat (z. B. Katarakt, Retinopathie der Frühgeborenen, Glaukom und Retinoblastom).

Differenzialdiagnose

Häufig	Selten
Angeborener Sehverlust	Kollagenkrankheit (z. B. rheumatoide Arthritis)
Migräne	Konversionsstörung (Hysterie)
Amaurosis fugax	TORCH-Infektion

4.2 Akuter Verlust des Sehvermögens

Erhöhter Hirndruck	Akutes Glaukom
Optikusneuritis	
Okzipitallappen-Anfälle	
Medikamente (z. B. Steroide)	

Fehldiagnosen sind auf folgende Gründe zurückzuführen:
1. Fehler: Unfähigkeit, einen Sehverlust frühzeitig zu erkennen.
2. Fehler: Versäumnis, wichtige Ursachen für Sehverlust zu erkennen.

1. Früherkennung von Sehverlust
   - Die Augenuntersuchung ist ein wesentlicher Bestandteil der neonatalen Untersuchung, einschließlich der Verwendung des Ophthalmoskops in einem Abstand von 20–25 cm, um den roten Reflex zu suchen. Dies geschieht in der Regel am dritten Tag. Eine Funduskopie ist normalerweise nicht notwendig.
   - In der Augenheilkunde ist die Beobachtung, mehr als in jeder anderen Fachrichtung, die wichtigste Technik, um Anomalien zu erkennen. Morivieren Sie das Kind und beurteilen Sie seine Fähigkeit, ein Ziel zu fixieren und zu verfolgen, wie z. B. ein leuchtend-rotes Objekt oder die Lichtquelle einer Taschenlampe. Dies kann im Alter ab etwa 6 Wochen durchgeführt werden.
   - Für das Schulalter wird der E-Test verwendet, bei dem das Kind in die Richtung des Buchstabens zeigt. Später werden Snellen-Sehtafeln für die Altersgruppe 5 oder 6 Jahre verwendet.

2. Wichtige Ursachen für Sehverlust (siehe auch Abschnitt über rotes Auge oben)
   Migräne (siehe auch Abschnitt über Kopfschmerzen)
   - Visuelle Symptome sind bei Migräne häufig, entweder in Form von Aura oder Lichtempfindlichkeit. Das Aura-Phänomen ist mit kortikalen Veränderungen verbunden, die im

visuellen Kortex lokalisiert sind; die Lichtempfindlichkeit ist mit thalamischen Strukturen verknüpft.
- Die häufigste Ursache für einen vorübergehenden Sehverlust bei Kindern tritt während einer visuellen Aura einer klassischen Migräne auf. Aura wird von der Internationalen Kopfschmerzgesellschaft als eine rezidivierende Störung definiert, die sich über 5–29 min entwickelt und für <1 h anhält.

Amaurosis Fugax

- Ein vorübergehender monokularer Sehverlust, der 1–5 min anhält, wird meist als Amaurosis fugax bezeichnet und resultiert aus einer zerebralen Ischämie (Anfall, Schlaganfall). Während eine Migräne-Aura sich mit Lichtblitzen (Photopsie) äußern kann, präsentiert sich eine Amaurosis fugax als Ausfall des Sehens oder als Vorhang vor dem Sehen.
- Der schmerzlose vorübergehende Sehverlust ist eine direkte Folge der Unterbrechung der Blutversorgung der Netzhaut, die Anzeichen einer Ischämie zeigt. Ursachen sind Embolien, ipsilaterale Verschluss oder Stenose der Arteria carotis interna. Prädisponierende Bedingungen für Amaurosis fugax sind Polyzythämie, Sichelzellenanämie und Homocystinurie.
- Prädisponierende Bedingungen für Amaurosis fugax sind Polyzythämie, Sichelzellenanämie, Homocystinurie.

Optikusneuritis (Multiple Sklerose)

- Patienten mit Optikusneuritis präsentieren sich in der Regel mit Schmerzen bei Augenbewegungen in einem Auge, zusätzlich zu Sehverlust. Der Pupillenlichtreflex ist im betroffenen Auge schwächer, und die Sehnervenscheibe ist leicht ödematös.
- Ursachen für Optikusneuritis bei Kindern sind Multiple Sklerose (MS), Steroidmedikation und akute disseminierte Enzephalomyelitis.
- Kinder mit MS zeigen visuelle Probleme, Gehunfähigkeit und kognitive und neuro-psychiatrische Defizite.

4.2 Akuter Verlust des Sehvermögens

Tab. 4.1 Unterschiede zwischen pädiatrischer und erwachsener MS

- MS bei Kindern betrifft beide Geschlechter, während erwachsene MS mehr Frauen als Männer betrifft
- Pädiatrische MS hat mehr intrakranielle demyelinisierende Prozesse und axonale Schäden im Vergleich zu Erwachsenen
- Pädiatrische MS hat eine höhere Schubrate, die zu einer frühen Behinderung führt als bei Erwachsenen
- MRT: frühe Hirnatrophie (im Vergleich zu Erwachsenen) und hypodense fokale Läsionen

- Obwohl die meisten Fälle von Optikusneuritis bei Erwachsenen auf MS zurückzuführen sind, ist dies bei der pädiatrischen Population selten, aber zunehmend anerkannt. Unterschiede zwischen pädiatrischer und erwachsener MS sind in Tab. 4.1 dargestellt.

Erhöhter intrakranieller Druck (ICP)

- Im Gegensatz zur Optikusneuritis ist Sehverlust ein ungewöhnliches Präsentationssymptom bei Kindern, die sich in der Regel mit Kopfschmerzen, Erbrechen, Hirnnervenlähmungen und Persönlichkeits-Verhaltensänderungen vorstellen.
- Idiopathische intrakranielle Hypertension=IIH (früher als Pseudotumor cerebri oder benigne intrakranielle Hypertension bezeichnet) ist oft mit Sehbeeinträchtigung verbunden. Charakteristische Merkmale von IIH sind Papillenödem, normale zerebrale Bildgebung und erhöhter Liquordruck bei LP.

Okzipitallappen-Anfälle (OLS)

- Okzipitale Anfälle (wie benigne partielle Epilepsie mit okzipitalem Paroxysmus) sind nicht selten; visuelle Symptome sind prominent und umfassen Amaurose, mehrfarbige Illusionen oder Halluzinationen und Blickdeviationen, gefolgt von hemiklonischen Anfällen oder Automatismen.

– OLS treten meist im Schlaf oder beim Aufwachen auf. Das EEG ist in der Regel diagnostisch: Spike-Waves sind uni- oder bilateral im Okzipitalbereich bei Augenschluss zu sehen.

Glaukom
Kongenitales Glaukom manifestiert sich als großes Augapfel, Epiphora (Tränenüberlauf), Photophobie, Blepharospasmus und trübes oder rotes Auge und wird durch erhöhten Augeninnendruck bestätigt.

Nystagmus
Diese Hin-und-Her-Schwingung des Auges resultiert aus einer Anomalie an irgendeinem Punkt im Bereich der Sehbahn. Sie ist häufig mit Zuständen mit angeborener Sehschwäche verbunden, einschließlich Hornhauttrübung und Retinopathie der Frühgeborenen. Erworbener Nystagmus tritt in Verbindung mit intrakraniellen raumfordernden Läsionen, metabolischen und degenerativen ZNS-Störungen auf.

Medikamente
- Zahlreiche Medikamente können eine Optikusneuropathie verursachen, z. B. Antikonvulsiva (z. B. Vigabatrin, Ethambutol, Amiodaron).
- Einige systemisch verabreichte Medikamente, z. B. Steroide, können Katarakte verursachen. Steroide können auch ein Glaukom verursachen.

4.3 Doppeltes Sehen (Diplopie)

Einführung/Kernbotschaften
- Diplopie, die gleichzeitige Wahrnehmung von zwei Bildern eines einzelnen Objekts, ist bei Kindern seltener als bei Erwachsenen, weil die Inzidenz von Schlaganfällen und anderen intrakraniellen Läsionen niedriger ist.

4.3 Doppeltes Sehen (Diplopie)

- Die häufigste Ursache für Diplopie bei Kindern ist eine Fehlstellung der Sehachsen, die besonders bei Störungen auftritt, die die Hirnnerven (dritten, vierten und sechsten) betreffen, die die sechs Augenmuskeln innervieren. Andere Ursachen sind mechanische Behinderungen der Augenbewegung oder Störungen der neuromuskulären Übertragung.
- Diplopie ist entweder binokular (echte Diplopie) oder monokular. Letztere wird durch eine Anomalie in der Hornhaut (z. B. starke Astigmatismus = unregelmäßige Krümmung), in der Linse (z. B. Katarakt, verlagerte Linse) oder im Glaskörper (z. B. Glaskörperzysten) verursacht.
- Diplopie ist oft die erste Manifestation vieler systemischer muskulärer oder neurologischer Erkrankungen, von denen einige einen ernsten Charakter haben. Daher ist in der Regel eine schnelle Bewertung erforderlich. Eine detaillierte Anamnese und Untersuchung ermöglicht es, festzustellen, welche Muskeln und Augennerven betroffen sind und was die wahrscheinliche Ursache ist.
- Obwohl Diplopie auch bei Säuglingen auftritt, präsentieren sie sich in der Regel nicht mit Diplopie und daher sind die Ursachen bei Säuglingen nicht in diesem Abschnitt enthalten.

Differenzialdiagnose

Häufig	Selten
Physiologisch	Myasthenia gravis
Schielen (durch Lähmung bedingt)	Medikamente (z. B. Antiepileptika)
Nach-Operation für refraktive Fehler	Erhöhter intrakranieller Druck (ICP)
Ophthalmoplegische Migräne	Möbius-Syndrom
3., 4. oder 6. Hirnnervenlähmung	Schilddrüsenophthalmoplegie

Fehldiagnosen sind auf folgende Gründe zurückzuführen:
1. Fehler: Versäumnis, frühe Symptome und Anzeichen von Doppeltsehen zu erkennen.
2. Fehler: Versäumnis, die Ursachen von Doppeltsehen zu unterscheiden.

1. Früherkennung von Doppeltsehen bei Kindern
   – Die häufigste Ursache für Doppeltsehen ist Schielen. Das Gehirn eines jungen Kindes lernt jedoch, das Bild des schwächeren, schielenden Auges zu unterdrücken. Daher ist Doppeltsehen meist nicht die Beschwerde, mit der sich Kinder vorstellen. Die Symptome können Schielen, Abdecken eines Auges mit einer Hand oder Schiefhaltung des Kopfes sein.
   – Die Unterscheidung zwischen monokularem und binokularem Doppeltsehen ist einfach: Das Abdecken jedes Auges korrigiert das Doppeltsehen bei binokularem, während das Doppeltsehen beim monokularem im betroffenen Auge bestehen bleibt.
   – Eine ophthalmoplegische Migräne äußert sich als Lähmung des dritten Hirnnervs auf der gleichen Seite wie die halbseitigen Kopfschmerzen, die durch eine Vasokonstriktion während des Anfalls an diesem Nerv verursacht wird.
   – Doppeltsehen kann die erste Beschwerde bei Kindern mit einer verlagerten Linse sein, die bei Erkrankungen wie dem Marfan-Syndrom (übermäßige Körpergröße, erweiterte Aortenwurzel) und der Homocystinurie (Malarflush, neurologische Beeinträchtigung, thromboembolische Ereignisse) auftreten kann.
   – Obwohl Doppeltsehen ein häufiges Symptom bei Tumoren der hinteren Schädelgrube ist, klagen Kinder selten darüber, da sie in der Lage sind, das Bild des betroffenen Auges zu unterdrücken. Stattdessen kann eine Kopfneigung auftreten, da diese Position ein Versuch ist, die beiden Bilder auszurichten.

4.3 Doppeltes Sehen (Diplopie)

- Typischerweise manifestiert sich eine Lähmung des vierten Hirnnervs mit einer Kopfneigung entgegen dem betroffenen Auge, während eine Lähmung des sechsten Hirnnervs zur gelähmten Seite neigt.
- Obwohl die Diagnose von Doppeltsehen, das durch eine Lähmung der Augenmuskeln verursacht wird, relativ einfach ist, ist eine endgültige Diagnose in der primären Versorgung unwahrscheinlich. Eine Überweisung an einen Augenarzt ist meist erforderlich.
- Eine typische basilaris-Migräne sollte von einem intrakraniellen Tumor abgegrenzt werden, der ähnliche Symptome verursacht. Eine dringende CT- oder MRT-Untersuchung ist oft notwendig, besonders wenn es sich um die erste Episode handelt.
- Wenn ein Kind mit Doppeltsehen und Ptosis vorstellig wird, ist eine Lähmung des dritten Hirnnervs wahrscheinlich. Eine andere Möglichkeit ist jedoch das Horner-Syndrom. Eine kleine Pupille und eine verminderte Schweißbildung auf der betroffenen Seite helfen, beide Zustände zu unterscheiden.
- Der sechste Hirnnerv hat einen langen intrakraniellen Verlauf, so dass er anfällig für Schäden durch einen Schädel-Tumor ist. Eine erworbene Lähmung des sechsten Hirnnervs ist meist ein bedrohliches Zeichen, das sofortige Aufmerksamkeit erfordert. Jugendliche mit Hysterie können sich mit Doppeltsehen vorstellen; diese Diagnose sollte eine Ausschlussdiagnose sein.

2. Ursachen von Doppeltsehen
Doppeltsehen kann von einem Auge (monokular) ausgehen oder auftreten, wenn die Augen nicht ausgerichtet sind (binokular). Arten von Doppeltsehen sind horizontales, vertikales und schiefes Doppeltsehen.
Monokulares Doppeltsehen

- Fälle von monokularem Doppeltsehen sind selten (im Vergleich zu binokularem), meist gutartig und meist durch intraokulare Pathologien verursacht, wie z. B. refraktive

Fehler, Hornhautläsionen (Astigmatismus), Linsenläsionen (Katarakt, Linsenluxation) oder Irisläsionen (Iridozyklitis).
- Das Doppeltsehen bleibt bestehen, wenn 1 Auge geschlossen ist.

Binokulares Doppeltsehen

- Dies ist häufiger als monokulares Doppeltsehen. Das Doppeltsehen verschwindet, wenn 1 Auge geschlossen ist.
- Die Hauptursache für Doppeltsehen ist eine Fehlausrichtung der Sehachse. Andere Ursachen sind angeborene Myopathien, Lähmungen des 3., 4. und 6. Hirnnervs (Tumor, neurodegenerative Erkrankungen) und Medikamente (Botulinumtoxin, Antikonvulsiva wie Gabapentin und Topiramat).
- Myasthenia gravis (MG) ist eine sehr wichtige Ursache für Doppeltsehen. MG ist eine Autoimmunerkrankung, die sich durch Ermüdbarkeit und Muskelschwäche auszeichnet. Die Augenmuskeln sind vorwiegend betroffen, mit Ptosis und Doppeltsehen als häufigsten klinischen Symptomen.

4.4 Schielen (Strabismus)

Einführung/Kernbotschaften
- Strabismus oder Schielen, eine Fehlstellung der Augen, ist ein häufiges augenärztliches Problem, das 4–5 % der Kinder unter 6 Jahren betrifft. Strabismus wird klinisch diagnostiziert, wobei die Untersuchung des Hornhautlichtreflexes und des Abdecktests erforderlich ist.
- Strabismus kann vorübergehend oder konstant, manifest oder latent sein. Aufgrund unterschiedlicher Ursachen und Behandlungen ist es wichtig, Strabismus in nicht-paralytischen und paralytischen zu unterteilen.
- Risikofaktoren für Schielen sind Frühgeburtlichkeit (Retinopathie des Frühgeborenen), genetische Einflüsse, mütterliches Rauchen während der Schwanger-

schaft und Operationen bei Katarakt. Unbehandeltes Schielen führt zu Verlust des binokularen Sehens, Amblyopie, Beeinträchtigung des psychosozialen Wohlbefindens wie geringes Selbstwertgefühl und Interaktion mit Gleichaltrigen, schlechte schulische Leistungen und Berufsaussichten.
- Strabismus sollte niemals ignoriert werden; er wird niemals verwachsen.
- Bei einem Kind mit einer Augenerkrankung, insbesondere Schielen, ist die Beurteilung der Sehschärfe unerlässlich.
- Amblyopie (Schwachsichtigkeit) ist eine Verminderung der Sehschärfe eines oder beider Augen, die durch eine schlechte visuelle Stimulation in der frühen Kindheit infolge von Zuständen wie Strabismus, angeborenem Katarakt oder Optikusatrophie verursacht wird.

Differenzialdiagnose

Häufig	Selten
• Pseudo-Strabismus	Parinaud-Syndrom
• Angeborener (infantiler) Strabismus	Migräne-Ophthalmoplegie
• Intermittierender Strabismus	Möbius-Syndrom (angeborene bilaterale Gesichtsschwäche)
• Paralytischer Strabismus	Duane-Syndrom (angeborene eingeschränkte Augenbeweglichkeit)
• Akkommodations-Strabismus	Parinaud-Syndrom (angeborene Schwäche in der vertikalen Blickrichtung)

Fehldiagnosen sind auf folgende Gründe zurückzuführen:
  1. Fehler: Schwierigkeit, Schielen klinisch zu erkennen.
  2. Fehler: Nichtunterscheidung von falschem (Pseudo-Schielen) und wahrem Schielen.
  3. Fehler: Nichtdifferenzierung von nicht-paralytischem Schielen und paralytischem Schielen.

1. Wie diagnostiziert man Schielen?
   - Grobes Schielen wird meist von Familienmitgliedern oder Betreuern bemerkt.
   - Augenbewegungen: Das Kind wird gebeten (oder dazu motiviert), auf ein Objekt/Spielzeug zu schauen, das in verschiedenen Richtungen in ca 30 cm Abstand bewegt wird. Paralytisches Schielen kann leicht erkannt werden.
   - Hornhautlichtreflex: Nützlich für Kinder, die nicht kooperativ sind (unter 3 Jahren). Eine Lichtquelle wird zwischen dem Untersucher und dem Kind im Abstand von 25 cm gehalten. Die Lichtreflexion ist jeweils in der Mitte der Pupille des Kindes bei gesunden Augen beiderseits und bei Kindern mit Pseudo-Schielen zu sehen.
   - Der Abdecktest basiert auf der Beobachtung einer Re-Fixationsbewegung eines abweichenden Auges, wenn das fixierende Auge abgedeckt wird, während das Kind auf ein entferntes Objekt von 3 m schaut. Dies stellt die Diagnose eines manifesten Schielens fest. Das Vorhandensein eines latenten Schielens wird mit dem alternierenden Abdecktest beurteilt: Re-Fixationsbewegungen treten in beiden Augen auf, wenn die Abdeckung entfernt wird. Wenn keine Bewegung auftritt, liegt kein Schielen vor.
   - Der Prismen-Wechselabdecktest wird zur Messung der Augenausrichtung verwendet.

2. Merkmale des Pseudo-Schielens
   - Bis zum Alter von 6 Monaten ist intermittierendes Schielen ein normaler Entwicklungsschritt, der besonders als Auswärtsabweichung bei etwa zwei Dritteln der Neugeborenen auftritt. Nach dem Alter von 6 Monaten muss jeder Grad des Schielens untersucht werden.
   - Pseudo-Schielen = falscher Anschein von Schielen bei normaler Augenstellung ist eine häufige Ursache für die Überweisung an den Augenarzt. Die normale Ausrichtung kann durch die normalen Hornhautlichtreflexe gezeigt werden. Es gibt auch keine Re-Fixationsbewegung, wenn der Abdecktest verwendet wird.

4.4 Schielen (Strabismus)

- Epikanthusfalten sind Falten über der inneren Augenecke (Kanthus), meist von den oberen Lidern oder durch einen breiten flachen Nasenrücken verursacht. Epikanthusfalten sind bei den meisten Säuglingen und Kleinkindern vorhanden und werden später weniger auffällig, was mit dem Ansteigen des Nasenrückens zusammenfällt. Wenn diese Falten ausgeprägt sind, erwecken sie den Eindruck von Pseudo-Schielen.

3. Unterscheidung von nicht-paralytischem und paralytischem Schielen
Merkmale des nicht-paralytischen Strabismus

- Diese Art von Strabismus ist meist angeboren. Sie kann nur bemerkt werden, wenn das Kind müde ist.
- Nicht-paralytischer oder konkomitanter Strabismus umfasst eine innere Abweichung der Augen (Esophorien, auch als konvergentes oder einwärts oder schielendes Auge bekannt), eine äußere Abweichung der Augen (als Exophorien oder divergenter Strabismus bekannt) und eine Hyper-Abweichung (nach oben) und eine Hypo-Abweichung (nach unten) eines Auges.
- Beide Augen haben volle Bewegungen in alle Richtungen des Blicks, wenn sie einzeln getestet werden.
- Doppelbilder (Diplopie) treten nicht auf, aber das Auge, das nicht fixiert, hat meist eine Amblyopie.

Merkmale des paralytischen Strabismus

- Paralytischer Strabismus betrifft eine Lähmung des dritten, vierten oder sechsten Hirnnervs. Er ist meist erworben. Der Hornhautlichtreflex ist bei paralytischem Strabismus normal.
- Die Diagnose kann durch die beiden Symptome von Kopfneigung und Doppelbildern, die zunehmen, wenn das Auge sich in Richtung des gelähmten Muskels bewegt, gestellt werden. Charakteristischerweise kompensiert ein Kind mit Diplopie, indem es das Augenlid des gelähmten Auges schließt. Die Kopfneigung erfolgt in die Position des besseren Auges.

- Eine Lähmung des vierten Augennervs verursacht eine kontralaterale Kopfneigung, d. h. eine Kopfneigung nach rechts, die durch eine linksseitige Nervenlähmung verursacht wird und umgekehrt. Im Gegensatz dazu verursacht eine Lähmung des sechsten Nervs eine Kopfneigung auf der gleichen Seite der Lähmung. Der Grund für die Neigung des Kopfes ist, eine Diplopie zu vermeiden.
- Ein Retinoblastom, mit einer Inzidenz von 1/20.000 Geburten, ist die wichtigste Ursache für einen erworbenen Strabismus, der Kinder unter 5 Jahren in 95 % der Fälle betrifft. Der Tumor wird durch eine Mutation des Retinoblastom-Gens (RB1) ausgelöst. Die Kinder zeigen sich meist mit einer unilateralen Leukokorie (weißer Pupille) als häufigstem Zeichen, gefolgt von Strabismus, orbitaler Entzündung und einem roten Augenreflex (Katzenauge). Der Tumor ist heilbar, wenn er früh diagnostiziert und behandelt wird, aber der Tod ist unvermeidlich, wenn er unbehandelt bleibt.

4.5 Proptosis (Exophthalmus)

Einführung/Kernbotschaften
- Proptosis, Exophthalmus oder Vorwölbung der Augen, ist eine Vorverlagerung des Auges, die durch eine angeborene flache Orbita (kraniofaziale Fehlbildung wie Oxyzephalie, Crouzon-Syndrom), Trauma (Orbitalblutung), Entzündung (Orbitalzellulitis, Abszess), Gefäßerkrankungen (z. B. Hämangiom, Sinus-cavernosus-Thrombose), Zentralnervensystem-Anomalie (Enzephalozele), endokrine (z. B. Morbus Basedow) oder Neoplasien (Optikusgliom, Meningeom, metastasierendes Neuroblastom) verursacht werden kann.
- Eine hintere Verlagerung des Auges wird als Enophthalmus bezeichnet, der nach einer Atrophie des Orbitalgewebes bei Fällen mit schwerer Dehydratation auftreten kann.

4.5 Proptosis (Exophthalmus)

- Ein proptotisches Auge, das nicht ausreichend durch die Lider geschützt ist, ist gefährdet für Keratopathie, Schielen, Doppeltsehen, Optikusatrophie und verminderte Sehschärfe. Eine dringende Behandlung ist erforderlich.
- Ein Fall von Proptosis bei einem Kind erfordert die Anwesenheit eines multidisziplinären Teams mit Zusammenarbeit von verschiedenen Fachrichtungen wie Ophthalmologie, Neurochirurgie, Onkologie, Strahlentherapie und Hals-Nasen-Ohren-Heilkunde.

Differenzialdiagnose

Häufig	Selten
Flache Umlaufbahn (z. B. Crouzon-Syndrom)	Plexiformes Neurofibrom
Orbitale Tumoren	Graves-Krankheit
Retinoblastom	Meningeom (mit Beteiligung der Keilbeinflügel)
Leukämie	Sarkoidose
Hämangiom	Orbitale Enzephalozele
Teratom	Histiozytose X
Metastasierendes Neuroblastom	
Paranasale Sinusitis	
Orbitale Zellulitis	

Fehldiagnosen sind auf folgende Fehler zurückzuführen:

1. Fehler: Die frühesten Symptome und Anzeichen einer Proptose bei Kindern werden ignoriert.

2. Fehler: Es wird ignoriert, dass systemische Erkrankungen sich oft als einseitige Proptose manifestieren.

1. Frühe Symptome und Anzeichen einer Proptose
   - Frühe Symptome und Anzeichen einer Proptose sind Augenschmerzen, Reizbarkeit, Tränenfluss, Sehstörungen und Einschränkung der Augenbewegungen, Doppeltsehen und Chemosis (Schwellung oder Ödem der Bindehaut).
   - Der Kliniker, der mit einem Kind mit Proptose konfrontiert ist, sollte in der Lage sein, eine augenärztliche Untersuchung durchzuführen, um die Proptose und die wahrscheinliche Ursache zu diagnostizieren, einschließlich der Beurteilung der Sehschärfe, der Augenmuskulatur, der Messung der Proptose, der Pupillengröße und -reaktion auf Licht, der Fundi und der Durchführung einer systemischen Untersuchung.
   - Die Proptose kann durch Exophthalmometrie gemessen werden, die den Abstand zwischen dem lateralen Winkel der knöchernen Orbita und der Hornhaut misst (Normalwerte für Erwachsene <20 mm). Im Allgemeinen gilt ein Abstand von 2 mm oder mehr Asymmetrie zwischen dem Vorsprung der beiden Augen als abnormal.

2. Einseitige und beidseitige Proptose
   - Die Unterscheidung zwischen einseitigen und beidseitigen Ursachen der Proptose ist sehr nützlich, um die Differenzialdiagnose einzugrenzen. Retro-orbitale Tumoren wie Hämangiom und Dermoidzyste verursachen in der Regel eine einseitige Proptose.
   - Wie in Tab. 4.2 gezeigt, können systemische Erkrankungen wie Morbus Basedow, Leukämie und Lymphom sich als einseitige oder beidseitige Proptose präsentieren.
   - Das orbitale kapilläre Hämangiom (selten kavernöses Hämangiom) ist der häufigste raumfordernde Tumor bei Kindern, der oft hinter dem Augapfel liegt und eine schmerzlose Proptose verursacht. Die natürliche Geschichte des Hämangioms ist ein rasches Wachstum während der ersten 6 Monate des Lebens und ein spontanes Rückbilden, wenn das Kind 4–6 Jahre alt ist.

Tab. 4.2 Ursachen von unilateraler und bilateraler Proptosis

Unilateral	Bilateral
Graves-Krankheit	Graves-Krankheit
Hämangiom	Crouzon-Syndrom
Leukämie	Leukämie
Lymphom (Non-Hodgkin)	Lymphom (Non-Hodgkin)
Orbitale Zellulitis/Paranasalsinusitis	
Neuroblastom/Rhabdomyosarkom	
Dermoidzyste	
Lymphangiom	

- Optikusgliome sind sehr häufig bei Neurofibromatose Typ 1, NF-1 (15 %). Sie sind meist gutartig und asymptomatisch und zeigen sich häufig mit Sehstörungen, Gesichtsfelddefekten, Nystagmus, Schielen und Optikusscheibenblässe bei der Funduskopie.
- Das Neuroblastom, der häufigste solide Tumor im Kindesalter, metastasiert häufig in die Orbita und verursacht neben der Proptose eine einseitige periorbitale Ekchymose. Der Tumor kann von den Nebennieren, der zervikalen sympathischen Kette oder dem Mediastinum ausgehen. Das orbitale Rhabdomyosarkom ist das häufigste Weichteilsarkom bei Kindern, das sich als rasch fortschreitende Proptose präsentiert, die oft mit einer orbitalen Zellulitis verwechselt wird.

4.6 Augenliderkrankungen und Ptosis (Blepharoptosis)

Einführung/Kernbotschaften
- Augenliderkrankungen sind bei Kindern äußerst häufig und reichen von gutartigen, selbstheilenden bis zu schweren bösartigen oder metastasierenden Prozessen.

- Zwei separate Muskeln sind an der Anhebung des Augenlids beteiligt: der obere Levator palpebrae (innerviert vom 3. Hirnnerv) und der obere Tarsalmuskel (innerviert vom zervikalen sympathischen System).
- Die Diagnose einer Augenlidanomalie, einschließlich Ptosis, erfordert eine gründliche systemische Untersuchung und manchmal auch Untersuchungen, um die Ursache dieser Anomalie zu bestätigen.
- Kinder mit Ptosis (Herabhängen des oberen Augenlids) heben häufig die Augenbrauen oder den Kinn an, um das binokulare Sehen zu erhalten.
- Kinder mit Ptosis sollten zur augenärztlichen Beurteilung überwiesen werden, insbesondere wenn sie eine abnormale Kopfhaltung, Amblyopie, ein abnormales Gesichtsfeld haben oder es kosmetisch inakzeptabel ist.

Differenzialdiagnose

Häufig	Selten
Coloboma	Marcus Gunn Kiefer-Wink-Phänomen
Horner-Syndrom	Meibom-Zyste
Kongenitale Ptosis	Muskeldystrophie (fazio-skapulo-humerale)
Erworbene Ptosis	Myotonische Muskeldystrophie
Kongenitales Ektropium/Entropium	
Myasthenia gravis	
Infektion der Augenlider Blepharitis	
Chalazion (Entzündung)	
Akute Blepharitis	

4.6 Augenliderkrankungen und Ptosis (Blepharoptosis)

Fehldiagnosen sind auf folgende Gründe zurückzuführen:
1. Fehler: Häufige Anomalien, die die Augenlider betreffen, nicht zu erkennen.
2. Fehler: gutartige von ernsten Ursachen für Ptosis nicht unterscheiden.
3. Fehler: Anzeichen für ein Horner-Syndrom nicht erkennen

1. Häufige Anomalien der Augenlider
   - Kolobom ist ein Defekt oder ein Loch (meist oval geformt), das eine Struktur des Auges (z. B. Augenlid, Iris, Netzhaut) betrifft und mit anderen Anomalien wie Katarakt oder Glaukom assoziiert sein kann.
   - Entropium (Trichiasis oder eingewachsene Wimpern) kann angeboren sein, verursacht durch Hypertrophie oder Spasmus des Orbikularismuskels, oder erworben durch Narbenbildung oder Infektion, besonders Trachom.
   - Patienten mit Ektropium (Auswärtsdrehung des Lidrandes) haben ein Risiko für Expositionskeratopathie, Tränenüberlauf und Konjunktivitis. Dies kann in Verbindung mit einer Fazialisparese auftreten, die auf eine Schwäche des Orbikularismuskels zurückzuführen ist. Eine dringende ophthalmologische Konsultation ist erforderlich.
   - Augenbrauenanomalien umfassen spärliche oder fehlende Augenbrauen (z. B. Alopezie, ektodermale Dysplasie) und Augenbrauen, die sich medial verbinden (Waardenburg-Syndrom, Cornelia de Lang-Syndrom).

2. Gutartige und ernste Ursachen von Ptosis
   Gutartige Ursachen von Ptosis
   - Angeborene Ptosis ist meist auf das Fehlen des okulären oberen Hebermuskels oder eine gestörte Innervation durch den oberen Ast des 3. Hirnnervs und den oberen Tarsalmuskel zurückzuführen, der vom zervikalen sympathischen System innerviert wird.
   - Bei Marcus Gunn Jaw-Winking (5 % aller Fälle mit Ptosis) hebt sich das Oberlid, wenn der Kiefer sich öffnet. Dies wird durch eine Synkinese zwischen dem 3. und 5. Hirnnerv verursacht.

- Kinder mit Bell-Lähmung präsentieren sich meist akut mit einer Fazialislähmung als isolierte Entität ohne Beteiligung anderer Hirnnerven oder Hirnstammfunktionen. Symptome sind auch Schwierigkeiten beim Schließen und Öffnen des Augenlids, beeinträchtigter Geschmack und vermehrtes Tränen.
- Ophthalmoplegische Migräne kann den 3. Nerv betreffen und Ptosis verursachen.
- Horner-Syndrom (HS): resultiert aus einer Unterbrechung des sympathischen Nervensystems und ist gekennzeichnet durch eine Trias von ipsilateraler Ptosis, okulärer Miosis, die eine Anisokorie verursacht (ungleiche Größe der Augenpupillen). Gutartige Ursachen von HS sind Geburtstrauma und postvirale Nervenschädigung (siehe HS unten).
- Duane-Retraktionssyndrom ist eine angeborene okuläre Bewegungsstörung, die mit einer Einschränkung der horizontalen Augenbewegungen und Ptosis einhergeht. Das Syndrom ist auf eine Hypoplasie oder Abwesenheit des 6. Hirnnervs zurückzuführen.

Ernste Ursachen von Ptosis

- Myasthenia Gravis (MG)
  MG ist eine heterogene Gruppe von Störungen, die die neuromuskuläre Übertragung beeinflussen. Es ist eine Autoimmunerkrankung, die durch Antikörper gegen den Neurotransmitter Acetylcholin verursacht wird.
  Typische Präsentation ist eine Muskelschwäche, die sich nach einer Periode körperlicher Aktivität verschlechtert und sich nach Ruhephasen verbessert. Betroffen sind die Muskeln der Augen (Ptosis, die Diplopie verursacht), des Gesichts und des Schluckens.
  Die Diagnose wird durch den Nachweis von Antikörpern gegen Acetylcholinrezeptoren gestellt und durch den Edrophonium (Tensilon) Test bestätigt.
- Andere ernste Ursachen sind neuropathische Störungen (z. B. 3. Nervenlähmung aufgrund eines intrakraniellen Tumors), myopathische Störungen (z. B. limb-girdle Muskeldystrophie, myotonische Dystrophie, oculo-pharyngeale Muskeldystrophie).

4.6 Augenliderkrankungen und Ptosis (Blepharoptosis)

3. Horner-Syndrom (HS)
   - HS besteht aus einer einseitigen Ptosis, einer ipsilateralen Miosis und einer Gesichtsanhidrose mit erhaltener Pupillenreaktion auf Licht. HS resultiert aus einer ipsilateralen okulo-sympathischen Bahn.
   - Bei Kindern kann HS das erste Anzeichen einer okkulten Malignität wie eines mediastinalen Tumors in Form eines Neuroblastoms bei sonst asymptomatischen Individuen sein. Neuroblastom ist die häufigste okkulte Malignität, die damit assoziiert ist.
   - Das Auftreten von HS erfordert eine rasche Untersuchung, einschließlich Harnkatecholaminen und Bildgebung des Kopfes, des Halses und des Thorax.

2. Unilaterale und bilaterale Proptosis
   - Die Unterscheidung zwischen unilateraler und bilateraler Ursache von Proptosis ist sehr nützlich, um die Differenzialdiagnose einzugrenzen. Retro-orbitale Tumoren wie Hämangiom und Dermoidzyste verursachen meist eine unilaterale Proptosis.
   - Wie in Tab. 4.2 dargestellt, können systemische Erkrankungen wie Morbus Basedow, Leukämie und Lymphom sich als unilaterale oder bilaterale Proptosis manifestieren.
   - Orbitales kapilläres Hämangiom (selten kavernöses Hämangiom) ist der häufigste raumfordernde Tumor bei Kindern, der oft hinter dem Augapfel eine schmerzlose Proptosis verursacht. Die natürliche Geschichte des Hämangioms ist ein rasches Wachstum während der ersten 6 Monate des Lebens und ein spontanes Rückbilden, wenn das Kind 4–6 Jahre alt wird.
   - Optikusgliome sind sehr häufig bei Neurofibromatose Typ 1, NF-1 (15 %). Sie sind meist gutartig und asymptomatisch und zeigen sich häufig mit Sehstörungen, Gesichtsfelddefekten, Nystagmus, Schielen und Optikusscheibenblässe bei der Funduskopie.
   - Neuroblastom, der häufigste solide Tumor im Kindesalter, metastasiert häufig in die Orbita und verursacht eine

unilaterale periorbitale Ekchymose zusätzlich zur Proptosis. Der Tumor kann von den Nebennieren, der zervikalen sympathischen Kette oder dem Mediastinum ausgehen. Orbitales Rhabdomyosarkom ist das häufigste Weichteilsarkom bei Kindern, das sich als rasch fortschreitende Proptosis präsentiert, die oft mit einer orbitalen Zellulitis verwechselt wird.

Weiterführende Literatur

Borchert M, Liu GT, Pineles S, et al. Pediatric optic neuritis: what is new? J Neuroophthamol. 2017;37(Suppl 1):S14–22. https://doi.org/10.1097/wno.0000000000000551.

Chawla R, Kellner JD, Astle WF. Acute infectious conjunctivitis in children. Pediatr Child Health. 2001;6(6):329–35.

Cotter S, Varma R, Tarczy-Hornoch K, et al. Risk factors associated with childhood strabismus. Ophthalmology. 2011;118(11):2251–61.

Der Hals

5

5.1 Halsknoten (Lymphadenopathie)

Einführung/Kernbotschaften
- Der menschliche Körper hat etwa 600 Lymphknoten. Sie wirken als Filter zwischen dem lymphatischen und dem hämatologischen Kreislauf. Sie enthalten immunologische Zellen wie Makrophagen, B- und T-Zellen. Einige Lymphknoten sind bei fast jedem Kind vorhanden; das völlige Fehlen von tastbaren Lymphknoten deutet auf die Möglichkeit einer Immunschwäche wie Agammaglobulinämie hin.
- Etwa ein Drittel der Neugeborenen haben tastbare Lymphknoten, die meist kleiner als 1 cm im Durchmesser sind. Sie sind häufig in der Leistengegend vorhanden, aufgrund von Infektionen im Windelbereich.
- Obwohl die häufigste Ursache für zervikale Knoten eine gutartige reaktive Lymphadenitis ist, die durch eine virale Infektion der oberen Atemwege verursacht wird, sind andere Halsmassen bei Kindern häufig und könnten mit vergrößerten Lymphknoten verwechselt werden.
- Generalisierte Lymphadenopathie bedeutet das Vorhandensein von vergrößerten Lymphknoten in zwei oder mehr als

zwei Knotenregionen. Generalisierte Lymphadenopathie deutet entweder auf eine systemische Infektion (z. B. viral wie Epstein-Barr, AIDS, Mononukleose oder Toxoplasmose), eine Autoimmunerkrankung (z. B. JIA, SLE) oder eine bösartige Erkrankung (z. B. Leukämie, Lymphom) hin.
- Obwohl die meisten Fälle von Lymphadenopathie gutartig sind, kann die Diagnose bei ungeklärten Fällen nicht allein auf klinischen Kriterien beruhen. Autoimmunerkrankungen, Leukämie, Lymphom, Mykobakterien-Lymphadenitis und Medikamente müssen in die Differentialdiagnose einbezogen werden. Bildgebung und Gewebebiopsie sind unerlässlich, um die Diagnose zu klären.

Differentialdiagnose

Häufig	Selten
Reaktive Lymphadenitis aufgrund lokaler Infektion	Zystisches Hygrom
Kropf	Juvenile idiopathische Arthritis
Systemische Infektion (z. B. Mononukleose, HIV)	Branchialzyste
Sternomastoidtumor	Cat-scratch-Fieber
Dermoidzyste/Lipom	Systemischer Lupus erythematodes
Malignität (z. B. Lymphom, Rhabdomyosarkom)	Medikamente (z. B. INH, Phenytoin)
Thyroglossalzyste	
TB-Lymphadenitis	

Fehldiagnose ist auf folgendes zurückzuführen:
 1. Fehler: Mangel an grundlegendem Wissen über Lymphadenopathie.

5.1 Halsknoten (Lymphadenopathie)

2. Fehler: Versäumnis, entzündliche Ursachen der Lymphadenopathie zu differenzieren.
3. Fehler: Versäumnis, nicht-entzündliche Ursachen der Lymphadenopathie zu differenzieren.
4. Fehler: Schwierigkeit bei der Diagnosestellung einer malignen Lymphadenopathie.

1. Grundwissen über Lymphadenopathie (Tab. 5.1 und 5.2)

 – Etwa 40 % der gesamten Lymphknoten des menschlichen Körpers befinden sich in der zervikalen Region, normalerweise <1 cm im Durchmesser. Sie sind normalerweise bei Kindern im Alter von 3–5 Jahren nachweisbar, erreichen ihren größten Durchmesser um das Alter von 4–8 Jahren bei über 90 %, gefolgt von einer allmählichen Regression nach der Pubertät. Diese Lymphknoten im Nacken sind meist gutartige reaktive Lymphknotenvergrößerungen, die

Tab. 5.1 Klinische Merkmale der Lymphadenopathie

• Lokalisation	Ob lokalisiert oder generalisiert, wird die Differenzialdiagnose eingrenzen
• Größe	<1 cm oder >1 cm
• Schmerz/Empfindlichkeit	Deutet auf eine Infektion hin
• Konsistenz	Fest-harte Konsistenz deutet auf eine chronische Entzündung hin, die fibrotische Veränderungen verursacht hat. Harter und schmerzloser Lymphknoten deutet auf eine TB-Infektion oder einen Tumor hin
• Beweglichkeit	Frei beweglich deutet auf eine Infektion oder eine Kollagenkrankheit hin. Verbackene Lymphknoten deuten auf eine TB-Infektion, Sarkoidose oder ein Lymphom hin
• Organomegalie	Splenomegalie deutet auf Infektionen (wie Mononukleose) oder ein Lymphom hin
• Systemische Zeichen	Deuten auf Infektionen wie Mononukleose oder eine Malignität hin

Tab. 5.2 Lymphknotenerkrankungen nach Lymphknotenlokalisation

• Zervikal	Virale gutartige reaktive
	Bakteriell (staphylokokkal, streptokokkal, Katzenkratzfieber, TB)
	Malignität (Lymphom)
• Supraklavikulär	Abdominale oder thorakale Malignität, Tuberkulose
• Axillär	Virale unspezifische reaktive
	Bakteriell (staphylokokkal, streptokokkal)
	Katzenkratzfieber
• Inguinal	Gutartige reaktive auf virale Infektion, Ausschlag im Windelbereich
	Malignität

durch Lymphadenitis und durch Virusinfektionen im oberen Atemweg verursacht werden, und hinterlassen kleine (<1 cm), nicht schmerzhafte, mobile Lymphknoten, die bei Kindern als normal angesehen werden.

– Zervikale Lymphknoten drainieren Lymphe aus den Kopf- und Halsbereichen; submentale und submandibuläre Lymphknoten drainieren von der Mundschleimhaut, Wange und Nase; supraclaviculäre Lymphknoten drainieren von der rechten Thorax- und linken Abdomenseite; axilläre Lymphknoten drainieren von dem ipsilateralen Arm, Brust und Hals; und inguinale Lymphknoten drainieren von dem ipsilateralen Bein und Gesäß.

– Eine Lymphadenopathie zeigt folgernde Anomalien: Zunahme der Größe, der Konsistenz und/oder der Anzahl der Lymphknoten. Pathologische Lymphadenopathien, die sofortige Aufmerksamkeit erfordern, umfasst große Lymphknoten (Durchmesser überschreitet 1 cm für zervikale und axilläre, und 1,5 cm für inguinale Lymphknoten), schmerzhafte, verbackene oder fixierte Lymphknoten an der Haut oder den darunterliegenden Strukturen, oder eine Lokalisation in der supraclaviculären Region. Palpable supraviculäre Lymphknoten jeder Größe sind abnormal.

2. Entzündliche/Infektiöse Knoten am Hals

Entzündliche Lymphadenopathie umfasst virale und bakterielle Lymphadenitiden, Autoimmunerkrankungen, Malignome und Medikamenten induziert.

- Virale Lymphadenitis
 Von den vielen Knoten, die im Nacken gefunden werden, ist die virale Lymphadenitis der häufigste und wichtigste körperliche Befund. Sie wird meist durch Virusinfektionen (z. B. Rhinovirus, Epstein-Barr, Respiratory Syncytial Virus) verursacht, die zu multiplen, kleinen (<1 cm im Durchmesser), meist bilateralen, nicht schmerzhaften, festen und mobilen Lymphknoten führen, die so häufig sind, dass sie bei Kindern als normal angesehen werden können. Zervikale Lymphadenopathie bezieht sich normalerweise auf zervikale Lymphknoten, die >1 cm im Durchmesser messen.
- Bakterielle Lymphadenitis
 Bakterielle Lymphadenitis ist definiert als eine akute Lymphadenitis, die sich (insbesondere mit Fieber) auf Antibiotika bessert, oder Bakterien können durch eine Kultur durch Aspiration oder chirurgische Intervention identifiziert werden.
 Die klassische Klinik sind vergrößerte und schmerzhafte Lymphknoten, Hautrötung mit systemischen Manifestationen wie Fieber, Appetitlosigkeit und Schmerzen am Hals.
 Toxoplasma gondii, ein protozoischer Parasit, kann eine chronische posteriore zervikale Lymphadenitis als die häufigste Form einer erworbenen Toxoplasmose verursachen.
- Granulomatöse Erkrankung (TB, Sarkoidose)
 Die häufigste Ursache für tuberkulöse Adenopathien in den Tropen ist die zervikale Region in über 90 % der Fälle, die vor allem die submandibuläre oder submentale Region betrifft. Die Lymphknoten sind verbacken, fest und unbeweglich bei der Palpation. Klinische Zeichen sind Abgeschlagenheit, Fieber und Nachtschweiß.

In entwickelten Ländern fehlen meist systemische Merkmale, das Röntgenbild der Brust ist normal, der Mantoux-Test oft negativ und die antituberkulösen Medikamente sind unwirksam. Nicht-tuberkulöse Mykobakterien, am häufigsten Mycobacterium avium, verursachen eine Lymphadenitis, die durch die Mundhöhle erworben wird und sich als chronische granulomatöse Lymphadenopathie manifestiert. Sie wird durch die Exzision des betroffenen Lymphknotens geheilt.

Die Biopsie eines Lymphknotens zeigt granulomatöses Gewebe mit zentraler käsiger Nekrose. Die Nadelaspiration birgt das Risiko, eine Fistel zu verursachen.

Sarkoidose ist eine Multisystemerkrankung, die sich bei jüngeren Kindern (<6 Jahre) durch Uveitis, Hautausschlag und Arthritis auszeichnet. Ältere Kinder zeigen eine hiläre Lymphadenopathie und pulmonale Symptome.

- HIV-Infektion

Zervikale Lymphadenopathie ist oft eine der ersten Manifestationen bei HIV-infizierten Patienten. Das Vorhandensein von oraler Candida oder Gingivitis unterstützt die Diagnose.

Die Diagnose wird durch Laboruntersuchungen gestellt.

- Kawasaki-Krankheit (Kawasaki Disease, KD) (siehe auch den Abschnitt über Pharyngo-Tonsillitis).

KD kann sich mit Fieber und zervikaler Lymphadenopathie allein präsentieren, was die Differenzierung von bakterieller Lymphadenitis erschwert, bevor andere KD-Symptome spät auftreten. Die Verzögerung der Diagnose und Behandlung der KD-Lymphadenitis kann zu schweren kardialen Komplikationen führen.

Die Diagnose der KD-Lymphadenitis kann vermutet werden, wenn die Antibiotikabehandlung keinen Effekt auf das Fieber hat. Die KD-Lymphadenitis zeigt im Gegensatz zur bakteriellen Lymphadenitis keine Anzeichen einer Abszessbildung.

- Katzenkratzkrankheit

Nach dem Lecken, Kratzen oder Beißen durch einer Katze entwickelt sich an der Inokulationsstelle etwa eine Woche

später eine Papel. Eine regionale Lymphadenitis wird wenige Wochen später bei etwa 90 % der Fälle festgestellt, die sich innerhalb von 2–4 Monaten spontan zurückbildet.
Einige Patienten leiden unter Unwohlsein, leichtem Fieber und Appetitlosigkeit.
Andere seltene Präsentationen sind Fieber unklarer Genese, hepatosplenische Granulome und Osteomyelitis.
Serologische Tests identifizieren Antikörper gegen B henselae Bakterien. Aspiration und Verwendung von Warthin–Starry Silberfärbung legen die Diagnose nahe. MRT oder CT-Scan haben wenig diagnostischen Wert.
– Mononukleose (siehe Abschnitt Pharyngo-Tonsilitis).

3. Nicht-entzündliche Knoten am Hals
– Thyreoglossuszyste
Die Zyste entsteht aus einem persistierendem Ductus thyreoglossus, der schmerzlos ist, aber vergrößert und empfindlich wird, wenn er infiziert ist.
Pathognomonisches Zeichen ist eine Mittellinienposition und ihre vertikale Bewegung beim Schlucken und Zungenstrecken. Etwa 10 % entstehen unter dem Kinn und präsentieren sich als submentale Schwellung. Diese Zysten sind die zweithäufigsten Halsschwelunngen nach Lymphknoten.
Eine Thyreoglossuszyste sollte niemals exzidiert werden, es sei denn, Schilddrüsengewebe konnte ausgeschlossen werden.
– Sternomastoidtumor
Diese Schwellung wird meist durch Überdehnung und Myolyse des Sternomastoidmuskels bei einer schwierigen Geburt verursacht.
Die Schwellung wird meist einige Wochen nach der Geburt als Knoten im Drittel des Sternomastoidmuskels entdeckt. Sie kann eine Verkürzung des Muskels und konsekutiv einen Schiefhals (Torticollis) mit einer Gesichtwendung weg von der betroffenen Seite verursachen.
– Branchialzyste
Die Zyste sieht aus wie eine unscheinbare Papel an der Seite des Halses, nicht zentriert (im Gegensatz zur Thyreoglossuszyste), vor dem mittleren Drittel des Musculus

sternocleidomastoideus. Sie wird oft nach einer oberen Atemwegsinfektion prominent.
Diese Zysten sind Überbleibsel von Kiemenbögen, die beim Embryo von der 4. bis zur 8. Woche der Schwangerschaft gut entwickelte Wülste sind. Ihre chirurgische Entfernung kann recht schwierig sein, um ihren Trakt ausfindig zu machen.
- Kropf

Schilddrüsenerkrankungen sind eine der häufigsten endokrinen Erkrankungen, die sich als verschiedene Pathologien manifestieren (Tab. 5.3). Die häufigste Erscheinungsform ist eine diffuse Vergrößerung der Schilddrüse (Struma) mit oder ohne hormonellen Mangel oder Überschuss.

Defekte in der Schilddrüsenhormonsynthese (Dyshormonogenese) treten meist in der neonatalen Periode als angeborene Struma auf, 15–20 % der Neugeborenen mit einem abnormalen Screening-Test.

Der häufigste erworbene Kropf bei Kindern ist die chronische lymphozytäre Thyreoiditis (Hashimoto-Thyreoiditis), die für 55–65 % des euthyreoten Kropfes verantwortlich ist. Eine Hypothyreose kann auftreten.
- Autoimmunerkrankungen

Tab. 5.3 Kurze Liste häufiger Ursachen von Kropf bei Kindern

• Dyshormonogenese
• Einfache Struma
• Autoimmunerkrankungen der Schilddrüse
– Chronische lymphozytäre Thyreoiditis (Hashimoto)
– Morbus Basedow
• Infektion
– Subakute virale Thyreoiditis
– Bakterielle Thyreoiditis
• Anatomische Anomalien
– Thyreoglossale Ductuszyste
– Knotige Struma, z. B. solitärer Knoten oder Krebs

Eine Juvenile idiopathische Arthritis, JIA, präsentiert sich oft mit generalisierter Lymphadenopathie, die vor allem in der systemischen Form (Still-Krankheit) in Verbindung mit Fieber, Ausschlag (lachsfarben) und Hepatosplenomegalie auftritt.

Ein systemischer Lupus erythematodes, SLE, betrifft mehrere Organe, einschließlich Schmetterlingsflechte, Nephropathie, Arthritis.

Schmerzlose generalisierte Lymphadenopathie kann den anderen Symptomen von SLE um Monate und Jahre vorausgehen. Ein Screening auf SLE bei einer ungeklärten Lymphadenopathie kann die Diagnose stellen.

4. Charakteristische Merkmale der malignen Lymphadenopathie

- Charakteristische Anzeichen einer malignen Lymphadenopathie sind gummiartige und fixierte Lymphknoten, die meist beidseitig, schmerzlos und ohne Hautveränderungen auftreten. Begleitende systemische Manifestationen sind Fieber, Gewichtsverlust und Nachtschweiß.
- Obwohl die Prävalenz von Malignomen niedrig ist (weniger als 1 % aller Ursachen von Lymphadenopathie), ist das Vorhandensein von Lymphknoten eine bedeutende Quelle der Besorgnis für Eltern und Fachleute. Die Rate der Malignome steigt mit dem Alter stark an. Im pädiatrischen Bereich umfassen die meisten malignen Diagnosen Lymphome, Rhabdomyosarkome und Neuroblastome.
- Eine Überweisung an einen Onkologiespezialisten ist besonders angezeigt und dringend, da eine diagnostische Verzögerung zu schlechten Verläufen führen kann: wenn die Lymphknoten verbacken oder fixiert sind, >2 cm im Durchmesser, miteinander verbacken, hart in der Konsistenz, schnell innerhalb von zwei Wochen wachsen und keine Schrumpfung oder Rückbildung in den folgenden Wochen zeigen, oder mit anhaltendem oder unerklärlichem Fieber, Nachtschweiß, Anorexie oder Gewichtsverlust einhergehen.

- Lymphknoten, die in der supraclavikulären Region lokalisiert sind, sollten immer sorgfältig auf eine mögliche Malignität hin untersucht werden.
- Die Ultraschalluntersuchung sollte das erste Untersuchungsinstrument sein, da sie die Anzahl, Größe, das Gefäßmuster und die innere Struktur der Lymphknoten beurteilen kann. Befunde für eine mögliche Malignität sind das Fehlen eines Hilus und nicht erkennbare kortikale und medulläre Konturen. Die Feinnadelaspiration hat eine hohe Spezifität und Sensitivität, insbesondere wenn das Verfahren durch endoskopische Ultraschalluntersuchung geleitet wird, ist weniger invasiv, billiger und schneller durchzuführen. Erhöhte CRP- und Laktatdehydrogenase-Werte sowie Leukopenie unterstützen die Ätiologie des Lymphoms, während Panzytopenie und das Vorhandensein von Blastenzellen die Leukämie unterstützen.

5.2 Steifer/Schiefhals (Meningismus und Meningitis)

Einführung/Kernbotschaften
- Nackensteifigkeit ist eine häufiges Symptom in der Pädiatrie, die sowohl die Notfall- als auch die Primärversorgung betrifft. Der Begriff bezieht sich auf eine abnormale Position des Nackens oder eine eingeschränkte Bewegungsfreiheit, die meist mit Schmerzen bei passiven und aktiven Bewegungen einhergeht. Von den vielen Ursachen für Nackensteifigkeit ist die wichtigste Ursache die Meningitis. Andere Ursachen sind Muskelkrampf (Zerrung oder Verstauchung), Polymyalgie, Arthritis (ankylosierende Spondylitis) und zervikale Wirbelsäulenabnormalitäten.
- Meningismus bezeichnet einen Widerstand gegen die Nackenbeugung aufgrund einer Reizung der Hirnhäute

ohne intrakranielle Entzündung. Die Symptome ähneln denen einer Meningitis, zu denen Kopfschmerzen, Lichtempfindlichkeit und Erbrechen gehören. Ursachen sind fieberhafte virale oder bakterielle Infektionen, wie z. B. Lungenentzündung, oder unerwünschte Reaktionen auf Medikamente wie (selten) NSAIDs (nichtsteroidale Antirheumatika). Der Druck des Liquor ist oft erhöht, aber die Rückenmarksflüssigkeit ist sonst normal. Im Gegensatz zum Schiefhals ist ein Kind mit Meningismus meist krank aussehend mit Fieber. Eine Untersuchung des Liquor cerebrospinalis ist meist erforderlich, um eine Meningitis auszuschließen.
- Dieses Symptom des Meningismus ist äußerst wichtig wegen der Möglichkeit einer Meningitis. Wenn ein Kind mit Fieber, Kopfschmerzen und Lichtempfindlichkeit vorstellig wird, sollte eine ZNS-Infektion als dringlich ausgeschlossen werden.

Differenzialdiagnose

Häufig	Selten
Meningitis, Meningokokken-Erkrankung (MCD)	Sehstörungen (Nystagmus, Parese des schiefen Augenmuskels)
Pneumonie (z. B. Lungenlappenentzündung)	Klippel-Feil-Syndrom
Zervikale Lymphadenitis	Dystonie
Muskuläre Tortikollis (Sternomastoid-Tumor, CP)	Wirbelanomalien
Kongenitale Anomalien der Halswirbelsäule	Rheumatoide Arthritis
	Hysterie
	Polymyalgia rheumatica
	Arnold-Chiari-Malformation

Fehldiagnosen sind auf folgende Gründe zurückzuführen:
1. Fehler: Nichterkennen der subtilen, unspezifischen Symptome einer Meningitis.
2. Fehler: Nichtunterscheidung der wichtigsten anderen Ursachen von Nackensteifigkeit.

1. Unspezifische Symptome einer Meningitis
   - Nackensteifigkeit aufgrund einer Meningitis ist eine einfache Diagnose, wenn sich die Erkrankung mit Fieber, Kopfschmerzen, Erbrechen und Nackensteifigkeit bei einem krank aussehenden Kind zeigt. Bei Säuglingen, einschließlich Neugeborenen, sind die frühen Anzeichen einer Meningitis jedoch meist subtil und unspezifisch, mit Reizbarkeit, Lethargie, Körpertemperaturinstabilität, schlechtem Trinken, Atemnot, Schock mit Hypotonie und Krampfanfällen. Nackensteifigkeit fehlt häufig. Eine vorgewölbte Fontanelle ist ein spätes Zeichen.
   - Bei älteren Kindern sind die klassischen Anzeichen einer Meningitis möglicherweise nicht erkennbar, sondern eher mit virusähnlicher Erkrankung und einer Mischung aus Beinschmerzen, Schläfrigkeit, Verwirrung, Nackenschmerzen, Krampfanfällen und Verhaltensänderungen vergesellschaftet. Innerhalb weniger Stunden kann es zu einem septischen Schock, Hypotonie, DIC (disseminierte intravasale Gerinnung) und Tod fortschreiten. Eine Wachsamkeit und ein hoher Verdachtsindex sind erforderlich.
   - Die Haut eines Kindes mit Meningismus sollte sorgfältig nach einem Ausschlag oder Petechien einer Meningokokkensepsis abgesucht werden.

2. Nackensteifigkeit ohne Meningitis
   Pneumonie
   Kinder mit einer Pneumonie im Oberlappen können sich mit Meningismus präsentieren. Selbst wenn eine Lungenentzündung diagnostiziert wird, ist eine LP (Lumbalpunktion) erforderlich, um eine begleitende Meningitis auszuschließen. Die Diagnose einer Lungenentzündung basiert auf folgenden Kriterien:

5.2 Steifer/Schiefhals (Meningismus und Meningitis)

- Eine ambulant erworbene Lungenentzündung wird definiert als: Fieber, sowie den klinischen Zeichen Husten, Dyspnoe, Tachypnoe, Grunzen und Nasenflügeln und fortgeleitete Schmerzen und Röntgeninfiltrate bei einem zuvor gesunden Kind. Eine basale Lungenentzündung kann zu einem Schmerz im Unterbauch führen, der einer akuten Appendizitis ähnelt. Eine Entzündung im oberen Lungenflügel kann zu einem Meningismus führen (erhöhter Liquordruck, bei sonst normalen Liquor).
- Die Befunde umfassen inspiratorische Rasselgeräusche und bei älteren Kindern dann eine pathologische bronchiale Atmung bei der Auskultation. Tachypnoe (>40/min im Alter von >1 Jahr, >50/min im Alter von 2–12 Monaten und >60/min im Alter von <2 Monaten) ist das von der WHO definierte Kriterium zur Diagnose einer Lungenentzündung. Pfeifen/ Giemen, Husten und Fieber können bei einer Mykoplasmeninfektion auftreten.

Die Röntgenaufnahme der Brust ist diagnostisch zielführend, aber oft von begrenztem Wert bei der Unterscheidung zwischen bakterieller und viraler. Das Vorhandensein von Erguss und/oder Lappenkonsolidierung deutet auf eine bakterielle Ätiologie hin.

Die Isolierung der Erreger, die eine Lungenentzündung verursachen, ist in der Praxis meist nicht möglich. Die bakterielle Kultur aus dem pharyngealen Bereich oder dem ausgehusteten Sputum ist unzuverlässig.

Torticollis

- Torticollis (Schiefhals) ist gekennzeichnet durch eine Neigung und Drehung des Kopfes zu einer Seite mit dem Kinn in die entgegengesetzte Richtung. Bei Säuglingen wird er meist durch eine Verkürzung des Musculus sternocleidomastoideus infolge einer Schwellungsbildung (sogenannter Sternocleidomastoidtumor) oder durch kranio-zervikale Wirbelanomalien verursacht.

- Erworbener okulärer Torticollis wird verursacht durch z. B. Schielen oder eine Lähmung des 6. Hirnnervs, die zu einem Torticollis führt, da das Kind eine kompensatorische Kopfposition einnimmt, um das binokulare Einfachsehen wiederherzustellen. Nicht-okulärer Torticollis kann auf muskuloskelettale Traumata oder einen Tumor der hinteren Schädelgrube zurückzuführen sein. Ein häufiges Ergebnis beider Arten von Torticollis ist eine Gesichtsasymmetrie.
- Okulärer Torticollis wird diagnostiziert, indem der Kopf in die normale Position zurückgebracht wird, wenn das betroffene Auge geschlossen wird, während Torticollis aufgrund nicht-okulärer Ursachen im Schlaf oder beim Schließen des betroffenen Auges anhält.

Dystonie

- Dystonie ist eine Bewegungsstörung, die durch intermittierende oder anhaltende Muskelkontraktionen verursacht wird, die eine abnormale Haltung bewirken. Ursachen für Dystonie sind erbliche, degenerative oder neoplastische Erkrankungen oder durch Medikamente/Toxine verursacht.
- Es gibt keine diagnostischen Kriterien und die Diagnose ist klinisch durch ein gemustertes Verdrehen, das oft durch willkürliche Aktionen ausgelöst oder verschlimmert wird.

Akute disseminierte Enzephalomyelitis (ADE)

- ADE umfasst eine Gruppe von entzündlichen demyelinisierenden Erkrankungen (z. B. Multiple Sklerose), die sich mit Fieber, Schläfrigkeit, Kopfschmerzen und Erbrechen und vor allem mit Optikusneuritis manifestieren. Die Symptome treten oft 1–2 Wochen nach einer Virusinfektion auf.

- Die klinischen Merkmale werden von einer akuten Enzephalopathie mit multifokalen neurologischen Zeichen und Fieber dominiert.
- Die Diagnose wird durch bestimmte Kriterien mit dem MRT gestellt, die weit verbreitete demyelinisierende Läsionen im Gehirn und Rückenmark umfassen. Der Liquor cerebrospinalis zeigt oft eine leichte lymphozytäre Pleozytose mit erhöhtem Eiweißgehalt.

Weiterführende Literatur

Mohseni S, Shojaiefard A, Khorgami Z, et al. Peripheral lymphadenopathy: approach and diagnostic tools. Iran J Med Sci. 2014;39(2 Suppl):158–70.

Muirhead S. Diagnostic approach to goitre in children. Paediatr Child Health. 2001;6(4):195–9.

Der Bauch 6

6.1 Akuter Bauchschmerz (AAP)

Einführung/Kernbotschaften
- Bauchschmerzen werden als viszeral klassifiziert, die typischerweise vage, dumpf, schlecht lokalisiert, eher schmerzend sind. Der Schmerz entsteht meist durch Ischämie, Entzündung und/oder Dehnung der inneren Organe. Viszeraler Schmerz, der vom unteren Ösophagus, Magen ausgeht, wird typischerweise im Unterbauch gefühlt. Beispiele sind entzündliche Darmerkrankungen oder Dyspepsie. Somatischer Schmerz ist typischerweise scharf, intensiv und gut lokalisiert. Ein Beispiel für diese Art von Schmerz ist eine muskuloskelettale Verletzung wie Arthritis. Übertragener Schmerz wird in entfernten Bereichen desselben kutanen Dermatoms wie die betroffenen Organe gefühlt, z. B. Pneumonie oder Pharyngitis, die Bauchschmerzen verursachen.
- Der Begriff „akuter Bauch" bezieht sich auf eine intraabdominelle Erkrankung, die meist eine chirurgische Intervention erfordert, wie z. B. eine Appendizitis. Dies betrifft etwa 1 % aller Kinder, die mit mit einem akutem Abdomen vorstellig werden.

- Galliges Erbrechen muss immer ernst genommen werden, wegen einer möglichen Malrotation oder einem Volvulus.
- Ein junges Kind mit einem leichten Bauchschmerz, Erbrechen und klinischen Anzeichen einer Dehydratation, aber ohne Ketonnachweiß im Urin, sollte untersucht werden, um einen angeborenen Stoffwechseldefekt auszuschließen.
- Das Hauptziel bei der Behandlung von des akutem Abdomens ist es, zwischen gutartigen und selbstlimitierenden Erkrankungen, wie Verstopfung oder Gastroenteritis, und lebensbedrohlichen chirurgischen Erkrankungen wie Volvulus oder Appendizitis zu unterscheiden. Ohne klare diagnostische Kriterien für die Ursachen des AAP werden unnötige Tests und falsche Behandlungen angeboten, die zu mehr Sorgen führen.

Differenzialdiagnose

Häufig	Selten
Säuglingskolik	Crohn-Krankheit
Gastroenteritis (GE)	Eingeklemmte Hernie
Funktionelle Bauchschmerzen	Darmverschluss (z. B. Invagination)
Verstopfung	Meckel-Divertikel
Appendizitis	Nieren-/Gallensteine
Mesenteriale Adenitis (MA)	Hepatobiliär (z. B. Pankreatitis, Hepatitis)
Extra-intestinal (Tonsillitis, Harnwegsinfektion)	Henoch-Schönlein-Purpura
Trainingsbedingte AP	Sichelzellenanämie

Fehldiagnose sind auf folgende Gründe zurückzuführen:

1. Fehler: Nicht über das grundlegende Wissen zu verfügen oder nicht daran zu denken, wenn ein Kind mit akuten Bauchschmerzen (BS) vorstellig wird.

2. Fehler: Nicht an extra-abdominelle Ursachen von akuten BS (übertragener Schmerz) in der Differenzialdiagnose zu denken.
3. Fehler: Wichtige nicht-chirurgische Ursachen von akuten BS zu übersehen.
4. Fehler: Wenig Wissen über belastungsbedingte akuten BS und differenzialdiagnostisch einzubeziehen.
5. Fehler: Nicht in der Lage zu sein, chirurgische Ursachen von akuten BS zu diagnostizieren und zu unterscheiden.

1. Grundlegendes Wissen über akute BS

- Die abdominelle Untersuchung sollte mit äußerster Vorsicht und Mitgefühl durchgeführt werden; eine sorgfältige Inspektion ohne Berührung ist der erste Schritt, gefolgt von der Einnahme einer nicht-einschüchternden Position des Untersuchers, um auf der gleichen Ebene mit dem Kind zu sein. Ein kleines Kind wird am besten in den Armen oder auf dem Schoß der Eltern untersucht. Es ist sehr hilfreich, dass Kind während der Palpation des Abdomens abzulenken.
- Es lohnt sich, das Kind zu bitten, mit seinem Finger auf die Stelle zu zeigen, „wo es am meisten weh tut".
- Je näher der Schmerz am Nabel liegt, desto unwahrscheinlicher ist es, dass er auf eine organische Erkrankung zurückzuführen ist.
- Ein Student oder ein Assistenzarzt in einer Prüfung, der dem Kind beim Untersuchen des AbdomensSchmerzen zuführt, sollte mit einer schlechten Note als Ergebnis rechnen.

Die klinische Unterscheidung zwischen nicht-chirurgischen und chirurgischen Ursachen von akuten BS kann schwierig sein. Lokalisation des Schmerzes auf einen Bereich des Abdomens beschränkt hilft den Klinikern, die Quelle des akuten BS aus der Anamnese in 80–90 % der Fälle zu identifizieren. Abb. 6.1 zeigt die Regionen des Abdomens, in denen der Schmerz gewöhnlich lokalisiert ist. Im Allgemeinen ist die Schmerzlokalisation in einem Bereich des Abdomens wahrscheinlich ein Zeichen für eine Erkrankung des zugrunde liegenden Organs (Tab. 6.1). Bei Kindern, insbesondere bei kleinen Kindern, ist die Lokalisation des Schmerzes jedoch

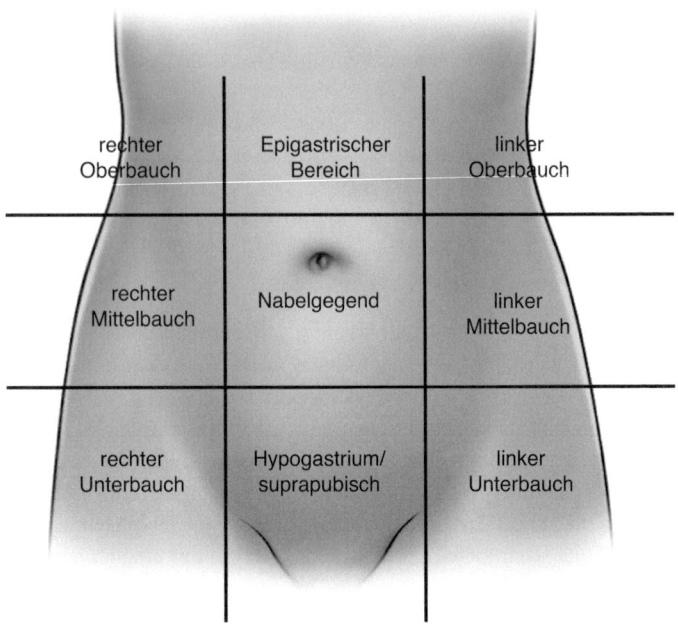

Abb. 6.1 Einteilung der Bauchregionen

Tab. 6.1 Differentialdiagnose von akuten BS nach Schmerzlokalisation

Bereich	Krankheiten
Epigastrisch	Gastrisch: Gastritis, Magengeschwür, Pankreatitis, Gallenwege: Cholangitis, Cholezystitis
Rechter Oberbauch	Hepatitis, pulmonal: Pneumonie
Rechter Unterbauch	Appendizitis
Linker Oberbauch	Gastrisch: Magengeschwür, Renal: Harnwegsinfektion, Pankreas: Pankreatitis
Linker Unterbauch	Reizdarmsyndrom (IBS)
Periumbilikal	Funktional (meist psychogen): nicht organisch, frühe Appendizitis, kolonisch

oft schwierig, da der Schmerz auch von anderen Körperbereichen, z. B. Lunge oder Genitalien, ausgehen kann. Daher ist eine umfassende körperliche Untersuchung notwendig, um eine Diagnose zu stellen.
2. Abdominelle Schmerzen mit Fernwirkung
Schmerzen mit Fernwirkung sind Schmerzen, die an einer anderen Stelle als ihrer Quelle wahrgenommen werden. Akute BS, die durch fortgeleitete Schmerzen verursacht werden, sind meist mild bis mäßig stark und diffus. Druckempfindlichkeit und Loslassschmerz sind meist nicht vorhanden. Bei der Untersuchung eines Kindes mit akuten BS ist es wichtig, sich nicht nur auf den Bauch zu beschränken, sondern auch eine umfassende körperliche Untersuchung durchzuführen. Die Ärzte müssen sich der Ursache von fortgeleiteten bewusst sein und die entsprechenden Orgna untersuchen, wenn nach der ersten abdominalen Untersuchung keine Diagnose gestellt werden konnte. Beispiele für diese extra-abdominalen Organ sind:

- Leistenschmerzen, die durch Nierensteine verursacht werden.
- Oberbauch- und Schulterschmerzen, die durch Gallenblasenentzündung oder -steine verursacht werden.
- Oberbauchschmerzen, die durch eine Lungenentzündung infolge einer Reizung des Zwerchfells verursacht werden.
- Infektionen der oberen Atemwege, z. B. Tonsillitis, können Ober- oder Mittelbauchschmerzen verursachen.
- Erkrankungen der Hoden, der Wirbelsäule oder der Hüftgelenke, die Bauchschmerzen hervorrufen können, die abdominellen Notfällen ähneln, z. B. Appendizitis.

3. Nicht-chirurgische Ursachen von akuten BS
Gastroenteritis

- Der Schmerz ist meist krampfartig. Der typische Bauch ist nicht aufgetrieben, weich und leicht empfindlich, mit geringer Druckempfindlichkeit und wenig oder keinem Abwehrspannung. Diffuse Bauchschmerzen treten auf, bevor der Durchfall beginnt.

- Das Erbrechen geht dem Durchfall meist um 12–24 h voraus.
- Der begleitende Durchfall ist meist wässrig, wenn der Dünndarm beteiligt ist (z. B. Rotavirus-Enteritis) und blutig mit Schleim, wenn der Dickdarm beteiligt ist (z. B. Shigella-Enteritis).

Mesenteriale Adenitis (MA)
Mesenteriale Lymphknoten sind meist im rechten Unterbauch lokalisiert. MA imitiert oft eine Appendizitis. Unterscheidungsmerkmale sind folgende:

- Anamnese einer oberen Atemwegsinfektion (URTI).
- Erbrechen geht dem Bauchschmerz voraus.
- Diffuse Bauchschmerzen, das ein wichtiges Zeichen im Vergleich zu den lokalisierten BS der Appendizitis ist.
- MA ist eine Ausschlussdiagnose, andere Ursachen, insbesondere Appendizitis, müssen ausgeschlossen werden.
- Ultraschall oder CT können vergrößerte mesenteriale Lymphknoten (5–15 mm) mit verdickter Wand des terminalen Ileums zeigen. Die Leukozyten und das CRP sind meist normal. Eine Stuhlkultur auf das Bakterium Yersinia sollte durchgeführt werden.

Funktionelle BS (Psychogener AP)

- Betrifft meist ältere Kinder und Jugendliche mit einer Vorgeschichte von rezidivierendem BS.
- Die BS sind gekennzeichnet durch diffusen Bauchschmerz und leichte Druckempfindlichkeit.
- Assoziierte psychische Probleme können oft eruiert werden.
- Die Diagnose sollte nur nach Ausschluss anderer Ursachen gestellt werden.

Harnwegsinfektion

- Die Präsentation eines HWI hängt vom Alter des Kindes ab: Neugeborene mit HWI zeigen meist Symptome und Zeichen einer Sepsis. Säuglinge und Kleinkinder zeigen

meist hohes Fieber (ohne einen Infektionsherd), Schüttelfrost und Erbrechen. Ältere Kinder zeigen Flanken- und suprapubischen Schmerz und Druckempfindlichkeit. Andere typische Symptome bei älteren Kindern (meist Mädchen) sind Dysurie, Häufigkeit und Drang zum Wasserlassen und sekundäre Enuresis.
– Die Diagnose wird durch eine Urinanalyse und -kultur gestellt.

Obstipation

– Verstopfung bedeutet weniger als 3 Stuhlgänge pro Woche mit Stuhlinkontinenz, voluminösen Stühlen, tastbaren verhärteten Stuhlansammlungen im Rektum, Haltung und schmerzhafter Stuhlentleerung.
– Über Verstopfungen, die Bauchschmerzen verursachen, wird häufig berichtet. Verstopfungen sollte nicht als Ursache für Bauchschmerzen akzeptiert werden, ohne andere mögliche Diagnosen in Betracht zu ziehen.
– Wenn eine Verstopfung Bauchschmerzen verursacht, sind diese meist mild, diffus oder fehlen.

Morbus Crohn (CD)

– CD ist eine chronische entzündliche Erkrankung, die den Magen-Darm-Trakt von Mund bis Anus betrifft.
– Kinder zeigen sich meist Fieber, Durchfall, Appetitlosigkeit, Mundgeschwüre, perianale Hautläppchen/Fistel, Wachstumsstörungen, unspezifischen krampfartigen Bauchschmerzen, die oft einer Blinddarmentzündung ähneln, und Gewichtsverlust. Extra-intestinale Manifestationen sind Arthropathie, Skleritis und ein Erythema nodosum.
– erhöhtes CRP, Anämie und Thrombozytose sind recht charakteristisch.
– Die Diagnose erfolgt durch Koloskopie mit Biopsie, Bariumbreischluck, MRT oder CT-Scan.
– Stuhlkalprotektin kann zwischen IBD (entzündliche Darmerkrankungen) und IBS (Reizdarmsyndrom) unterscheiden.

Pankreatitis
- Risikofaktoren sind die Einnahme des Antikonvulsivums Valproat, eine Hyperlipidämie, Gallenwegserkrankung oder familiäre Vorgeschichte von Pankreatitis.
- typische Bauchschmerzen/-empfindlichkeit, die anhaltend sind und in den Rücken ausstrahlen.
- Erbrechen/Würgen (Inzidenz etwa 75 %).
- Fieber/Schüttelfrost (Inzidenz bei etwa 25 %).
- Erhöhter Serum-Lipase- und Amylase-Spiegel ($>3\times$ mal die obere Grenze des Normalwerts).
- Bildgebende Verfahren: Ultraschall und CT-Scan.

4. Exercise-Related AP (Seitenstechen)
   - Dies ist eine häufige vorübergehende Beschwerde nach dem Training, die als „Stechen" bezeichnet wird.
   - Es ist meist lokalisiert im rechten Mittelbauch entlang der subkostalen Grenze, scharf oder stechend, besonders nach dem Laufen und Reiten.
   - Oft strahlt der Schmerz in die Schultern aus. Im Schulterbereich liegt das Dermatom des Mittelbauchs und wird vom Nervus phrenicus innerviert.
   - Nahrung oder Getränke (besonders hypertonische Getränke) vor dem Training sind ein Risikofaktor, der zu dieser Art von AP prädisponiert.
   - Der Schmerz wird oft durch tiefes Atmen gelindert.

5. Chirurgische Erkrankungen, die sich mit AP präsentieren
   BS aufgrund einer akuten chirurgischen Erkrankung ist entsteht meist plötzlich, ist stark, fortschreitend und kolikartig mit lokaler Druckempfindlichkeit. Die Schmerzen gehen in der Regel dem Erbrechen voraus, während das Gegenteil bei internistischen Fällen zutrifft. Kinder mit mittigen Schmerzen ohne Verschlechterung der Schmerzen oder Erbrechen, mit leichten oder mäßigen Schmerzen neigen dazu, unspezifische gutartige BS zu haben.
   Eine Zusammenfassung der diagnostischen Merkmale der beiden Gruppen, chirurgische und nicht-chirurgische Ursachen, mit BS ist in Tab. 6.2 dargestellt:

6.1 Akuter Bauchschmerz (AAP)

Tab. 6.2 Unterscheidungsmerkmale zwischen chirurgischen und nicht-chirurgischen Ursachen von AP

Chirurgisch	Nicht-chirurgisch
Anamnese	
• Akuter, starker Schmerz, zunehmend an Intensität	Mittig oder generalisiert, Intensität stabil
• Schmerz geht Erbrechen voraus	Lange oder wiederkehrende Schmerzepisoden
• Galliges Erbrechen	Erbrechen fehlt oder geht Schmerzbeginn voraus
• Hämatochezie (rektale Blutung)	
Körperliche Untersuchung	
• Krank aussehend, lethargisch	Nicht krank aussehend
• Abdominale Distension	Abdomen nicht distendiert
• Lokalisierte, rebound-Empfindlichkeit	Diffuse Empfindlichkeit
• Rigidität, Abwehrspannung	Keine Rigidität oder rebound-Empfindlichkeit
• Fehlende oder hochfrequente Darmgeräusche	Normale Darmgeräusche

Diagnostische Merkmale der häufigsten chirurgischen Erkrankungen sind:
Appendizitis

– Anfänglich vage, krampfartige Bauchschmerzen, schlecht lokalisiert im peri-umbilikalen Bereich, gefolgt von Übelkeit.
– Innerhalb von 6–48 h wandert der Schmerz in den rechten Unterbauch, gefolgt von Erbrechen und Fieber.
– Fieber, zwischen 38–39 °C, ist bei 80 % der Fälle vorhanden.
– Rechte Unterbauchempfindlichkeit mit Loslassschmerz bei der Untersuchung.
– Schmerzen verschlimmern sich durch Husten, Perkussion, Hüpfen.

- Kleine Kinder mit einer Appendizitis präsentieren sich oft mit akutem Abdomen aufgrund einer Perforation. Diese Kinder haben typischerweise eine längere Schmerzanamnese, größere systemische Auswirkungen, hohes Fieber, mehr generalisierte Bauchschmerzen und fehlende Darmgeräusche.
- Abnorme Laborbefunde: Leukozytose und hoher CRP-Wert. Der Ultraschall kann Erkrankungen, die eine Appendizitis klinisch nachahmen, differenzieren und die Diagnose nahelegen. Das CT ist eine sehr wichtige Bildgebungstechnik, wenn die Sonographie keine eindeutige Diagnose liefert: Sie kann eine vergrößerten Appendix (>7 mm Querdurchmesser und signifikante Wandverdickung) bestätigen.

Volvulus

- Volvulus bezeichnet die Drehung des Darms um einen festen Punkt. Typischesr Altersbereich ist 2 Monate bis 2 Jahre.
- Neugeborene zeigen akute Symptome von galligem Erbrechen, Bauchaufblähung und andereSymptome und Zeichen eines Darmverschluss. Kleinkinder und ältere Kinder können mit rezidivierenden BS haben.
- Die Ultraschalluntersuchung ist diagnostisch zielführend.

Invagination

- Dies ist eine der häufigsten Ursachen für einen akuten Bauch, das besonders Kinder im Alter von 6 Monaten bis 2 Jahren betrifft.
- Der Beginn ist gekennzeichnet durch anfängliches Erbrechen mit fehlender Stuhlpassage, gefolgt von Paroxysmen (alle 10–20 min) von kolikartigen BS. Das Kind ist in Not, weint und sieht krank aus, aber zwischen diesen Paroxysmen geht es ihm gut. Es gibt meist eine tastbare Masse und einen blutigen roten, Johannisbeergelee-Stuhl oder Hämatochezie.
- Die Reduktion durch Luft oder Bariumeinlauf unter Ultraschallkontrolle ist diagnostisch und therapeutisch.

Eingeklemmte Hernie

- Eingeklemmte Hernie ist die häufigste und schwerwiegendste Komplikation einer Leistenhernie. Beietwa 15 % der Fälle kommt es zu einer Inkarzeration der Leistenhernie.
- Kinder präsentieren sich mit plötzlichem Weinen und sichtbarer Vorwölbung/ Schwellung in der Leiste oder im Hodensack oder in den großen Schamlippen.
- Die körperliche Untersuchung zeigt eine lokale nicht reponierbare Schwellung mit offensichtlicher Empfindlichkeit.
- Wenn die Einklemmungszeit <12 h beträgt, kann eine manuelle Reponierung versucht werden, die die Diagnose bestätigt.
- Die Ultraschalluntersuchung ist diagnostisch.

6.2 Rezidivierende abdominale Schmerzen (RAP)

Einführung/Kernbotschaften
- RAP ist bedeutsam, weil es für eine hohe Rate an Morbidität, Fehltagen in der Schule, hohen Gebrauch von Gesundheitsressourcen und elterliche Angst verantwortlich ist. Es wird definiert als mindestens 3 rezidivierende Episoden von Schmerzen, die schwer genug sind, um die Aktivitäten des Kindes zu beeinträchtigen, über einen Zeitraum von mindestens 3 Monaten, und die Symptome können keiner anderen medizinischen Erkrankung zugeschrieben werden.
- RAP ist gekennzeichnet durch symptomfreie Intervalle, gesundes Erscheinungsbild des Kindes und Fehlen von Auffälligkeiten bei der Untersuchung. Organische Erkrankungen haben tendenziell einen progressiven Verlauf und das Vorhandensein von Auffälligkeiten bei der Untersuchung.

- Kürzlich (Rome-Kriterien) wurde der Begriff der funktionellen gastrointestinalen Störungen (FGIDs) eingeführt, der das Reizdarmsyndrom (IBS), die funktionelle Dyspepsie (epigastrischer Schmerz, postprandiale Beschwerden, frühe Sättigung) und den funktionellen Bauchschmerz umfasst.
- Parasiten, wie Giardia, sind eine häufige und wichtige Ursache von RAP in Entwicklungsländern.

Differenzialdiagnose

Häufig	Selten
Säuglingskolik (Abendkolik)	Kindesmisshandlung
Gastroösophagealer Reflux	Zöliakie
Nahrungsmittelallergie/-unverträglichkeit	Entzündliche Darmerkrankungen (Morbus Crohn, Colitis ulcerosa)
Funktionelle AP-Störungen (FAPD)	Steine im Harntrakt und in der Gallenblase
Funktionelle Dyspepsie	Meckel-Divertikel
Reizdarmsyndrom	Familiäres Mittelmeerfieber
Abdominelle Migräne	Parasiten (z. B. Giardia)
Funktionelle AP (FAP)	Sichelzellenanämie
	Rezidivierende Harnwegsinfektionen

Fehldiagnosen sind auf folgende Gründe zurückzuführen:

1. Fehler: Versäumnis, organische von nicht-organischen Ursachen von RAP zu unterscheiden.

2. Fehler: Versäumnis, die häufigsten Ursachen von RAP im Säuglingsalter zu unterscheiden.

3. Fehler: Versäumnis, häufige Ursachen von RAP bei älteren Kindern zu unterscheiden.

4. Fehler: Nichtberücksichtigung seltener Ursachen von RAP (z. B. Kindesmissbrauch).

1. Unterscheidung von organischem und nicht-organischem RAP
Für nicht-organischen RAB spricht:
   - Die überwiegende Mehrheit der Fälle mit RAP hat eine nicht-organische Ätiologie.
   - AP ist zentral periumbilikal und strahlt nicht woanders hin aus.
   - Fehlen von Auffälligkeiten bei der körperlichen Untersuchung, ohne Abwehrspannung, Loslassschmerz und Verhärtung, und normale Untersuchungsergebnisse.
   - Fehlen von Alarmzeichen (siehe unten).

   Für organischen RAP spricht
   - Bauchschmerzen sind vom Nabel weg lokalisiert und/oder strahlen woanders hin aus.
   - Kleine Kinder < 4 Jahre, Gewichtsverlust, Abfallen von der Wachstumskurve, anhaltende Schmerzen im rechten oder linken Ober- oder rechten Unterbauch oder im suprapubischen Bereich, oder Verbindung mit starkem Erbrechen, anhaltendem Durchfall oder unerklärtem Fieber.
   - Weitere Alarmzeichen sind Familienanamnese von entzündlichen Darmerkrankungen, Schmerzen, die mit nächtlichem Erwachen verbunden sind, orale und/oder perianale Läsionen, Arthritis oder Hepatomegalie, die auf nicht-funktionelle Ursachen von Bauchschmerzen hinweisen.

2. Ursachen von RAP im Säuglingsalter
Säuglingskolik (siehe auch Kapitel Allgemeines System).
   - Wiederkehrende Schreiepisoden bei einem Säugling, der die Beine anzieht und Schmerzen zu haben scheint, gelten als Kolik.
   - Säuglingskolik wird definiert als Reizbarkeitsanfälle mit Unruhe oder Schreien, die ohne klare Gründe beginnen und enden, die mindestens 3 h/Tag, 3 Tage/Woche, für mindestens 3 Wochen bei einem gesunden Baby andauern.

- Sie beginnt normalerweise im Alter von 2 Wochen und bessert sich deutlich im Alter von 3–4 Monaten. Charakteristisch ist, dass der Anfall plötzlich beginnt, kontinuierlich ist, mit gerötetem Gesicht, gespanntem Bauch, geballten Händen und Anziehen der Beine. Etwa 5 % der Fälle haben organische Ursachen. Schreien kann eine Art der Kommunikation des Babys sein. Mit dem Älterwerden finden Kinder andere Wege zu kommunizieren.
- Die Kolik tritt typischerweise mehr am Nachmittag und Abend (häufig 6–10 Uhr) auf, was darauf hindeutet, dass Ereignisse zu Hause (z. B. Mutter ist mit Haushalten beschäftigt; Kind wird allein gelassen) die Hauptursache sein könnten. Diese Abendkolik war früher die häufigste Diagnose von Säuglingskolik; sie wird durch GO-Reflux ersetzt.
- Anhaltendes Schreien über das Alter von vier Monaten hinaus wurde mit langfristigen psychologischen und Verhaltensproblemen in Verbindung gebracht, einschließlich Hyperaktivität und Migräne.

Gastroösophagealer Reflux (GOR)
- GOR ist häufig bei Säuglingen und bezieht sich auf den unfreiwilligen retrograden Übertritt von Mageninhalt in die Speiseröhre mit oder ohne Regurgitation und/oder Erbrechen. Der überwiegenden Mehrheit der Säuglinge mit GOR geht es ab einem Alter von 6–12 Monaten dann wieder gut.
- Klinische Manifestationen sind entweder allgemein (Unbehagen, Reizbarkeit, Fütterungsverweigerung und dystone Nackenhaltung = Sandifer-Syndrom) oder gastrointestinal (epigastrische Schmerzen, Dysphagie, Hämatemesis und Regurgitation). Regurgitation ist das häufigste Symptom und ist bei fast allen Kindern mit GOR vorhanden. Rote Flagge Symptome und Zeichen sind Gewichtsverlust, Lethargie, übermäßige Reizbarkeit, Fieber, Beginn der Regurgitation/Erbrechen > 6 Monate und ihr Fortbestehen > 12–18 Monate. Komplikationen von GOR sind peptische Ösophagitis, gastrointestinale Blutung, Laryngitis und rezidivierende Aspirationspneumonie.

6.2 Rezidivierende abdominale Schmerzen (RAP)

- Untersuchungen umfassen Bariumkontrast, Ultraschall, Endoskopie, Ösophagus-pH-Messung, multikanalige intraluminale Ösophagus-Elektroimpedanz.
- Pylorusstenose wird von GO-Reflux durch schwallartiges Erbrechen in den ersten 2–3 Lebenswochen bei einem hungrigen Baby mit sichtbarer Magenperistaltik und einer Palpation einer „Olive" im rechten Oberbauch unterschieden. Bei Reflux erbrechen Kinder während oder unmittelbar nach der Fütterung.

Kuhmilchproteinallergie (CMPA)

- Sofortige Reaktion auf CMPA (IgE-vermittelt) tritt innerhalb von 2 h nach Milchaufnahme auf und äußert sich als gastrointestinale (GI) (Erbrechen, Durchfall, Bauchschmerzen), Haut (Urtikaria) Atemwegssymptome (pfeifendes Atmen).
- Nicht-IgE-vermittelte CMPA ist gekennzeichnet durch eine verzögerte Reaktion (zwei Stunden bis mehrere Tage), mit Symptomen, die auf den GI-Trakt beschränkt sind (Kolik, GOR, Durchfall, Enterokolitis und Blut und/oder Schleim im Stuhl), und Haut (Pruritus, Erythem und atopisches Ekzem).
- Die Untersuchung auf IgE-vermittelte CMPA umfasst Hautpricktest (SPT) und spezifische Serum-IgE-Tests. Es gibt keine validierten Tests, um nicht-IgE-vermittelte CMPA zu bestätigen. Die Eliminierung von Kuhmilch und Milchprodukten für zwei Wochen und der Ersatz der Milch durch stark hydrolysierte Säuglingsnahrung hilft, die Diagnose zu stellen.

Laktoseintoleranz (LI)

- Kuhmilch enthält etwa 5 g Laktose pro 100 ml. Joghurt enthält etwa 50 % davon, und Käse hat einen niedrigen Laktosegehalt.
- LI wird definiert als das Auftreten von Bauchbeschwerden nach Laktoseaufnahme. Sie tritt meist sekundär zu viralen (z. B. Rotavirus) Gastroenteritiden auf, die eine

Laktasemangel verursachen und somit die Spaltung des Disaccharids Laktose in Galaktose und Glukose verhindern.
- Laktosemalabsorption (LM) ist die Passage von Laktose in den Dickdarm als Folge eines Laktasemangels. LM ist eine Voraussetzung für LI, und nur einige Personen mit LM sind laktoseintolerant.
- Typische Symptome sind Bauchschmerzen, Blähungen, Durchfall und Malabsorption.
- Die Diagnose wird durch einen niedrigen Stuhl-pH-Wert (<5,3), positiver Nachweiß von reduzierenden Substanzen im Stuhl und einen positiven Wasserstoffatemtest (H_2 > 20 ppm über dem Ausgangswert deutet auf LM hin) gestellt. Ein Laktosebelastungstest (12,5–25 g Laktose) ist ebenfalls verfügbar.

3. Ursachen von RAP bei älteren Kindern
   Funktionelle Dyspepsie (FD)
   FD umfasst eines oder mehrere der folgenden störenden Symptome von mindestens 4 Tagen/Monat für mindestens 2 Monate:
   – Postprandiale Fülle
   – Frühe Sättigung
   – Epigastrisches Schmerzen oder Brennen
   – Symptome können nicht vollständig durch eine andere medizinische Erkrankung erklärt werden

   Reizdarmsyndrom (IBS)
   Die Prävalenz von RDS in der Bevölkerung ist hoch (11 %), und Frauen sind häufiger betroffen als Männer. Diagnostische Kriterien sind abdominale Schmerzen oder Unwohlsein, die mindestens 4 Tage pro Monat auftreten und mit einem oder mehreren der folgenden Faktoren verbunden sind:

   – Assoziierte Stuhlunregelmäßigkeit (Obstipation-dominant, Diarrhoe-dominant oder gemischt). Bei Obstipation löst sich der Schmerz nicht nach der Defäkation; wenn er sich löst, handelt es sich um funktionelle Obstipation, aber nicht umein RDS.

- Assoziierte Komorbiditäten sind überaktive Blase, Migräne und psychiatrische Probleme (z. B. Angst).
- Symptome können nicht vollständig durch eine andere medizinische Erkrankung erklärt werden.
- Die klinische Präsentation von entzündlichen Darmerkrankungen (IBD) überschneidet sich oft mit RDS. Stuhlkalprotektin hat sich als sehr nützlich bei der Differenzialdiagnose zwischen IBD und RDS erwiesen: niedriges Kalprotektin (<50 µg/g) macht IBD unwahrscheinlich.

Abdominale Migräne
- Paroxysmale Episoden von mäßigen bis schweren lokalisierten peri-umbilikalen oder diffusen abdominalen Schmerzen, die mindestens eine Stunde anhalten. Die Schmerzen sind so stark, dass sie die normalen täglichen Aktivitäten beeinträchtigen.
- Begleitende Merkmale sind Blässe, Übelkeit, Erbrechen, Appetitlosigkeit, Kopfschmerzen und Photophobie.
- Die Episoden sind durch wochen- bis monatelange symptomfreie Intervalle getrennt.
- Häufige Familienanamnese von Migräne.
- Symptome können nicht einer anderen medizinischen Erkrankung zugeschrieben werden.

Funktionelle Bauchschmerzen (FAP)
- Obwohl der Begriff der rezidivierenden BS häufig verwendet wird, ist die aktuelle Präferenz, funktionelle BS zu verwenden, die durch mindestens 3 Schmerzattacken definiert sind, die schwer genug sind, um die Aktivitäten über einen Zeitraum von mindestens 3 Monaten zu beeinträchtigen. Die BS treten in Abwesenheit von anatomischen Anomalien, Entzündungen oder Gewebeschäden auf.
- Die Diagnose ist klinisch mit normalen körperlichen Befunden und keinen alarmierenden Symptomen und Zeichen.
- Obwohl die Grundlage der Diagnose eine genaue Anamnese ist, können vor der endgültigen Diagnose von FAP

einige ausgewählte Tests wie Urinanalyse durchgeführt werden.

Morbus Crohn (siehe Abschnitt über akute BS)
Verstopfung (siehe auch nächsten Abschnitt)

- Schmerzen bei Verstopfung werden oft als diagnostische Entität überschätzt.
- Die Diagnose der Verstopfung sollte nicht gestellt werden, weil keine andere Ursache außer Verstopfung aus der Anamnese und Untersuchung hervorgeht.

Nahrungsmittelallergie/-unverträglichkeit

- Nahrungsmittelallergie ist eine unerwünschte Reaktion auf ein spezifisches Nahrungsantigen, die durch einen immunologischen Prozess bei einem empfindlichen Individuum vermittelt wird. Nahrungsmittelunverträglichkeit ist eine nicht-immunologische Reaktion, die durch Toxin, Medikament oder Enzymmangel vermittelt wird. Typischerweise beginnt die Nahrungsmittelallergie/-unverträglichkeit in den ersten beiden Lebensjahren.
- Die Symptome betreffen meist die Haut, den Darm und die Atemwege. Während allergische Reaktionen auf Milch und Ei meist mit dem Alter verschwinden, halten Allergien auf Nüsse und Meeresfrüchte an.
- Nahrungsmittelallergie/-unverträglichkeit ist eine der häufigsten Ursachen für rezidivierende abdominelle Schmerzen bei einem sonst gesunden Kind. Das Weglassen des verdächtigen Nahrungsmittels (insbesondere Milch oder Weizen) für etwa zwei Wochen ist das beste diagnostische und therapeutische Werkzeug. Blut- oder Hauttests sind nur bei IgE-vermittelten Reaktionen nützlich.

4. Seltene Ursachen von RAP
Kindesmissbrauch

- Kinder, die missbraucht wurden (körperlich, vernachlässigt, sexuell), zeigen eine Vielzahl von Symptomen, einschließlich RAP. Begleitende Merkmale, die zur Diagnose von Missbrauch führen können, sind Schlafstörungen,

6.2 Rezidivierende abdominale Schmerzen (RAP)

Albträume, Veränderungen des Verhaltens und der Persönlichkeit, unerklärliche Hautblutergüsse, zugefügte Zigarettenverbrennungen, Netzhautblutungen und intraorale Verletzungen.
- Die Diagnose basiert in der Regel auf einer Diskrepanz zwischen der Anamnese und den klinischen Befunden.
- Eine radiologische Skelettuntersuchung kann angezeigt sein.

Parasiten (z. B. Giardia lamblia, Cryptosporidium Species).

- Parasitäre Infektionen, die den GI-Trakt betreffen, manifestieren sich als RAP, Blähungen, Durchfall und abdominelle Distension. Giardia ist klassisch mit übelriechendem wässrigem Durchfall assoziiert.
- Bei Kindern, die aufgrund einer parasitären Infektion schwere Symptome zeigen, sollte eine Immundefizienz in Betracht gezogen werden.
- Stuhl auf Parasiten sollte bei jedem Kind mit intestinalen Symptomen nach Auslandsaufenthalt in Betracht gezogen werden.

Familiäres Mittelmeerfieber (FMF)
Diagnostische Kriterien für FMF sind:

- Wiederkehrende Fieberepisoden in unregelmäßigen Abständen über einen Zeitraum von vielen Monaten.
- Schmerzen im Bauchraum (Peritonitis), im Brustkorb (Pleuritis) oder in den Gelenken (Arthritis). Eine Prodromalphase von 4–12 h ist meist vorhanden und ist gekennzeichnet durch Appetitlosigkeit und Bauchschmerzen aufgrund einer Peritonitis. Etwa 6–10 h später tritt Fieber (38,5 °C bis zu 40 °C) auf und eine rasche Erholung erfolgt innerhalb von 24–72 h. Viele Patienten unterziehen sich mindestens einer Bauchoperation wegen Verdacht auf Appendizitis, bevor FMF diagnostiziert wird. Rezidivierende orale Aphthen sind oft vorhanden. Perikarditis tritt bei weniger als 1 % auf. Amyloidose ist die wichtigste Langzeitkomplikation von FMF.
- Genetische Tests (MEFV-Mutation) bestätigen die Diagnose.

6.3 Abdominelle Distension

Einführung/Kernbotschaften
- Abdominelle Distension ist definiert als eine Zunahme des Umfangs des Abdomens, die durch Luft, Flüssigkeit, Stuhl, Tumor oder Organomegalie verursacht wird. Es ist ein häufiger klinischer Befund, der sorgfältig ausgewertet werden muss.
- Die Anamnese ist von entscheidender Bedeutung, um einen diagnostischen Hinweis zu geben, z. B. die Dauer der Distension (akut oder chronisch), ein Gewichtsverlust, Durchfall oder Erbrechen und ist das Erbrochene gallig gefärbt?

Differenzialdiagnose

Häufig	Selten
Physiologisch bei Kleinkindern	Speicherkrankheiten (Glykogenspeicher)
Malabsorption (Zöliakie, Giardia)	Hirschsprung-Krankheit
Darmverschluss	Aszites (z. B. nephrotisches Syndrom, SLE)
Verstopfung	Eierstockzyste
Abdominelle Masse (Tumor, Hepatosplenomegalie)	Polyzystische Nierenerkrankung
Aerophagie (funktional oder pathologisch)	Hydatidenzyste (in den Tropen)

Fehldiagnose ist auf folgende Gründe zurückzuführen:
1. Fehler: Nichterkennen physiologischer Ursachen einer Bauchschwellung.
2. Fehler: Nichtunterscheiden pathologischer Ursachen einer Bauchschwellung.

6.3 Abdominelle Distension

1. Physiologische Bauchschwellung
   - Bei Kindern stammen 70 % des Darmgases aus verschluckter Luft. Luftschlucken ist physiologisch bei Neugeborenen und Säuglingen.
   - Viele Kleinkinder, die gedeihen und gesund sind, haben oft eine leichte und harmlose Bauchschwellung. Diese Erkrankung kann mit einem Durchfall bei Kleinkindern einhergehen.
   - Aerophagie: Physiologische funktionelle Aerophagie bezieht sich auf das Schlucken von Luft ohne signifikante gastrointestinale Symptome. Typische Präsentation: keine Bauchschwellung am Morgen, gefolgt von einer fortschreitenden Bauchschwellung im Laufe des Tages.

2. Pathologische Bauchschwellung
   Pathologische Aerophagie
   - Pathologische Aerophagie wird durch übermäßiges und unangemessenes Schlucken von Luft verursacht und ist mit Bauchschwellung und Schmerzen, Aufstoßen, Rülpsen und wiederholter Flatulenz verbunden, die >12 Wochen/Jahr anhalten. Wie bei physiologischer Aerophagie tritt keine Bauchschwellung am Morgen auf, gefolgt von einer fortschreitenden Bauchschwellung im Laufe des Tages. Hörbare Schluckgeräusche sind pathognomonisch für diese Erkrankung.
   - Pathologische Aerophagie tritt häufig in den folgenden Situationen auf:

     Behinderte Kinder, die häufig nicht aufstoßen können. Eine damit verbundene Obstipation begrenzt oft die Elimination von Flatus.
     Kinder mit Reizdarmsyndrom (IBS), das häufig mit Blähungen einhergeht.
     Schwere Verstopfung, die mehr Bauchschwellung als Blähungen verursacht.
     Tracheo-ösophageale Fistel.

Malabsorption

- Malabsorption ist ein Versagen der Aufnahme von Nährstoffen, das durch eine lumenale/mukosale Maldigestion und/oder eine unzureichende mukosale Absorption verursacht wird. Klinisch äußert sie sich als Durchfall, Steatorrhoe (mit blassen-fettigen und voluminösen Stühlen), Mangelernährung, Gewichtsverlust, Bauchschmerzen und Anämie. Diese Merkmale resultieren meist nur aus einer Kohlenhydrat- und Fettmalabsorption.
- Zöliakie (chronische, autoimmune Enteropathie des Dünndarms, die durch eine Exposition gegenüber diätetischem Gluten ausgelöst wird) wird anhand von klinischen Merkmalen einer Malabsorption und serologischen Markern der Zöliakie diagnostiziert, einschließlich Endomysium- und Anti-Gewebe-Transglutaminase (anti-tTG)-IgA.
- Die körperliche Untersuchung allein reicht nicht aus, um eine spezifische Diagnose für eine Malabsorption zu stellen. Obwohl die Stühle bei Steatorrhoe ein charakteristisches Aussehen haben, kann die Diagnose durch Sudanfärbung bestätigt werden, die die Anzahl der Fettglobuli testet (>20/hpf ist abnormal). Eine Pankreasinsuffizienz kann durch die Messung von fäkalem Elastase-1 gescreent werden. Sobald diese Diagnose vermutet wird, ist ein Schweißtest erforderlich, um eine zystische Fibrose zu bestätigen oder auszuschließen. Die Diagnose einer Kohlenhydratmalabsorption ist durch einen niedrigen Stuhl-pH (<5,3), durch positive reduzierende Substanzen im Stuhl (mit Clinitest), positiven Wasserstoff-Atemtest und durch den D-Xylose-Test (normalerweise > 20mg/dl) nach einer oralen Dosis von D-Xylose nahegelegt.

Obstipation (Siehe nächster Abschnitt)
Intra-Abdominelle Masse

- Abdominelle Tumore umfassen Dünndarmlymphom, Magenteratom und Zysten. In den Tropen sind protozoale und helminthische Infektionen häufig.
- Die Diagnose wird durch Bildgebung mit Ultraschall und MRT gestellt.

Darmverschluss

- Die Leitsymptome eines angeborenen Darmverschlusses sind mütterliches Polyhydramnion, galliges Erbrechen und das Ausbleiben von Mekonium in den ersten 24 h des Lebens, zusätzlich zu einer abdominellen Distension. Darmatresie, Hirschsprung-Krankheit, Malrotation und Mekoniumileus (tritt bei 15 % aller Fälle von zystischer Fibrose auf) sind die häufigsten Erkrankungen. Erworbene Darmverschlüsse umfassen Invagination und eingeklemmte Hernie.
- Ein distaler Darmverschluss (z. B. verursacht durch die Hirschsprung-Krankheit) manifestiert sich mit früher abdomineller Distension und spätem Erbrechen, während ein proximaler Darmverschluss (z. B. verursacht durch eine Duodenalatresie) sich mit frühem Erbrechen und keiner abdominellen Distension manifestiert. Galliges Erbrechen und/oder Darmflüssigkeitsspiegel deuten auf einen Darmverschluss hin.
- Galliges Erbrechen muss ernst genommen werden, wegen der Möglichkeit einer Malrotation mit Volvulus.

Tropen

- Die Ursachen für eine abdominelle Distension in den Tropen unterscheiden sich von denen in entwickelten Ländern. Parasiten (z. B. Giardia, Cryptosporidium) sind häufig und verursachen neben Durchfall auch abdominelle Distension und Gewichtsverlust.
- Mikroskopische oder ELISA-Antigen-Identifikation von fäkalen Giardia- und Cryptosporidium-Zysten.

6.4 Verstopfung

Einführung/Kernbotschaften
- Seltener Stuhlgang ist bei gestillten Babys häufig, die bis zu 10 Tage keinen Stuhl haben können. Es sollte keine Intervention erfolgen, solange die Babys

gedeihen, gut trinken, keine Bauchschmerzen haben und Stühle ohne Schmerzen oder Blut absetzen.
- Bei älteren Kindern ist der häufigste Grund für Verstopfung das Zurückhalten des Stuhls aus Angst vor einem Stuhlgang nach einer schmerzhaften Defäkation.
- Stuhlinkontinenz ist eine häufige Komplikation der Verstopfung, die bei etwa 80 % der Fälle auftritt. Sie wird definiert als freiwilliger oder unfreiwilliger Abgang von Stuhl in die Unterwäsche oder an sozial unangemessenen Orten, bei einem Kind mit einem Entwicklungsalter von mindestens 4 Jahren.
- Stuhlinkontinenz, die nicht mit Verstopfung zusammenhängt (nicht-retentiv), und organische Ursachen (z. B. anorektale Fehlbildung) sind vergleichsweise selten.

Differentialdiagnose

Häufig	Selten
Häufige funktionelle Verstopfung	
Normale Varianten von gestillten	Hypothyreose
Assoziierte neurologische Beeinträchtigung	Hyperkalzämie
Reizdarmsyndrom	Darmverschluss
Medikamente	Erhöhte Ausscheidung (Polyurie, Erbrechen) Zöliakie

Fehldiagnose ist auf folgende Gründe zurückzuführen:
1. Fehler: Versäumnis, Verstopfung zu definieren.
2. Fehler: Versäumnis, funktionelle Ursachen von Verstopfung zu unterscheiden.
3. Fehler: Versäumnis, organische Ursachen von Verstopfung zu erkennen.

6.4 Verstopfung

1. Definition von funktioneller Obstipation
   - Die Rom-IV-Diagnosekriterien für funktionelle Obstipation im Entwicklungsalter von >4 Jahren erfordern mindestens 2 der folgenden Symptome: Zwei oder weniger Stuhlentleerungen in der Toilette/Woche, mindestens eine Episode von Stuhlinkontinenz/Woche.
   - Zusätzlich zu einer Anamnese von retentivem Verhalten, Anamnese von schmerzhafter Defäkation, hartem Stuhl, großer Stuhlmasse im Rektum und Stühlen, die die Toilette verstopfen können.

2. Ursachen von funktioneller Obstipation
   - Die mit Abstand häufigste Ursache für die Obstipation ist funktionell, sie macht 90–95 % aller Fälle aus. Organische Ursachen (siehe nächster Abschnitt) sind in der Praxis selten (etwa 5 %).
   - Schmerzen beim Absetzen harter Stühle im frühen Kindesalter sind der Hauptfaktor für kindliche Verstopfung.
   - Risikofaktoren für Verstopfung sind schlechte Ernährungsgewohnheiten, Übergewicht, Milchunverträglichkeit/Allergie und Misshandlung, die zu Stress mit Veränderung der gastrointestinalen Motilität führt.
   - Stuhlinkontinenz ist meist auf „Überlauf" durch Stuhlretention zurückzuführen (in >80 % der Fälle). Andere Ursachen sind verhaltensbedingt/emotional.
   - Eltern können Stuhlverhalten als Drücken und Stuhlinkontinenz als Durchfall interpretieren. Für beide Phänomene sollte eine Erklärung gegeben werden.

3. Ursachen von nicht-funktioneller organischer Obstipation
   - Rote Flaggen für eine mögliche Existenz von organischer Obstipation sind eine verzögerte Ausscheidung von Mekonium über 48 h nach der Geburt, galliges Erbrechen, abdominale Distension und assoziiertes Gedeihstörung.
   - Hirschsprung-Krankheit ist die häufigste Ursache für neonatale Darmobstruktion; 80 % sind männlich. Sie wird

verursacht durch eine Abwesenheit von enterischen Ganglien in den submukösen und mesenterischen Plexus. Down-Syndrom ist die häufigste assoziierte genetische Störung. Die Diagnose basiert auf einer Kombination von:

Klinische Merkmale: verzögerte Passage von Mekonium, Mekoniumileus, galliges Erbrechen und abdominale Distension. Das Rektum ist bei der Untersuchung meist leer. Ältere Kinder präsentieren sich mit unterschiedlichen Graden von distendiertem Abdomen und seltenem Stuhlgang.

Eine einfache abdominale Röntgenaufnahme kann einen dilatierten Segment proximal zum obstruierten Darmsegment zeigen. Die Diagnose wird durch eine Rektalbiopsie bestätigt, die eine Aganglionose zusammen mit einem hohen Gehalt an Acetylcholinesterase zeigt. Calretinin-Immunhistochemie hat sich als ein wichtiges diagnostisches Werkzeug herausgestellt.

– Andere nicht-funktionelle Ursachen von Obstipation sind Hyperkalzämie (siehe Abschnitt Blut im Urin), ektopischer Anus, Hypothyreose und kongenitaler Megakolon.

6.5 Durchfall

Einführung/Kernbotschaften
- Die meisten Durchfallerkrankungen bei Kindern in entwickelten Ländern sind viral (75–90 % der Fälle), mild und selbstlimitierend und erfordern keine Krankenhauseinweisung oder Labor Untersuchung. Der Durchfall ist meist wässrig, massiv und nicht blutig. In Entwicklungsländern ist der Durchfall oft schwer verlaufend und mit einer hohen Sterblichkeitsrate vergesellschaftet. Häufige, kleine blutige Stühle mit Schleim deuten auf eine Kolitis hin.

- Großer wässriger Durchfall in Verbindung mit diffusen Bauchschmerzen und Erbrechen ist typisch für eine Enteritis (meist Gastroenteritis genannt), während kleine häufige, blutige Stühle und Unterbauchschmerzen sehr auf eine Kolitis hinweisen.
- Bei Kindern mit Erbrechen allein sollten alternative Diagnosen zur Gastroenteritis in Betracht gezogen werden.
- Mit der weit verbreiteten Anwendung eines Rotavirus-Impfstoff ab 2006 wurde eine erhebliche Abnahme der Krankheitshäufigkeit, Morbidität und Mortalität der Rotvireninfektion erreicht.
- Der wichtigste Aspekt der Bewertung eines Durchfallfalls ist die Bestimmung des Grades der Dehydrierung. Konzentrierter Urin (orangefarben) deutet auf eine leichte Dehydrierung hin, seltener und geringer Urin auf eine mäßige und Anurie auf eine schwere Dehydrierung. Wenn ein Kind wach und verspielt ist, ist der Grad der Dehydrierung unbedeutend.
- Abführmittel-induzierter Durchfall (induzierte Krankheit) ist selten, sollte aber nicht übersehen werden. Der Durchfall ist meist chronisch oder rezidivierend. Die Betreuungsperson des Kindes hat oft eine zugrunde liegende psychiatrische Störung.

Differenzialdiagnose

Häufig	Selten
Akute infektiöse Enteritis, GE	Acrodermatitis enteropathica
Milchprotein/Laktoseintoleranz	Entzündliche Darmerkrankung (IBD)
Antibiotika induziert	Primäre Disaccharidmangel
Postinfektiöse Laktose/Proteinintoleranz	Kurzdarmsyndrom
Zöliakie	Nosokomiale Diarrhoe

Kleinkinddiarrhoe	Pseudomembranöse Kolitis (medikamenteninduziert)
Reizdarmsyndrom	Münchhausen-Syndrom durch Stellvertreter
Malabsorption	

Fehldiagnose ist auf fol'gende Gründe zurückzuführen:
1. Fehler: Versäumnis, Durchfall zu definieren.
2. Fehler: Versäumnis, extra-intestinale Ursachen von Durchfall zu berücksichtigen.
3. Fehler: Versäumnis, die Ursachen von anhaltendem Durchfall zu ermitteln.

1. Was ist Durchfall?
   - Durchfall wird definiert als der Abgang von 3 oder mehr dünnen oder flüssigen Stühlen pro 24 h (oder häufigerer Abgang als für den Einzelnen normal). Häufige Begleitsymptome sind Erbrechen, Fieber, Übelkeit und Bauchschmerzen. Akuter Durchfall dauert per Definition <2 Wochen. Häufiger Abgang von geformten Stühlen ist kein Durchfall, ebenso wenig wie das Absetzen von weichen, „breiigen" Stühlen durch gestillte Babys.
   - Der funktionelle Durchfall ist die häufigste Ursache für einen chronischen Durchfall ohne Gedeihstörung. Übermäßiger Fruchtsaft- und Fruktosekonsum kann eine Rolle in der Pathophysiologie dieser Erkrankung spielen.
   - „Durchfall" bei Kleinkindern ist häufig und sollte nicht mit GE verwechselt werden. Diese Kinder sind gesund und gedeihen, setzen 3–5 weiche Stühle täglich ab, die oft unverdaute Nahrungsbestandteile enthalten (z. B. Karotten, Erbsen). Es ist selbstlimitierend und löst sich spontan im Schulalter auf.

2. Extra-Intestinale Ursachen von Durchfall
   - Etwa 15–20 % der Durchfallerkrankungen werden nicht durch eine Infektion des Magen-Darm-Trakts verursacht,

6.5 Durchfall

sondern sind auf eine systemische oder andere Organinfektion zurückzuführen. Die Infektion kann eine Harnwegsinfektion, Sepsis, Lungenentzündung, Malaria, Lyme-Borreliose oder Blinddarmentzündung sein.
- Die Diagnose wird in Betracht gezogen, wenn der Allgemeinzustand des Kindes zu schlecht ist, um durch den meist milden Durchfall erklärt zu werden. Stuhlkulturen sind meist negativ, aber die Ergebnisse von Tests der extra-intestinalen Erkrankung, z. B. Urin- oder Blutkultur, sind positiv.

3. Persistierender Durchfall (PD)

- Durchfall, der länger als 2 Wochen anhält, wird als persistierender oder protrahierter Durchfall bezeichnet (chronischer Durchfall dauert 30 Tage oder länger). PD führt zu langfristiger Morbidität aufgrund einer Malabsorption von Schlüsselnährstoffen, die durch Abflachung der Zotten und submukosale Entzündung verursacht wird. PD kann durch eine Infektion mit folgenden Erregern bedingt sein:
  Giardia lamblia oder Cyclospora-Arten,
  Bakterien wie enterotoxische E. coli, und
  Viren wie Adenoviren und Noroviren.
- Komplikationen von PD sind Monosaccharid- (Glukose, Fruktose, Glukose-Galaktose), Disaccharid- (Saccharose, Laktose, Maltose) Malabsorption, kongenitaler Chlorid-Durchfall (der wässrigen Durchfall verursacht) und Pankreasinsuffizienz (die fettigen Durchfall verursacht).
- Kohlenhydratmalabsorption, die wässrigen Durchfall verursacht, wird durch vorübergehenden Verzicht auf Milch und Milchprodukte (was diagnostisch und therapeutisch ist), erniedrigten Stuhl-pH von <5,3, positiver reduzierender Substanz >0,5 % im Stuhl und positivem Wasserstoff-Atemtest bestätigt. Pankreas Insuffizienz wird durch Abklingen des Durchfalls nach Enzymersatztherapie bestätigt.

6.6 Gastrointestinale Blutung

Einführung/Kernbotschaften
- Gastrointestinale Blutungen (GIB) sind eine häufige Erkrankung und können vom Mund bis zum Anus auftreten.
- Eine obere GIB (Ösophagus, Magen und Duodenum), die proximal des Treitz-Bandes (an der Duodeno-Jejunal-Übergang) ihren Ursprung hat, führt zu Hämatemesis, Kaffeesatzerbrechen und schwarzen teerigen Stühlen (Meläna). Eine obere GIB ist bei Kindern selten, aber potenziell lebensbedrohlich.
- Untere GIB, die von Bereichen unterhalb des Treitz-Bandes (Dünndarm, Dickdarm) ausgehen, produzieren helles rotes Blut, das nicht mit Magensaft in Kontakt gekommen ist.
- Helles Blut, das mit losem Stuhl vermischt ist, deutet auf eine Blutungsquelle oberhalb des Rektums hin (Kolitis, z. B. infektiöse oder ulzerative Kolitis). Jenseits der Neugeborenenperiode sind Analfissuren die häufigste Ursache für rektale Blutungen. Das Kind präsentiert sich mit schmerzhafter Defäkation und kleinen Blutstreifen auf der Oberfläche des Stuhls.
- Wichtige Faktoren in der Differentialdiagnose von GI-Blutungen: Alter des Kindes, das Vorhandensein oder Fehlen von Analschmerzen während des Blutabgangs und das Vorhandensein oder Fehlen von Durchfall.
- Kinder, die sich mit persistierender oder rezidivierender Eisenmangelanämie vorstellen, sollten auf eine okkulte GIB untersucht werden, indem der Stuhl auf Blut überprüft wird.

Differentialdiagnose

Häufig	Selten
Neugeborene (gesundes Baby)	Entzündliche Darmkrankung

6.6 Gastrointestinale Blutung

Verschlucktes mütterliches Blut	Peptisches Ulkus
Vitamin-K-Mangel	Invagination
Neugeborene (krankes Baby)	Meckel-Divertikel
Disseminierte intravasale Koagulopathie	
Ältere Kinder	Thrombozytopenie/Volvulus
Analfissur	Polyp
Thrombozytopenie	Hämorrhagische Erkrankungen
Kuhmilchprotein	Mallory-Weiss-Syndrom
Henoch-Schönlein-Purpura	Hämolytisch-urämisches Syndrom
	Hereditäre hämorrhagische Teleangiektasie
	Hakenwurminfektionen

Fehldiagnose ist auf folgende Gründe zurückzuführen:
1. Fehler: Nichterkennen von Zuständen, die rektale Blutungen vortäuschen können.
2. Fehler: Nichtunterscheidung von Ursachen für neonatale Blutungen.
3. Fehler: Nichtunterscheidung von häufigen Ursachen für rektale Blutungen bei älteren Kindern.

1. Zustände, die als Rektale Blutung verwechselt werden können

– Uratkristalle können in den ersten Lebenstagen auf der Windel des Babys erscheinen und als Blut fehlgedeutet werden. Sie sind meist mit konzentriertem Urin verbunden. Dem Baby zusätzliche Flüssigkeit anzubieten, sollte diese Kristalle beseitigen.
– Mehrere Lebensmittel (z. B. rote oder schwarze Lakritze, Heidelbeeren, große Mengen an Rote Beete, rote Gelatine) und Medikamente (z. B. Eisensupplement, Bismut wie Pepto-Bismol Tabletten) können roten oder schwarzen Stuhl verursachen.
– Wenn eine Veränderung der Stuhlfarbe nicht durch eine diätetische oder medikamentöse Ursache erklärt werden kann, sollte Blut im Stuhl durch das Fehlenvon roten

Blutkörperchen mikroskopisch und negativen okkulten Blut im Stuhl ausgeschlossen werden.

2. Erkennen von Neonatale Blutungen
   – Es ist zu beachten, dass Säuglinge bis zum Alter von 3–4 Monaten eine physiologische Verlängerung der PTT haben und dass eine abnormale PT und PTT nur auftreten, wenn der Gerinnungsfaktorenspiegel 40 % beträgt.
   – Rektale Blutungen bei einem gesunden Neugeborenen sind meist mütterlichen Ursprungs, die entweder während der Geburt oder beim Stillen geschluckt wurden. Der Apt-Test wird an Magenaspirat oder Stuhl durchgeführt, um das Vorhandensein von mütterlichem Blut, das während der Geburt oder aus einer blutenden Brust geschluckt wurde, auszuschließen. Die Laborwerte sind normal (Tab. 6.3).
   – Proteininduzierte Kolitis kann bei Kuhmilchproteinallergie auftreten, die eine gutartige entzündliche Kolitis ist, die durch eine nicht-IgE-vermittelte Immunreaktion auf

Tab. 6.3 Differenzial Diagnose von häufigen Ursachen der neonatalen Blutung

	Thrombozyten	PT	PTT	Wahrscheinliche Diagnose
Gesund	N	N	N	Mütterliches Blut verschluckt
	N	N	N	Protein-induzierte Kolitis
	↓	N	N	Immunthrombozytopenie
	N	↑	↑	Hämorrhagische Erkrankung des Neugeborenen
	N	N	↑	Erbliche Gerinnungsfaktoren-Mangel
Unwohl	↓	↑	↑	DIC
	↓	N	N	Thrombozytenverbrauch (z. B. Infektion)
	N	↑	↑	Lebererkrankung

PT Prothrombinzeit, *PTT* partielle Thromboplastinzeit, *N* normal; ↓ = niedrig; ↑ = verlängert

6.6 Gastrointestinale Blutung

aufgenommenes Kuhmilchprotein entsteht. Die Eliminierung der Milch führt zu normalen Stühlen. Eine eosinophile Infiltration der Rektosigmoidschleimhaut ist charakteristisch.
- Hämorrhagische Erkrankung des Neugeborenen (HDN) tritt meist innerhalb von 48 h nach der Geburt mit gastrointestinalen Blutungeni auf, die keine Vitamin-K-Prophylaxe erhalten haben. Die Thrombozytenzahl ist normal; PT und PTT sind verlängert.
- Immunthrombozytopenie kann bei Säuglingen von Müttern mit idiopathischer thrombozytopenischer Purpura (ITP) oder disseminierter Lupus erythematodes auftreten. Die Thrombozytenzahl ist niedrig, und PT und PTT sind normal.
- Hereditäre Gerinnungsfaktorenmangel (z. B. Von-Willebrand-Krankheit, Hämophilie) sind mit normaler Thrombozytenzahl, normaler PT und verlängerter PTT verbunden. Die Blutungszeit ist verlängert.
- Disseminierte intravasale Koagulation (DIC) wird meist durch Infektion oder Hypoxie verursacht. Das Baby erscheint meist unwohl mit Petechien und gastrointestinaler Blutung. Die Thrombozytenzahl ist niedrig, und PT und PTT sind verlängert. Serumfibrinspaltprodukte sind vorhanden und fragmentierte rote Blutkörperchen sind im Blutausstrich zu sehen.

3. Rektale Blutungen bei älteren Kindern
Wichtige Faktoren in der Differentialdiagnose von GI-Blutungen: Alter des Kindes, das Vorhandensein oder Fehlen von Analschmerzen während des Blutabgangs und das Vorhandensein oder Fehlen von Durchfall. Die beiden möglichen Quellen von rektalen Blutungen sind obere GI-Blutungen, die meist Melaena verursachen, und untere GI-Blutungen, die helles rotes Blut produzieren und durch anorektale Störungen wie Fissuren, distale Polypen und Hämorrhoiden verursacht werden. Allerdings kann massive obere GI-Blutung helles rotes Blut per rektum produzieren, wenn die GI-Transitzeit schnell ist.

Die Endoskopie ist die Methode der Wahl zur Beurteilung von GIB, die innerhalb von 24 h nach der Vorstellung durchgeführt werden sollte, nach der Stabilisierung des Kindes. Sie hat auch eine therapeutische Rolle für Polypen und Ulzera.

Analfissur

- Analfissur ist häufig mit Verstopfung und Schmerzen beim Stuhlgang verbunden. Blutstreifen sind auf dem Stuhl zu sehen.
- Eine Untersuchung des Analbereichs stellt in der Regel die Diagnose.

Henoch–Schönlein Purpura=HSP (neue Bezeichnung: IgA-Vaskulitis).

- Die Bauchschmerzen bei HSP können schwer sein und zu einer Laparotomie führen, besonders wenn sie dem Hautausschlag und den Gelenkmanifestationen vorausgehen. Gesäß, Arm und Beine sollten auf urtikarielle Läsionen oder Petechien untersucht werden.
- HSP ist die häufigste Vaskulitis bei Kindern mit IgA-Immunablagerungen, die kleine Blutgefäße betreffen. Eine Nierenbeteiligung tritt in 20–40 % der Fälle auf und bestimmt die Langzeitprognose.
- Die Verteilung der Purpura kann wichtige Hinweise für die Diagnose liefern: die Läsionen sind vorwiegend an den Schienbeinen, Füßen und am Gesäß; bei ITP gibt es Blutergüsse und Blutungen aus dem Zahnfleisch und der Schleimhaut.
- Spezifische diagnostische Tests sind nicht vorhanden. Der Urin sollte wiederholt auf Proteinurie und Hämaturie getestet werden.

Polypen

- Juveniler Kolonpolyp (entzündlicher Polyp) ist der häufigste GI-Tumor im Kindesalter, der 3–4 % betrifft. Das häufigste Alter bei der Präsentation ist 2–8 Jahre.

- Schmerzlose rektale Blutung mit normalem Stuhlmuster ist verdächtig für das Vorhandensein eines juvenilen Polypen.

Meckel's Divertikel

- Meckel's Divertikel sollte in jedem Alter vermutet werden, wenn die Blutung massiv ist und sowohl helle als auch dunkelrote Stühle begleitet. Andere Symptome sind Bauchschmerzen (bedingt durch ektopes Magen- oder Pankreasgewebe) und ein Darmverschluss. Ein entzündetes Meckel's kann mit einer Blinddarmentzündung verwechselt werden.
- Die Untersuchung umfasst Abdomen-Röntgen, Ultraschall, CT-Scan und MRT (alle haben eine geringe Spezifität und Sensitivität). Die Diagnose kann durch Nuklearscans mit Tc-99 gestellt werden, die das Divertikel visualisieren können.

Entzündliche Darmerkrankungen

- GI-Blutungen sind bei Morbus Crohn seltener als bei Colitis ulcerosa (CU). Ersterer zeigt sich mit der Trias von Anämie, Gewichtsverlust und Bauchschmerzen. CU äußert sich mit blutigem und schleimigem Durchfall, Drang und Tenesmus.
- Die diagnostische Radiologie umfasst die Endoskopie mit Biopsie. Eine Stuhlkultur sollte durchgeführt werden, um eine infektiöse Enteritis auszuschließen.

6.7 Gelbsucht

Einführung/Kernbotschaften
- Gelbsucht ist sehr häufig während der neonatalen Periode: 60 % der reifen und 80 % der unreifen Babys entwickeln einen Ikterus mit indirekter Hyperbilirubinämie

(IHB) in den ersten Lebenstagen, hauptsächlich aufgrund des Abbaus von roten Blutkörperchen.
- Indirektes Bilirubin ist fettlöslich und kann Hirnschäden und Kernikterus verursachen. Nach der neonatalen Periode bleibt die Infektion die häufigste Ursache für eine Gelbsucht weltweit.
- Direktes Bilirubin ist ernster als indirektes, da es mit einer Schädigung der Leberzellen und einer Cholestase einhergeht, die zu einer Blutungsneigung und einer Leberzirrhose führen kann.
- Hepatitis A (HA) war früher eine häufige Infektion, aber ihre Inzidenzrate ist in den entwickelten Ländern deutlich gesunken.
- Leberfunktionstests sollten Gesamtbilirubin und direktes Bilirubin (bei persistierender Gelbsucht >2w), alkalische Phosphatase, Prothrombinzeit (PT), partielle Thromboplastinzeit (PTT), Albumin, Blutgruppe und Rh-Status der Mutter und des Kindes, und Coombs-Test umfassen.

Differenzialdiagnose

Häufig	Selten
Indirekte Hyperbilirubinämie	
Physiologisch	Mononukleose
Muttermilch	Crigler-Najjar-Syndrom
Hämolytische (ABO-Inkompatibilität)	Reye-Syndrom, Metabolisch
Medikamenteninduzierter Ikterus	Wilson-Krankheit
Gilbert-Syndrom	Polycythaemia
Direkte Hyperbilirubinämie	Malaria
Infektiöse Hepatitis	Zystische Fibrose
Autoimmune Hepatitis	Leptospirose

6.7 Gelbsucht

Biliäre Atresie	Alagille-Syndrom
Medikamenteninduzierte Hepatitis	Hypothyreose
Metabolische Hepatitis	Alpha-1-Antitrypsin-Mangel
	Q-Fieber
	Niemann-Pick-Krankheit

Fehldiagnose ist auf folgende Gründe zurückzuführen:

1. Fehler: Versäumnis, Bedingungen zu ermitteln, die Gelbsucht nachahmen (Pseudo-Gelbsucht).

2. Fehler: Versäumnis, diagnostische Kriterien für physiologische Gelbsucht zu ermitteln.

3. Fehler: Versäumnis, diagnostische Kriterien für pathologische Gelbsucht während der Neugeborenenperiode zu ermitteln.

4. Fehler: Versäumnis, die Hauptursachen für kindliche Gelbsucht zu differenzieren.

5. Fehler: Vergessen des Gilbert-Syndroms in der Differentialdiagnose der Hyperbilirubinämie.

6. Fehler: Ignorieren der Autoimmunhepatitis und anderer Formen von Hepatitis.

1. Bedingungen, die Gelbsucht nachahmen:
   – Gelbsucht sollte von Xanthochromie (Karotinämie) unterschieden werden, die auf Karotinablagerungen in der Haut und erhöhtem Beta-Karotinspiegel im Blut beruht.
   – Karotinämie ist durch eine gelbe Pigmentierung der Haut gekennzeichnet, die durch eine lang anhaltende und übermäßige Aufnahme von karotinreicher Nahrung wie Karotten und Süßkartoffeln verursacht wird.
   – Es handelt sich um eine harmlose Erkrankung, die aber zu einer falschen Diagnose von Gelbsucht führen kann. Normale weiße Skleren sind ein wichtiger diagnostischer Hinweis gegen das Vorliegen von Gelbsucht. Normaler Serum-Bilirubin bestätigt die Diagnose.

2. Physiologische Gelbsucht
   - Physiologische Gelbsucht tritt bei den meisten Neugeborenen während der ersten Lebenswoche auf, erreicht nach 72 Stunden p.n ein Maximum von 6–8 mg/dl. Frühgeborene haben einen höheren Grad einer Hyperbilirubinämie, der am fünften Tag sein Maximum erreicht.
   - Es ist keine Krankheit, Der Ikterus ist nicht in den ersten 24 h vorhanden und es handelt sich immer um eine indirekte Hyperbilirubinämie.
   - Muttermilch-Ikterus ist nichts anderes als physiologische Gelbsucht, die zwischen dem 5. und 15. Tag ein Maximum erreicht und normalerweise bis zur dritten Lebenswoche verschwindet. Sie tritt bei etwa 10 % der gestillten Babys auf. Mütter sollten zum Weiterstillen ermutigt werden.
   - Die Diagnose von physiologischem Ikterus und Muttermilch-Ikterus erfolgt durch Ausschluss anderer Ursachen einer Gelbsucht, das Kind ist in der Regel gesund, trinkt gut und nimmt angemessen an Gewicht zu.

3. Kriterien für nicht-physiologischer Gelbsucht
   - Klinischer Ikterus vor 24 h Lebensalter.
   - Gesamtserumbilirubinwert >15 mg/dl bei einem mit Flasche ernährten und >17 mg/dl bei einem gestillten reifen Kind.
   - Gesamtserumbilirubinwerte, die um >5 mg/dl pro Tag ansteigen.
   - Ein direktes Bilirubin von mehr als 1,471 mg/dl (oder 15 % des Gesamtbilirubins).
   - Klinische Gelbsucht, die nach 8 Tagen bei einem reifen Kind oder nach 14 Tagen bei einem Frühgeborenen weiter anhält.
   - Assoziierte mit Unwohlsein, Lethargie, schlechter Ernährung.

4. Hauptursachen eines pathologischem Neugeborenenikterus
   Hämolytische Anämie
   - Hämolytische Anämie umfasst ABO- und Rh-Inkompatibilität, Glukose-6-phosphat-Dehydrogenase (G-6PD)-Mangel und hereditäre Sphärozytose.

- Klinischer Ikterus tritt in der Regel in den ersten 24 h nach der Geburt auf.
- Die diagnostische Bestätigung erfolgt durch die Befunde von Blutgruppe, Rh-Typ, Hämatokrit (Hk), Hb, mit Retikulozytose und positivem Coombs-Test.

Hepatozelluläre Erkrankungen

- Direkt reagierendes Bilirubin ist wasserlöslich und schädigt daher nicht das Hirngewebe, um eine Kernikterus zu verursachen. Es ist jedoch mit schweren Erkrankungen wie kongenitaler Hepatitis und Gallengangsatresie verbunden.
- Ein direktes Bilirubin von mehr als 25 μmol/L (oder 15 % des Gesamtbilirubins) weist auf eine schwere Erkrankung hin und ist nie physiologisch. Ursachen sind neonatale Hepatitis, die auf eine kongenitale Infektion (Röteln, CMV, Toxoplasmose) oder eine Gallengangsatresie zurückzuführen ist.
- Bei hepatozellulären Erkrankungen gibt es einen disproportionalen Anstieg von Alanin-Aminotransferase (ALT) und Aspartat-Aminotransferase (AST) im Vergleich zum Anstieg der alkalischen Phosphatase; während es bei cholestatischen Erkrankungen umgekehrt ist. ALT ist in der Leber vorhanden, daher spezifischer als AST, das in anderen Organen vorhanden ist.

Gallengangsatresie

- Kinder mit Gallengangsatresie sind meist gesund aussehend und nicht zu unterscheiden von denen mit physiologischem Ikterus während der ersten zwei Wochen.
- Wenn der Ikterus länger als 2 Wochen anhält, sollte immer das direkte Bilirubin gemessen werden. Das Vorhandensein von blassen kreidigen oder acholischen Stühlen (Stuhlfarbkarten) und/oder dunklem Urin, der die Windel verfärbt, deutet auf eine Gallengangsatresie hin.
- Es ist dringend, einen Säugling mit direkter Hyperbilirubinämie zu überweisen, bevor irreparable Schäden an der

Tab. 6.4 Diagnosekriterien des Gilbert-Syndroms

- Das Gilbert-Syndrom ist eine häufige (8–9 % der Bevölkerung betroffen) rezessiv vererbte Erkrankung, die durch Mutationen im UGT1A1-Gen verursacht wird. Die Uridin-Diphosphoglucuronat-Glucuronosyl-Transferase-Aktivität ist vermindert
- Das Syndrom ist gekennzeichnet durch einen leichten Anstieg des indirekten Hyperbilirubinämie (nicht über 102 Mikromol/L = <6 mg/dL) in Abwesenheit von Hepatozellenschädigung oder Hämolyse
- Es handelt sich um eine gutartige Erkrankung und die Patienten sind meist asymptomatisch, können aber mit einer Episode von Bauchschmerzen vorstellig werden. Ikterus wird sichtbar bei Fasten, Schlafentzug oder Stress

Leber entstehen. Die Kasai-Operation (Portoenterostomie) ist erfolgreich (>90 %), wenn sie vor der 8. Lebenswoche durchgeführt wird. Ohne Kasai-Operation (um die Galle von der Leber in den Darm abzuleiten) oder Lebertransplantation kommt es innerhalb eines Jahres zu Leberversagen und innerhalb von 2 Jahren zum Tod.

5. Diagnostische Kriterien des Gilbert-Syndroms (Tab. 6.4)
6. Differenzialdiagnose von Hepatitis
   Nach der Neugeborenenperiode bleibt die Infektion die häufigste Ursache für Gelbsucht weltweit. Die Inzidenz von Hepatitis A (HA) ist in den Industrieländern deutlich zurückgegangen. Tab. 6.5 erleichtert die Differenzialdiagnose von Gelbsucht, die durch Hepatitis verursacht wird.

Tab. 6.5 Differenzialdiagnose der häufigsten Ursachen von Hepatitis bei älteren Kindern

Zustand	Präsentation	Diagnostische Merkmale
Autoimmune Hepatitis	Akute, akut fulminante Hepatitis oder asymptomatisch. Symptome einer akuten Hepatitis wie bei viraler Hepatitis (siehe unten)	• Auto-Antikörper (ANA, SMA) • Erhöhte Serum AST und ALT • Hypergammaglobulinämie • Negatives IgM anti-HAV, HBsAg, HBV DNA, HCV RNA • Histologische Bestätigung der Hepatitis • Andere Diagnosen (z. B. virale Hepatitis) sind ausgeschlossen
Virale Hepatitis (A, B, C, D, E)	80 % der Fälle: asymptomatisch. Präsentation umfasst Fieber, Unwohlsein, Übelkeit, Appetitlosigkeit, Bauchschmerzen, dunklen Urin & acholische Stühle. Zeichen sind Hepatosplenomegalie, hepatische Druckempfindlichkeit	• Ikterus tritt bei 1:10 Kindern mit Hepatitis A, 1 von 4 mit Hepatitis B und 1 von 3 mit Hepatitis C auf • Abnorme LFT, mit direkter (konjugierter) Hyperbilirubinämie, hohem AST, ALT, GGT, IgM anti-HA für jedes Virus
Medikamenteninduzierte Hepatitis (Antibiotika, NSAR, einige pflanzliche Arzneimittel)	Als Hepatitis mit Gelbsucht (siehe virale Hepatitis)	• Ausschlussdiagnose • Abnorme LFT, negatives IgM für Viren • Autoantikörper • Anamnese von Medikamenteneinnahme
Mononukleose	Fieber, Pharyngitis, Lymphadenopathie, Hepato-Splenomegalie	• Abnorme LFT (z. B. AST & ALT, Prothrombin) • Atypische Lymphozyten • Positives EBV-IgM & Monospot

(Fortsetzung)

Tab. 6.5 (Fortsetzung)

Zustand	Präsentation	Diagnostische Merkmale
Metabolische Lebererkrankungen, z. B. Glykogenspeicherung, Hämochromatose, Porphyrie, Wilson-Krankheit	Gedeihstörung, Lethargie, Pruritus. Zeichen sind Hepatomegalie	• Abnorme LFTs mit erhöhter direkter Hyperbilirubinämie, Hypoalbuminämie • Hoher Kupfer im Urin, niedriges Ceruloplasmin (für Wilson-Krankheit)

LFT Leberfunktionstests, *AST* Aspartat-Aminotransferase, *ALT* Alanin-Aminotransferase, *HAV* Hepatitis-A-Virus, *HBsAg* Hepatitis-B-Oberflächenantigen, *GGT* Gamma-Glutamyl-Transpeptidase, *NSAIDs* Nicht-steroidale Antirheumatika

Weiterführende Literatur

Brusafero A, Farinelli E, Zenzeri L, et al. The management of paediatric functional abdominal pain disorders: latest evidence. Paediatr Drugs. 2018;20(3):235–47.

Carter E, Bryce J, Perin J, et al. Harmful practices in the management of childhood diarrhoea in low- and middle income countries: a systematic review. BMC Public Health. 2015;15:788.

Chen H, Wu S, Hsu S, et al. Jaundice revisited: recent advances in the diagnosis and treatment of inherited cholestatic liver diseases. J Biomed Sci. 2018;25:75.

Greggoria GV, Gonzales MM, Dans LF, et al. Polymer-based oral rehydration solution for treating acute watery diarrhoea. Cochrane Database Syst Rev. 2016;12:CD006519.

Hijaz NM, Friesen CA. Managing acute abdominal pain in pediatric patients: current perspectives. Pediatr Health Med Ther. 2017;8:83–91.

Horst S, Shelby G, Anderson J, et al. Predicting persistence of functional abdominal pain from childhood into young adulthood. Clin Gastroenterol Hepatol. 2014;12(12):2026–32.

da Jesus LE, Cestari AB, da Silva OC, et al. Pathologic aerophagia: a rare case of chronic abdominal distension. Rev Paul Pediatr. 2015;33(3):371–5.

Korterink JJ, Diederson K, Benninga MA, et al. Epidemiology of pediatric functional abdominal pain disorders: a meta-analysis. PLoS One. 2015;10(5):e0126982.

Mukhopadhyay B, Mukhopadhyay M, Mondal KC, et al. Hirschsprung's disease in neonates with special reference to Calretinin immunohistochemistry. J Clin Diagn Res. 2015;9(7):EC06–9.

Romano C, Oliva S, Martellosi S, et al. Pediatric gastrointestinal bleeding: perspective from the Italian Society of Pediatric Gastroenterology. World J Gastroenterol. 2017;23(8):1328–37.

Wang KS. Newborn screening for biliary atresia. Pediatrics. 2015;136(6):e1663–9.

Yang WC, Chen CY, Wu HP. Etiology of non-traumatic acute abdomen in pediatric emergency departments. World J Clin Cases. 2013;1(9):276–84.

Neurologie 7

7.1 Neonatale Krampfanfälle

Einführung/Kernbotschaften
- Ein neonataler Krampfanfall ist eine paroxysmale Veränderung der neurologischen Funktion, d. h. der Verhaltens-, Motorik- und/oder vegetativen Funktion. Eine EEG-Definition beinhaltet ein klares iktalisches Ereignis von plötzlich repetitiven, sich entwickelnden stereotypen Wellenformen, die eine minimale iktale Dauer von 10 s bei Säuglingen jünger als 28 Tage haben.
- Anfälle treten häufig auf in der pädiatrischen Population und treten bei 5–7 % ausserhalb der Neugeborenenperiode auf. Die Neugeborenen haben aufgrund der Frühgeborenen die höchste Inzidenz von Krampanfällen im Kindesalter: bei Frühgeborenen liegt sie bei 4–9 % und bei reifen Säuglingen bei 0,1–0,4 %.
- Neugeborene haben das höchste Risiko für Anfälle im Vergleich zu älteren Kindern, weil die inhibitorische Neurotransmission unreif ist und eine erhöhte Anfälligkeit für große zerebrale und systemische Insulte besteht.
- Die üblichen bekannten tonisch-klonischen Anfälle, die bei älteren Kindern auftreten, sind bei Neugeborenen

nicht zu sehen: Ihre Anfälle sind hauptsächlich klinisch oral, z. B. Kauen, Lippen schmatzen, Augenzucken oder in Form einer Apnoe.
- Das Erkennen Erkennung von neonatalen Anfällen ist oft schwierig und daher kann es sowohl zu Über- als auch zu Unterdiagnostizierung kommen. Neugeborene zeigen häufig abnorme nicht-epileptische unfreiwillige Bewegungen, die mit Anfällen verwechselt werden können. Auch normale Bewegungen können als Anfälle angesehen werden. Für diese Fälle ist die kontinuierliche Video-EEG-Überwachung der Goldstandard für die Diagnose von epileptischen Anfällen.
- Da neonatale Anfälle sich in Ätiologien und Präsentation von denen bei älteren Kindern unterscheiden, werden die beiden getrennt dargestellt.

Differentialdiagnose

Häufig	Selten
Hypoxisch-ischämische Enzephalopathie (HIE)	Mitochondriale Erkrankung
Zerebrale Blutung	Fünfter-Tag-Anfall
Metabolisch (z. B. Hypoglykämie, Hypokalzämie)	Angeborene Stoffwechselstörungen
Infektion (z. B. Meningitis)	Pyridoxin-Abhängigkeit
Entwicklungsstörung/Malformation	
Neonatales Entzugssyndrom	

Fehldiagnose ist auf folgende Gründe zurückzuführen:
1. Fehler: Neonatale Anfälle nicht zu erkennen.
2. Fehler: Bedingungen, die Anfälle nachahmen, nicht zu berücksichtigen.
3. Fehler: Die zugrunde liegenden Ursachen von neonatalen Anfällen nicht zu ermitteln.

7.1 Neonatale Anfälle

1. Neonatale Anfälle erkennen
   - Das Erkennen von Anfällen hängt von einer detaillierten Anamnese, dem Ausschluss von Bedingungen, die Anfälle nachahmen, und einer Untersuchung ab, die die klinischen Befunde bestätigt.
   - Anfälle werden durch folgende Merkmale erkannt:

     Beschreibung des Ereignisses durch einen Zeugen. Videoaufnahmen helfen bei der Diagnose von Epilepsie. Eine Suche in der Anamnese nach Risikofaktoren wie mütterlicher Drogenanamnese, erblichen Erkrankungen, Hinweise für eine Asphyxie/ Apgar-Score.

     Die körperliche Untersuchung sollte auf das allgemeine Erscheinungsbild, das Bewusstseinsniveau, d. h. jeden Grad von Schläfrigkeit oder alternativ auf die Reizbarkeit des Neugeborenen achten, ob es ein unregelmäßiges Atemmuster oder eine schwankende Körpertemperatur gibt.
   - Anfallsmuster umfassen:

     Subtile Anfälle, z. B. wiederholtes Blinzeln, Flattern, Fixieren oder Abweichen der Augen nach oben oder unten. Tonische Haltung eines Gliedes, Rudern oder Pedalieren. Episodische Apnoe, tonisch (generalisiert oder fokal). Fokale oder multifokale klonische Zuckungen, die nicht mit Bewusstseinsverlust einhergehen.

     Myoklonien (fokal oder multi-fokal), einzelne oder mehrfache langsame Zuckungen der Gliedmaßen, die meist mit diffusen ZNS-Anomalien assoziiert sind; die Prognose ist dann schlecht.

2. Zustände, die Anfälle imitieren
   - Zittern: tritt häufig bei Babys im Alter von wenigen Stunden bis wenigen Wochen auf und ist gekennzeichnet durch:

     Schnelle rhythmische Bewegungen der Gliedmaßen, die abnormal aussehen, aber nicht typisch epileptisch und oft für Anfälle gehalten werden, die zu unangemessener Untersuchung und Behandlung führen.

     Das Fehlen von Blick- oder Augenbewegungen, sowie das Fehlen einer Zyanose, Bradykardie, Tachykardie,

verminderten Sauerstoffsättigung oder einem erhöhtem Blutdruck sprechen eher nicht für einem Anfall.
Das Strecken des Gelenks kann Zittern auslösen, im Gegensatz zum spontanen Auftreten bei Anfällen.
Die Beendigung des Zitterns durch sanfte Berührung oder durch eine passive Beugung eines Gliedmaßes sprechen für ein nichtepileptisches Geschehen.
Das EEG zeigt einen normalen Befund.
- Kinder von Diabetikerinnen sind häufig zitterig, auch bei normalen Blutzucker- und Kalziumspiegeln im Blut.
- Benigne neonatale Schlafmyoklonus: Das Gesicht ist nie beteiligt, die Gesichtsfarbe normal. Meist im Alter von 3–6 Monaten endet dieses Phänomen. Das EEG ist normal.
- Myoklonische Zuckungen bestehen aus plötzlichen kurzen Myoklonien, die hauptsächlich auftreten, während das Kind wach ist. Die Entwicklung des Kindes und das EEG sind normal.

Untersuchungen bei neonatalen Anfällen

- Blutuntersuchung auf Blutzucker, Kalzium, Magnesium, Harnstoff und Elektrolyte, Bikarbonat (HCO3), Blutkulturen, CRP. Serum-Aminosäuren, Ammoniak, Laktat, Pyruvat, organische Säuren, pH, Ketonkörper, Leberfunktionstests, Fettsäuren werden in der Regel durchgeführt, wenn klinisch indiziert.
- Liquor für Analyse und Kultur.
- Schädelsonographie, eventuell CT-Scan oder MRT.
- EEG-Aufzeichnung: Iktale und interiktale EEG-Auffälligkeiten sind unspezifisch und zeigen scharfe und selten spitze Formen, fokal oder multifokal. Grobe Auffälligkeiten wie ein Burst-Suppression-Muster haben eine sehr schlechte Prognose.

3. Die Hauptursachen für neonatale Krampfanfälle
Hypoxisch-ischämische Enzephalopathie (HIE)

- HIE ist die gravierendeste Folge der perinatalen Asphyxieund eine häufige Ursache für Krampfanfälle (Auftreten innerhalb von 12–24 h nach der Geburt) und eine häufige Ursache für spätere Epilepsien.

- Krampfanfälle, einschließlich subklinische Krampfanfälle, aufgrund von HIE sind sehr häufig (etwa 25–50 %). Es gibt Hinweise darauf, dass Krampfanfälle die ischämische Hirnschädigung verstärken. Therapeutische Hypothermie wurde eingesetzt, um diese Schädigung und neurologische Morbiditäten zu reduzieren.
- Hinweisende diagnostische Kriterien sind ein abnormales fetales Herzfrequenzmuster, niedrige Apgar-Werte bei der Geburt, Zittern, Lethargie, schlechtes Trinkverhalten und Krampfanfälle (tonische und multifokale Krampfanfälle).
- Eine kontinuierliche Video-EEG-Überwachung wird für mindestens 24 h empfohlen.

Ischämischer Schlaganfall

- Dies ist die zweithäufigste Ursache für neonatale Krampfanfälle nach der HIE. Krampfanfälle treten typischerweise postnatal später auf als bei HIE (24–48 h).
- Typische Präsentation ist ein fokaler Krampfanfall, der oft mit einer intrakraniellen Blutung assoziiert ist.

Intrakranielle Blutung (ICH)

- Eine ICH tritt von 20 % bis mehr als 40 % bei Neugeborenen mit einem Geburtsgewicht von <1,5 kg auf.
- Eine isolierte intraventrikuläre Blutung (IVH) ist selten mit neonatalen Krampfanfällen assoziiert, es sei denn, die IVH ist groß oder es gibt zusätzlich eine parenchymale Blutung.

ZNS-Infektionen

- Obwohl ZNS-Infektionen in den ersten Tagen des Lebens nur 5 % der Fälle von neonatalen Krampfanfällen ausmachen, ist eine rasche Behandlung unerlässlich, um die Schäden am ZNS zu minimieren.
- Krampfanfälle aufgrund von ZNS-Infektionen halten in der Regel länger an als bei HIE oder intrakranieller Blutung aufgrund der anhaltenden Entzündung.
- Symptome und Anzeichen von ZNS-Infektionen sind in (Tab. 7.1) dargestellt.

Tab. 7.1 Symptome und Anzeichen einer schweren bakteriellen Infektion einschließlich Meningitis bei einem Kind

Allgemein	Verminderte Aktivität, schwacher Schrei, schlechter Blickkontakt
Körpertemperatur	Instabilität, Fieber, Unterkühlung
Anzeichen eines Schocks	Kalte, marmorierte Haut, verlängerte CRT >2–3 s
Atmung	Atemstillstand, Tachypnoe, flache Atmung, Grunzen
Gastrointestinal	Schlechte Ernährung, Erbrechen, Bauchaufblähung, Durchfall
ZNS	Schläfrigkeit, manchmal abwechselnd mit Reizbarkeit, vorgewölbte Fontanelle, Nackensteifigkeit ist meist abwesend

CRT Kapilläre Füllzeit

Metabolische Ursachen

- Hypoglykämie: Frühgeborene, hypotrophe Neugeborene, Babys mit Sepsis oder Asphyxie haben ein erhöhtes Risiko für die Entwicklung einer Hypoglykämie und von Anfällen.
- Hypokalzämie ist die zweithäufigste Ursache für neonatale Anfälle, die durch Frühgeburt, Sepsis, Kinder von Müttern mit Diabetes verursacht werden. Anfallstypen umfassen Klonus und Zittern. Anfälle, die nach der ersten Woche auftreten, sind meist fokal mit einem typische EEG, das fokale Abnormalitäten zeigt.
- Andere metabolische Probleme sind Hyponatriämie, Pyridoxinmangel und Aminosäurestoffwechselstörungen.

7.2 Anfälle bei älteren Kindern (Epilepsie)

Einführung/Kernbotschaften
- Fieberkrämpfe (FS) sind die häufigste Ursache für Krampfanfälle, die bei 3-4 % der Kinder auftreten, gefolgt von epileptischen Anfällen, die bei 1 % auftreten.

7.2 Anfälle bei älteren Kindern (Epilepsie)

- Obwohl die Diagnose von Anfällen fast ausschließlich auf der Anamnese von Augenzeugen (Eltern, Beobachter) beruht, sind diese oft nicht in der Lage, subtile Ereignisse zu erkennen.
- Eine Diagnose von Epilepsie sollte sorgfältig abgewogen werden, da 20–40 % der Patienten, bei denen Epilepsie diagnostiziert wurde, tatsächlich keine Epilepsie vorliegt. Eine falsch gestellte Diagnose einer Epilepsie kann die Aktivitäten des Kindes einschränken, einschließlich Freizeitaktivität, Bildung und Beschäftigung. Hinzu kommt die Anwendung von Antiepileptika (AEDs), die zu unerwünschten Nebenwirkungen führen können.
- Andererseits, wenn die Diagnose von Epilepsie nicht gestellt wird (z. B. Epilepsie fälschlicherweise als Herzsynkope diagnostiziert wird), wird dem Patienten die notwendige Behandlung für einen epileptischen Patienten vorenthalten und möglicherweise eine schädigende Behandlung zum Beispiel als Patient mit der falschen Diagnose Synkope erhalten.
- Epileptische Anfälle müssen von nicht-epileptischen Anfällen (z. B. Pseudo-Anfälle, breath holding attacks) abgegrenzt werden, die als motorische Aktivität oder Verhalten definiert sind, die epileptischen Anfällen ähneln, aber ohne dem pathophysiologischen Korrelat von abnormalen/übermäßigen Entladungen von Neuronen.
- Fehldiagnose von Epilepsie ist häufig und auf folgende Gründe zurückzuführen:
  - Keine angemessene Anamnese, da die Diagnose hauptsächlich auf der Anamnese basiert.
  - Atypische Präsentationen von Epilepsie, wenn sie sich als psychiatrische Symptome manifestieren.
  - Viele Ärzte haben keine ausreichende Kenntnis über die klinischen Manifestation einer Epilepsie und zur Abgrenzung die Klinik von nicht-epileptischen Anfällen.
  - Vorhandensein von einer grossen Anzahl von Differentialdiagnosen, die epileptische Anfälle imitieren.
  - Der EEG- Befund kann falsch gedeutet werden und zu einer Fehldiagnose führen.

Differentialdiagnose

Häufig	Selten
Fieberkrampf	Zerebrale Tumoren
Epilepsie (generalisiert und partiell)	Zerebrale Blutung
Metabolisch (z. B. Hypoglykämie)	Medikamenteninduziert
Infektion (z. B. Meningitis)	
Psychogene nicht-epileptische Anfälle	
Intrakranieller Tumor	

Fehldiagnose von Epilepsie ist häufig aufgrund von:
1. Fehler: Versäumnis, die Diagnose der Epilepsie zu stellen.
2. Fehler: Versäumnis, Synkope von Epilepsie zu unterscheiden.
3. Fehler: Versäumnis, Pseudo-Anfall (Psychogen) von wahrer Epilepsie zu unterscheiden.
4. Fehler: Fieberkrämpfe nicht von epileptischen Anfällen unterscheiden.
5. Fehler: Andere weniger häufige Zustände, die Anfälle nachahmen, nicht zu differenzieren.
6. Fehler: Irreführende EEG-Diagnose.

1. Diagnose von Epilepsie
Bei bis zu 20–40 % der Patienten, bei denen eine Epilepsie diagnostiziert wird, besteh tatsächlich keine Epilepsie. Die Diagnose der Epilepsie basiert auf bestimmten klinischen Kriterien, unter Ausschluss von Ereignissen, die Anfälle nachahmen, und aufgrund der Verwendung eines EEG.

– Epilepsie wird im Jahr 2014 von der ILAE (Internationale Liga gegen Epilepsie) folgendermassen definiert: 1) mindestens zwei unprovozierte oder reflektorische Anfälle, die > 24 h auseinander liegen; 2) ein unprovozierter oder reflektorischer Anfall und eine Wahrscheinlichkeit weiterer Anfälle, die in den nächsten 10 Jahren auftreten; 3) eine Diagnose eines epileptischen Syndroms. Es gibt derzeit etwa 30 epileptische Syndrome.

7.2 Anfälle bei älteren Kindern (Epilepsie)

- Die Erkennung von epileptischen Anfällen ist fast immer abhängig von der Erhebung einer detaillierten Anamnese, so dass die Diagnose schnell gestellt werden kann. Die Verzögerung der Diagnose (ein Intervall von >1 Monat vom Anfallsbeginn) sindverbunden mit einem nachteiligen Einfluss auf die kognitive Entwicklung des Kindes.
- Epilepsie wird neuerdings entweder als generalisiert klassifiziert, was eine bilaterale zerebrale Hemisphärenbeteiligung impliziert, mit 6 Subtypen (einschließlich tonisch-klonischer, Absence- und Myoklonie-Anfälle), oder als fokal, was eine einseitige Hemisphärenbeteiligung impliziert, mit dann 3 Subtypen.
- Die Diagnose von epileptischen Anfällen sollte nur von erfahrenen Fachleuten wie Kinderärzten mit Kenntnissen der Epilepsie- Erkrankung oder Neuropädiatern gestellt werden. Wenn die Diagnose aus der Anamnese heraus unsicher bleibt, ist es angemessen, weitere Episoden abzuwarten.

2. Synkope von Epilepsie unterscheiden

- Synkope ist eine sehr häufige Erkrankung, die etwa 40 % der Bevölkerung betrifft. Sie ist die häufigste Ursache für Fehldiagnosen bei Epilepsie, da beide Zustände mit einem vorübergehenden Bewusstseins- oder Wahrnehmungsverlust und abnormalen Bewegungen einhergehen. Synkope und Epilepsie können in etwa 20 % der Fälle koexistieren.
- Eine Synkope wird definiert als ein vorübergehender (nicht länger als 20 s), selbstlimitierender Bewusstseinsverlust mit einer Unfähigkeit, den Muskeltonus aufrechtzuerhalten, der von einer spontanen Erholung gefolgt wird. Die Erholung ist rasch mit einer sofortigen Wiederherstellung des angemessenen Verhaltens und der Orientierung. Es kann ein Prodromalgefühl von Wärme, Schwindel, Schwitzen und Gesichtsblässe geben. Andere mögliche Merkmale sind tonisch-klonische oder myoklonische Zuckungen, orale Automatismen, aber eine Harninkontinenz oder ein Zungenbiss sind ungewöhnlich. Wenn ein Zungenbiss auftritt, ist er meist nur an der Zungenspitze.

- Die Diagnose einer Synkope wird durch die Kipptisch-Untersuchung (der Standard-Diagnosetest) und den typischen Abfall des systolischen Blutdrucks um >20 mm Hg und/oder des diastolischen um >10 mm Hg innerhalb von 3 min nach dem Aufstehen gestützt.
- Kardiale Ursachen einer Synkope sollten immer in Betracht gezogen werden, insbesondere wenn die Synkope während der Anstrengung, in Rückenlage oder in Verbindung mit Palpitationen, Brustbeschwerden, Atemnot oder bekannten EKG-Anomalien wie QTc-Intervall >460 ms oder verlängertem PR-Intervall auftritt.
- Ein spezieller Typ von Synkope ist das POTS (Posturales Tachykardie-Syndrom), das in letzter Zeit zunehmend erkannt wird. POTS ist eine Form der orthostatischen Intoleranz. Die diagnostischen Kriterien sind:

  Erhöhung der HF um >40 bpm innerhalb einer Minute nach dem Aufstehen aus einer liegenden Position
  Assoziierte Symptome (Herzklopfen, Schwindel, Brustbeschwerden, Dyspnoe, Übelkeit, allgemeine Schwäche), die in aufrechter Position auftreten und sich mit dem Liegen bessern
  Die Tachykardie ist nicht mit orthostatischer Hypotonie verbunden
  Chronizität der Symptome > 6 Monate

3. Psychogene Nicht-Epileptische Anfälle (Pseudo-Anfälle)
Die Diagnose ist gekennzeichnet durch:

- Die Anfälle treten typischerweise im Alter von 10–18 Jahren auf, häufiger bei Mädchen/ Frauen, und oft in Gegenwart eines Publikums.
- Anfälle sind bizarr, ungewöhnliche Muskelkontraktionen, mit Beckenstößen und Rollbewegungen.
- Fehlen von Zyanose, Zungenbiss, Harninkontinenz oder Verletzungen.
- Allmählicher Beginn und Auf und Ab während des Anfalls, mit schneller Erholung.

7.2 Anfälle bei älteren Kindern (Epilepsie)

- Weniger stereotyp und von kürzerer Dauer im Vergleich zu epileptischen Anfällen.
- Kein echter Bewusstseinsverlust oder postiktale Schläfrigkeit.
- Normales Serum-Prolaktin (erhöht bei echter Epilepsie).
- Normales EEG.

4. Fieberkrampf (FS):

- Dies ist die häufigste Ursache für Anfälle, die in der Regel im Alter von 6 Monaten bis 5 Jahren bei einem neurologisch gesunden Kind auftreten. Eine familiäre Vorgeschichte von FS findet sich häufig.
- Fieber ist immer bei Beginn vorhanden; d. h. Fehlen von Fieber schließt einen FS aus.
- Das Kind ist meist vor Beginn gesund.
- Die Dauer des Anfalls und der Bewusstlosigkeit ist meist kurz, und die Erholung ist schnell.
- Das Kind ist nach dem Anfall gesund, ohne Anzeichen einer Meningitis wie Nackensteifigkeit oder vorgewölbte Fontanelle.

5. Zustände, die epileptische Anfälle nachahmen

Atemanhalten Narkolepsie	• Siehe Tab. 7.2, um Atemanhalten von Epilepsie zu unterscheiden • Narkolepsie ist gekennzeichnet durch wiederkehrende Tagesschläfrigkeit, oft verbunden mit gestörtem Schlaf in der Nacht, Kataplexie (Verlust der Muskelkontrolle bei, zum Beispiel, Lachen), Schlaflähmung und hypnagogen Phänomenen (akustische oder visuelle Täuschung oder Halluzination beim Einschlafen)
Benigner paroxysmaler Schwindel	• Anfälle treten ohne Vorwarnung auf und lösen sich spontan auf • Anfälle treten vor allem bei Kleinkindern auf • Nach wenigen Sekunden kommt es zu einem plötzlichen Auftreten von Blässe, Unsicherheit, Hilferuf, Anklammern an die Mutter oder Weigerung zu gehen, oft mit Erbrechen und horizontalem Nystagmus • Episoden können bis zu 30 s dauern und in Tagen oder Wochen wiederkehren

Das lange QT-Syndrom	• Ist entweder autosomal dominant vererbt (Romano–Ward-Syndrom), autosomal rezessiv (Jervell–Lange-Nelson-Syndrom) oder erworben (Myokarditis oder Elektrolytstörung). Es ist eine wichtige Ursache für Bewusstseinsverlust und kann Epilepsie imitieren. Das Kind kann sich sofort nach der Episode erholen oder während des Ereignisses sterben. Ein herzfrequenzkorrigiertes QT-Intervall > 470 ms unterstützt die Diagnose, während ein QT-Intervall > 440 ms verdächtig ist
Nachtschreck	• Eltern von Kindern mit Nachtschreck werden oft von einem durchdringenden Schrei geweckt, das Kind sieht gerötet, verängstigt und aufgeregt aus und ist nicht leicht zu wecken • Das Kind kann sich am nächsten Morgen nicht an das Ereignis erinnern

6. Irreführende EEG-Diagnose

   – EEG ist eine nützliche Untersuchung bei Anfallsleiden, einschließlich der Diagnose von Absencen (Spitze-Welle), nicht-konvulsivem Status epilepticus, der Klassifizierung

Tab. 7.2 Differenzialdiagnose zwischen Atemanhalten und epileptischem Anfall

• Epileptische Anfälle sind selten und 10-mal seltener (0,5 %) als Atemanhalten (5 %)
• Epilepsie tritt in jedem Alter auf; das Alter von Kindern mit Atemanhalten liegt meist zwischen 1 und 3 Jahren
• Zyanose beim Atemanhalten tritt zuerst auf, bevor der nachfolgende Anfall einsetzt, während Zyanose nach dem Beginn des epileptischen Anfalls auftritt
• Atemanfälle sind fast immer stereotyp (wie oben beschrieben), epileptische Anfälle sind unvorhersehbar in der Art, wie sie auftreten
• Die Erholung ist schnell beim Atemanhalten (1–2 min), während die Erholung bei Anfällen länger dauert
• Es gibt keine postiktale Phase beim Atemanhalten im Gegensatz zu Anfällen
• Das EEG ist normal beim Atemanhalten und wahrscheinlich abnormal bei Epilepsie

des spezifischen Epilepsiesyndroms und der Unterscheidung zwischen primären und sekundär generalisierten Anfällen.
- Allerdings kann die EEG-Diagnose irreführend sein, daes dem EEG sowohl an Sensitivität als auch an Spezifität mangelt. Viele Kinder mit Epilepsie haben ein normales EEG, das aus einem einzigen interiktalen EEG gewonnen wird, und 5 % der gesunden Kinder ohne Epilepsie haben epileptiforme EEG-Entladungen. Eine Überinterpretation des EEG ist eine wichtige Ursache für Fehldiagnosen, da eine Reihe von benignen Variantenmustern, die nicht mit einer Epilepsie zusammenhängen, oft als epileptiform angesehen werden.
- Die Ausbeute von interiktalen epileptiformen Entladungen im routinemäßigen ambulanten EEG ist gering, nur etwa 28 %.
- EEG hat einen begrenzten diagnostischen Wert bei der Identifizierung bestimmter Arten von Epilepsie, wie z. B. der Okzipitallappenepilepsie.
- Obwohl eine verlängerte (Stunden und Tage) EEG-Überwachung oder eine Video-EEG-Aufzeichnung, um ein iktales Ereignis zu erhalten, sehr hilfreich und diagnostisch ist, ist die Technik nur in spezialisierten Zentren verfügbar.
- Obwohl das Schlaf-EEG ein sehr effektives diagnostisches Werkzeug ist, da 67 % der generalisierten epileptiformen Entladungen in der NREM-Schlafphase auftreten, ist dies ein teurer Test und erfordert das Kind zum Schlafen zu bringen.

7.3 Kopfschmerzen

Einführung/Kernbotschaften
- Dies ist ein sehr häufiges Problem, das bei etwa 50 % der Kinder im Alter von 7 Jahren und 80 % der Kinder im Alter von 15 Jahren auftritt. Obwohl die meisten Ursachen von Kopfschmerzen bei Kindern gutartig sind,

ist es wichtig, eine zugrunde liegende systemische Erkrankung in Betracht zu ziehen.
- Säuglinge oder Kleinkinder mit Kopfschmerzen können sich mit Reizbarkeit, Unlust zu spielen, Weinen, während sie den Kopf halten oder Erbrechen präsentieren.
- Abwechselnde Hemiplegie kann das erste Anzeichen einer späteren Migräne sein. Häufige Vasokonstriktion, die Hemiplegie verursacht, führt zu Ischämie, die später zu zerebraler Schädigung und Entwicklungsverzögerung führen kann.
- Cluster-Kopfschmerz ist selten bei Kindern und zeichnet sich durch starke, einseitige Schmerzen aus, die den orbitalen und supraorbitalen Bereich betreffen. Begleitende Merkmale sind konjunktivale Injektion, lakrimale und nasale Kongestion und Gesichtsschweiß. Der Schmerz dauert 15–180 min und tritt mehrmals täglich in Serien über Wochen oder Monate auf, getrennt von Remissionen von Monaten oder Jahren.
- Ein Kopfschmerz, der morgens schlimmer ist, der sich beim Bücken oder Pressen verstärkt, deutet auf einen erhöhten intrakraniellen Druck hin.
- Benigner ICP ist gekennzeichnet durch Symptome wie z. B. Kopfschmerzen, Erbrechen und Papillenödem mit normalem Bewusstseinszustand, CSF und Ventrikelgröße (wie durch CT-Scan oder MRT ersichtlich). Fokale neurologische Zeichen fehlen. Eine dringende Überweisung ins Krankenhaus am selben Tag ist erforderlich, um einen Hirntumor auszuschließen.
- Neuro-Bildgebung ist nicht routinemäßig indiziert bei Kindern mit rezidivierenden Kopfschmerzen und normaler körperlichen Untersuchungsbefund. Sie ist indiziert bei abnormaler neurologischen Befunden, progredienten Kopfschmerzen oder gleichzeitigem Krampfanfall. Häufige und seltene Ursachen von Kopfschmerzen sind unten aufgeführt.

Differenzialdiagnose

Häufig	Selten
Häufige Virusinfektionen	Augenbelastung
Migräne	Cluster-Kopfschmerzen
Spannungskopfschmerzen	Kopfverletzung
Erhöhter ICP durch Tumor	Hypertonie
	Sinusitis

Fehldiagnosen sind auf folgende Gründe zurückzuführen:
1. Fehler: Versäumnis, die Diagnose einer Migräne zu stellen.
2. Fehler: Versäumnis, Migränevarianten zu berücksichtigen.
3. Fehler: Versäumnis, Migräne von Spannungskopfschmerzen zu unterscheiden.
4. Fehler: Versäumnis, funktionelle von strukturell bedingten Kopfschmerzen zu differenzieren.

1. Diagnose von Migräne

Migräne ohne Aura (gewöhnliche Migräne), die häufigste Form von Migräne, wird in Tab. 7.3 definiert. Die Kriterien für die Diagnose von Migräne mit Aura (klassische Migräne) sind in Tab. 7.4 festgelegt. Aura tritt bei etwa 20 % der Fälle

Tab. 7.3 Kriterien für die Diagnose von Migräne ohne Aura

- \>5 Anfälle, die die folgenden Kriterien erfüllen:
- Kopfschmerzen, die 1–72 h anhalten
- Kopfschmerzen haben mindestens 2 der folgenden 4 Kriterien:
  - Bilaterale oder unilaterale Lokalisation
  - Pulsierende Qualität
  - Mäßige bis starke Schmerzintensität
  - Verschlimmerung durch körperliche Aktivitäten z. B. Treppensteigen
- Mindestens 1 der folgenden begleitet die Kopfschmerzen:
  - Übelkeit und/oder Erbrechen
  - Licht- und Lärmempfindlichkeit

Tab. 7.4 Kriterien für die Diagnose von Migräne mit Aura

Mindestens 2 Anfälle, die mindestens 3 der 4 folgenden Kriterien zeigen:
- Eine oder mehrere reversible Aurasymptome
- Mindestens 1 Aura entwickelt sich allmählich >4 min
- Keine Aurasymptome, die länger als 1 h anhalten
- Kopfschmerz folgt der Aura mit einem freien Intervall von <1 h, kann aber auch vorher oder gleichzeitig mit der Aura beginnen

vor dem Beginn des Migräneanfalls auf und dauert 20–60 min. Sie äußert sich als eine sensorische Empfindung, die Blitze, verschwommenes Sehen und Kribbeln in der Hand oder im Gesicht umfasst.

2. Diagnose von Migränevarianten
Migränevarianten sind häufig und sollten von Migräne unterschieden werden (Tab. 7.5).
3. Zur Unterscheidung von Spannungskopfschmerzen und Migräne

   – Die Unterscheidung von Migräne und Spannungskopfschmerzen ist wichtig, weil die Ätiologie und das Management unterschiedlich sind (Tab. 7.6).
   – Es ist einfach, die beiden häufigsten Ursachen von Kopfschmerzen zu differenzieren. Migräne beeinträchtigt die Aktivität des Kindes, während Spannungskopfschmerzen dies nicht tun.

4. Kopfschmerzen durch erhöhten ICP

   – Kopfschmerzen sind bei Kindern mit intrakraniellen Tumoren häufig und treten bei über 50 % auf. Sie sind meist mit anderen Symptomen und Zeichen eines erhöhten intrakraniellen Drucks (ICP) verbunden, können aber das einzige Symptom sein.
   – Kopfschmerzen, die durch ICP verursacht werden, können Migräne- oder Spannungskopfschmerzen ähneln, insbesondere zu Beginn der Symptome.
   – Symptome, die eine dringende Aufmerksamkeit erfordern, und die Differenzialdiagnose dieser Symptome sind in Tab. 7.7 dargestellt.

7.3 Kopfschmerzen

Tab. 7.5 Klinische Merkmale von Migränevarianten

Abdominale Migräne	• Episodische abdominale Schmerzen, mäßig bis stark, typischerweise peri-umbilikal, oft assoziiert mit Kopfschmerzen • Begleitende Übelkeit mit oder ohne Erbrechen, Blässe • Dauert in der Regel wenige Stunden, Bereich 1–72 h, wird durch Schlaf beendet • Typisches Alter 4–8 Jahre, sehr selten vor 2 Jahren • Starke Familienanamnese für Migräne
Zyklisches Erbrechen	• Anfälle von Erbrechen, die Stunden oder Tage dauern können, oft verbunden mit Kopfschmerzen • Zwei vorherige Episoden in den letzten 6 Monaten sind nötig, um die Diagnose zu stellen • Auslöser sind Infektionen, Stress oder der Gebrauch von Cannabinoiden
Ophthalmische Migräne	• Einseitige Augenschmerzen und 3. Nervenlähmung mit Ptosis, Pupillenerweiterung und äußerer Augenabweichung
Basilaris-Migräne	• Ataxie, Schwindel, Doppelsehen, Erbrechen, Dysarthrie, Schwäche, Synkope, Skotom oder vorübergehende Blindheit • Bei diesen Symptomen müssen Hinterhauptslappenläsionen (z. B. Tumor) ausgeschlossen werden
Akuter Verwirrtheitszustand	• Veränderung der Orientierung, Persönlichkeit oder des Verhaltens (unruhig, hyperaktiv) • Verwirrtheit kann Minuten bis Stunden dauern • Sie kann nach einem leichten Schädeltrauma auftreten
Gutartiger paroxysmaler Schwindel der Kindheit	• Plötzliche Unsicherheit mit Nystagmus und Erbrechen, die typischerweise bei Kleinkindern (mittleres Alter 18 Monate) auftritt. Das Kind wirkt ängstlich und blass • Der Anfall dauert Minuten und tritt oft in Clustern über mehrere Tage auf, dann klingt er für Wochen oder Monate ab • Normale neurologische Untersuchung und vestibuläre Funktion • Typischerweise gibt es eine familiäre Vorgeschichte von Migräne und die Kinder werden in Zukunft typische Migräne entwickeln

(Fortsetzung)

Tab. 7.5 (Fortsetzung)

Paroxysmale Tortikollis im Säuglingsalter	• Diese gutartigen und wiederkehrenden Episoden von Kopfneigung, die mit Blässe, Unruhe, Erbrechen und Ataxie einhergehen. Die Neigung kann von Seite zu Seite wechseln • Die ersten Paroxysmen betreffen typischerweise das Säuglingsalter; spontane Remission tritt im Alter von 2–3 Jahren auf. Die Episoden können Minuten bis Tage dauern • Das Kleinhirn oder die vestibulo-kleinhirnalen Bahnen sind wahrscheinlich beteiligt. Anomalien der Halswirbel (z. B. Ausrenkung) oder Tumoren der hinteren Schädelgrube sollten in Betracht gezogen werden, insbesondere wenn die Episoden verlängert sind

7.4 Koma

Einführung/Kernbotschaften
- Beeinträchtigte Bewusstseinszustände sind mit einer signifikanten Mortalität verbunden. Kliniker stützen sich auf Scores wie die Glasgow Coma Scale (GCS), um Bewusstseinszustände zu bewerten und Kinder zu identifizieren, die weitere Interventionen benötigen.
- Kinder haben ein reduziertes Bewusstseinsniveau (Koma) mit einem GCS-Score <15 (Säuglingsalter) oder <14 (ältere Kinder). Eine CT-Untersuchung ist in der Regel bei diesen Scores erforderlich.
- AVPU (A=Alert, V = respond to Voice, P = to Pain or U = unresponsive) ist eine einfache Skala, die leicht am Ort der Verletzung angewendet werden kann. Ein Kind, das auf AVPU gut abschneidet, hat einen äquivalenten Score >14–15 auf der GCS.

7.4 Koma

Tab. 7.6 Diagnosekriterien für Spannungskopfschmerzen

- Kopfschmerzen, die 30 min bis 7 Tage anhalten
- Mindestens 2 der folgenden Schmerzmerkmale
  - Drückend oder spannend (nicht pulsierend)
  - Leichte oder mäßige Intensität
  - Beidseitige Lokalisation
  - Keine Verschlimmerung durch körperliche Aktivitäten
- Außerdem
  - Keine Übelkeit oder Erbrechen
  - Keine Licht- oder Lärmempfindlichkeit
  - Kein Hinweis auf strukturelle oder metabolische Erkrankungen

Tab. 7.7 Differenzialdiagnose von Erkrankungen, die auf einen erhöhten ICP hinweisen

Erkrankung	Charakteristische Merkmale
• Hirntumor	Morgendlicher Kopfschmerz mit oder ohne Erbrechen, ohne Übelkeit, sich verschlimmernder oder okzipitaler Kopfschmerz, Krampfanfälle und/oder Persönlichkeitsveränderungen
• Basilaris-Migräne	Präsentiert sich mit Schwindel, Doppeltsehen, verschwommenem Sehen und Ataxie. (Sie sollte von einem Tumor der hinteren Schädelgrube abgegrenzt werden)
• Benigner ICP	Zeichnet sich durch einen erhöhten ICP (z. B. Kopfschmerzen, Erbrechen und Papillenödem) bei normalem Liquor und Ventrikelgröße aus. Fokale neurologische Zeichen fehlen

Differenzialdiagnose

Häufig	Selten
Anfälle	
Kopfverletzung	Zerebrale Malaria
Toxine/Vergiftung/Medikamente	Infektion (Meningitis)

Intrakranielle Infektion	Harnstoffzyklusstörung
	Diabetische Ketoazidose (DKA)/Hypoglykämie
	Hysterie
	Reye-Syndrom
	Intrakranielle Blutung (z. B. Schlaganfall)

Fehldiagnose ist auf folgende Gründe zurückzuführen:
1. Fehler: Versäumnis, die häufigsten Ursachen von Infektionen des zentralen Nervensystems (ZNS) zu definieren.
2. Fehler: Versäumnis, kraniale Ursachen von ZNS-Infektionen zu unterscheiden, die zu einem Koma führen können.
3. Fehler: Versäumnis, häufige nicht-kraniale Ursachen zu erkennen, die zu einem Koma führen können.

1. Definitionen von ZNS-Infektionen (Tab. 7.8)

– Das ZNS wird durch das Gehirn (Groß- und Kleinhirn), die Wirbelsäule, die Sehnerven und ihre umgebenden Membranen definiert.
– Infektionen des Liquors sind medizinische Notfälle, die dringendes Handeln erfordern.
– Die Infektion umfasst 3 Hauptkategorien: Meningitis, Enzephalitis und Abszess, die in der Regel Folge einer hämatogenen Streuung von Mikroorganismen sind: S pneumoniae, N meningitides und H influenzae.
– Normaler Liquor bei Neugeborenen kann bis zu 25–30 weiße Zellen enthalten, davon bis zu 60 % Neutrophile. Wenige Tage später sinkt die Zahl der weißen Zellen im Liquor auf 8–9. Bei älteren Kindern enthält der Liquor weniger als 4–5 weiße Zellen/mm^3, meist Lymphozyten.

2. ZNS-Infektionen, die zu einem Koma führen können

– Neonatale Meningitis (siehe auch Abschnitt Krampfanfälle oben) äußert sich als Lethargie, Reizbarkeit, schlechtes Trinken, thermische Instabilität, Atemnot, Apnoe, Krampfanfälle.

Tab. 7.8 Definitionen von Meningitis, Meningokokken-Krankheit und Enzephalitis

- Bestätigte Meningitis: Isolierung von Bakterien aus dem Liquor cerebrospinalis, Blut oder DNA-Detektion durch PCR bei einem Patienten mit einer Liquorzellzahl von weißen Zellen >10 Zellen/mm^3. Bei Neugeborenen wird eine Pleozytose von ≥20 weißen Zellen akzeptiert. Die Diagnose wird auch bei einer postmortalen Diagnose akzeptiert
- Wahrscheinliche Meningitis: Das Vorhandensein klinischer Symptome und Anzeichen einer bakteriellen Meningitis in Abwesenheit einer Laborbestätigung
- Meningokokken-Krankheit: Eine klinische Erkrankung, die durch Neisseria meningitidis mit purulentem Konjunktivitis, septischer Arthritis und Sepsis mit oder ohne Meningitis verursacht wird
- Aseptische Meningitis: Das Vorhandensein einer Liquorzellzahl von >10 Zellen/mm^3; Liquor ist negativ für bakterielle Kultur, die meist in den Sommermonaten auftritt. Viren sind die häufigsten Ursachen
- Enzephalitis: Eine Entzündung des Hirngewebes, die durch eine Infektion mit unterschiedlichen Graden an Bewusstseinsstörungen verursacht wird

– Ältere Kinder zeigen:

Unspezifische frühe Symptome (in den ersten 4–6 h) sind Fieber, Reizbarkeit und verminderter Appetit. Dies wird gefolgt (nach einer medianen Zeit von 8 h) von frühen Symptomen einer Sepsis: Beinschmerzen, abnorme Hautfarbe und kalte Hände und Füße. Klassische Meningitis-Symptome treten später auf (13–22 h): Purpura, Bewusstseinsstörungen und Meningismus.
Fieber, Erbrechen, Kopfschmerzen.
Meningokokken-Sepsis.
Fieberhafter konvulsiver Status epilepticus.

– TB-Meningitis tritt oft innerhalb von 6 Monaten nach der initialen TB-Infektion auf, nachdem es zu einer hämatogenen Streuung oder einem Riss eines subependymalen Herdes in den Subarachnoidalraum gekommen ist. Fieber ist das häufigste präsentierende Symptom, und Meningismus (z. B. Nackensteifigkeit) ist der häufigste Befund bei der Präsentation. Die Inzidenz ist am höchsten bei Kindern im Alter von 1–5 Jahren. Die drei anerkannten Stadien sind:

Bei Bewusstsein mit unspezifischen Symptomen (Fieber, Nachtschweiß, Anorexie, Gewichtsverlust, Müdigkeit) und ohne neurologische Zeichen.
Beginn von neurologischen Zeichen: Kopfschmerzen, Verwirrtheit, Schläfrigkeit, Nackensteifigkeit.
Stupor, sich vertiefendes Koma, fokale neurologische Zeichen.

– Herpes-simplex-Infektion (HSI) sollte klinisch bei einem Kind mit reduziertem Bewusstseinszustand vermutet werden, wenn eines oder mehrere der folgenden 4 vorliegen:

Fokale neurologische Zeichen.
Fluktuierendes Bewusstseinsniveau für 6 h oder mehr.
Kontakt mit herpetischen Läsionen.
Keine offensichtlichen klinischen Zeichen, die auf die Ursache hinweisen.

– Ein intrakranieller Abszess sollte bei einem Kind mit einem reduzierten Bewusstseinszustand vermutet werden, wenn:

Fokale neurologische Zeichen +/− klinische Zeichen einer Sepsis vorliegen.
Zeichen eines erhöhten ICP vorhanden sind.
Die Diagnose wird durch Bildgebung bestätigt.

3. Nicht-intrakranielle Ursachen von Koma.

– Sepsis/septischer Schock. Sepsis ist definiert als die systemische Reaktion auf eine Infektion und ist gekennzeichnet durch:

Eine Körpertemperatur von >38,0 °C oder <35,5 °C.
Tachykardie und Tachypnoe.

Ein Anstieg der WBC von >15.000 oder ein Abfall der WBC <5000, oder wenn es einen nicht abblätternden petechialen oder purpurischen Hautausschlag gibt.

- Ein Kreislaufschock wird diagnostiziert, wenn eines oder mehrere der folgenden Zeichen vorhanden sind:

  Gefleckte/kühle Extremitäten.
  Verminderter peripherer Puls.
  Systolischer Blutdruck <5te % für das Alter.
  Kapilläre Füllzeit >2 s.
  Harnproduktion <1 ml/kg/h.

- Andere Erkrankungen, die ein Koma verursachen können, sind Trauma, Stoffwechselstörungen (z. B. Hypoglykämie, Hypokalzämie, Hyperammonämie) und Vergiftungen.

7.5 Tremor

Einführung/Kernbotschaften
- Tremor ist eine unwillkürliche, rhythmische Schwingbewegung, die physiologisch oder pathologisch sein kann. Tremor ist die häufigste Bewegungsstörung in der klinischen Praxis. Der Kleinhirn-Thalamus-Kortikale Weg ist an fast allen pathologischen Tremorformen beteiligt.
- Tremor kann in Ruhe oder in Aktion auftreten. Ruhetremor ist vorhanden, wenn das Kind mit seinen Armen ruhend ohne willkürliche Bewegung sitzt. Aktionstremor wird unterteilt in Haltungstremor (ein Arm, der eine Position gegen die Schwerkraft hält) und Kinetischer Tremor, der mit willkürlicher Bewegung verbunden ist. Intentionstremor ist gekennzeichnet durch eine Zunahme der Tremoramplitude, wenn das Ziel angenähert wird. Dies kann durch Finger-Nase-Finger-Test demonstriert werden.

- Zittern, ein rhythmischer Tremor gleicher Amplitude, ist sehr häufig bei gesunden Neugeborenen, besonders bei Frühgeborenen und wenn die Babys weinen.
- Fehldiagnose von Tremor ist häufig, weil die Kliniker oft diagnostische Merkmale jeder Art von Tremor sowie zusätzliche neurologische Zeichen, die mit diesem Symptom assoziiert sind, übersehen.

Differentialdiagnose

Häufig	Selten
Physiologischer Tremor	Zerebralparese
Essentieller Tremor (autosomal dominant)	Akuter Verwirrtheitszustand
Angst	Hyperthyreose
Medikamente (z. B. β-2-Agonisten für Asthma)	Wilson-Krankheit
	Juvenile Parkinson-Krankheit
	Spinocerebelläre Ataxie
	Akute intermittierende Porphyrie

Metabolischer Tremor

- Bei jedem Kind mit fortschreitendem oder akutem Tremor müssen schwerwiegende Erkrankungen wie Wilson-Krankheit, Hyperthyreose, Hypoglykämie, Hypokalzämie, Neuroblastom und Phäochromozytom ausgeschlossen werden.
- Die Diagnose der Wilson-Krankheit erfolgt durch Ceruloplasmin und Kupfer im Serum und Urin.

Psychogener Tremor

- Diese Art von Tremor hat ein bizarres, asymmetrisches und abruptes Auftreten, mit inkonsistenten nicht-symmetrischen Bewegungen und spontaner Remission.

- Typischerweise nimmt der Tremor mit Aufmerksamkeit zu und nimmt mit Ablenkbarkeit ab.
- Es kann die Diagnose gestellt werden, wenn anderer Arten von Tremor ausgeschlossen wurden.

Juvenile Parkinson-Krankheit (JPD)

- JPD ist eine seltene Bewegungsstörung, die durch eine Degeneration der Basalganglien verursacht wird, die zu einem Verlust des Neurotransmitters Dopamin und einem Verlust pigmentierter Neurone in der Substantia nigra führt.
- Die vererbte autosomal-rezessive Form von JPD unterscheidet sich von der häufigeren idiopathischen Form durch ihr frühes Einsetzalter, ihren langsameren Krankheitsverlauf, die gelegentlich assoziierte Dystonie und die lang anhaltende Reaktion auf niedrige Dosen von L-Dopa.
- Wie bei Erwachsenen ist JPD klinisch durch Ruhetremor, Bradykinesie, Rigor und posturale Instabilität gekennzeichnet.

7.6 Makrozephalie

Einführung/Kernaussagen
- Ein großer und ungewöhnlich geformter Kopf ist ein sehr häufiger Grund für eine Überweisung des Kindes an einen Kinderarzt oder Kinderchirurgen.
- Die Messung des Kopfumfangs (KU) ist ein direkter Reflex des Gehirnvolumens, ein Marker für die Entwicklung während der Schwangerschaft und der ersten Lebensjahre und ein nützliches Mittel zur Überwachung von abnormen Kopfformen.
- Die zwei wichtigsten Erscheinungsformen eines erhöhten KU (>2 Standardabweichungen = SD) sind die Makrozephalie (inhärente Schädelinhalt) und die Megalenzephalie (übergroßes und übergewichtiges Hirngewebe).

Differentialdiagnose
Makrozephalie
  Megalenzephalie
  Erhöhter intrakranieller Druck
  Hydrocephalus
  Metabolisch/Speicherkrankheiten
  Cerebrales Gigantismus
  Achondroplasie
  Fehldiagnosen sind aufgrund von:
1. Fehler: Fehlen einer Definition eines großen Kopfes.
2. Fehler: Nicht-Unterscheidung verschiedener Hauptursachen für einen großen Kopf.

1. Diagnosekriterien eines großen Kopfes
   – Ein großer Kopf wird definiert als ein Kopfumfang (HC), der größer ist als 2 Standardabweichungen (d. h. größer als 98 % Perzentil auf dem Wachstumsdiagramm) über dem Mittelwert für Alter, Geschlecht und Dauer der Schwangerschaft.
   – Ein erhöhter Kopfumfang mit einem Occipito-Frontalumfang von ≥2 SD ist entweder auf inhärente Schädelinhalt (Makrozephalie) oder übermäßiges Wachstum des Gehirns (Megalenzephalie) zurückzuführen. Die Unterscheidung zwischen diesen beiden Gruppen ist von entscheidender Bedeutung, da sie unterschiedliche Störungen mit unterschiedlicher diagnostischer Annäherung, Prognose und Behandlung darstellen.

2. Hauptursachen für einen großen Kopf
   Makrozephalie (HC > 2 SD)
   – Diese Art von großem Kopf ist auf nicht-parenchymale intrakranielle Anomalien zurückzuführen, z. B. auf die Knochenstruktur des Schädels, die Erweiterung des subarachnoidalen Raums, Hydrocephalus, Subduralhämatom, AV-Missbildung und erhöhten intrakraniellen Druck.

7.6 Großer Kopf

- Makrozephalie wird häufig als autosomal dominant (familiäre Makrozephalie) vererbt und tritt in mehr als 50 % der Fälle auf. Sie ist bei Jungen häufiger, die die Erkrankung von den Eltern, häufiger von ihren Vätern, erben. Daher ist die Messung des HC der Eltern von entscheidender Bedeutung. Die Erkrankung ist in der Regel harmlos und die Kinder sind entwicklungsnormal.
- Kinder mit Makrozephalie und zunehmendem HC können Opfer von Kindesmisshandlung (wie dem Schütteltrauma des Säuglings) sein, die zu einem Subduralhämatom führt. Ein wichtiger diagnostischer Hinweis ist eine Netzhautblutung.

Megalenzephalie (erhöhter HC $\geq$ 2 SD aufgrund von Gehirnwachstum)

- Megalenzephalie ist ein erhöhtes Wachstum des zerebralen Parenchyms (übergroßes und übergewichtiges Gehirn), das entweder bei der Geburt oder postnatal erworben wird. Sie tritt häufiger bei Kindern mit Entwicklungsstörung auf, z. B. sind Kinder mit Autismus-Spektrum-Störung (ASS) in >90 % der Fälle mit Megalenzephalie assoziiert.
- Megalenzephalie wird in 3 Hauptkategorien unterteilt:

    Idiopathisch: familiär unbedenklich.
    Metabolisch: z. B. Störungen der organischen Säuren, Leukodystrophie, lysosomale Speicherkrankheit.
    Anatomisch: z. B. Achondroplasie, Sotos-Syndrom, Neurofibromatose.

Erhöhter intrakranieller Druck = ICP (siehe auch Abschn. 7.3 Kopfschmerzen)

- ICP wird durch eine HC-Messung charakterisiert, die die Centile-Linie nach oben überquert, zusammen mit Merkmalen von ICP.
- ICP bei Säuglingen wird durch Unruhe, schlechtes Füttern, Erbrechen und hohes Schreien charakterisiert. Späte

Anzeichen: angespannte oder volle Fontanelle, weit voneinander entfernte Suturen mit hervorstehenden Schädelvenen und nach unten gerichtetem Blick der Augen (diese Präsentationen sind heutzutage ungewöhnlich).
- Ältere Kinder präsentieren sich mit Kopfschmerzen, Erbrechen, Sehstörungen, Persönlichkeits- und Verhaltensänderungen.

Plagiozephalie

- Diese häufige Bedingung wird in der Regel durch eine bevorzugte Schlafposition verursacht und zeichnet sich durch eine Abflachung der einen Seite oder des gesamten Hinterkopfes des Babys aus. Sie ist normalerweise nicht mit einem großen HC, aber mit einer Fehldiagnose verbunden.
- Die größte Deformation tritt meist in den ersten 3 Monaten auf. Die Inzidenz ist durch die Kampagne „Zurück zum Schlafen" dramatisch gestiegen, um die Inzidenz des plötzlichen Kindstods zu reduzieren.
- Sie ist bei Frühgeborenen, bei Säuglingen mit Hypotonie und bei solchen mit Entwicklungsverzögerung häufiger.
- Ihre Bedeutung ist völlig kosmetisch und die Kopfform wird sich in der Regel innerhalb von 12–18 Monaten selbst korrigieren.
- Die Diagnose der Plagiozephalie ist klinisch und ein Schädel-Röntgenbild zur Bestätigung der Durchgängigkeit der Schädelnaht ist normalerweise nicht erforderlich.
- Die charakteristischen Anzeichen (am besten bei einem Stand hinter dem Säugling und einem Blick von oben) sind:

Die Kopfplattierung ist mit einer kompensatorischen ipsilateralen Protrusion oder Ausbuchtung der Stirn verbunden.
Die ipsilaterale Orbita und die Augenbraue sind erhöht.
Das ipsilaterale Ohr ist vorne positioniert.
Die normale Trennung der Schädelnaht ohne tastbare Knochenwülste.

Weiterführende Literatur

El-Radhi AS, et al. Essential paediatric in primary care: Radcliffe. 2014.

Louis ED, Kuo SH, Tate WH, et al. Cerebellar pathology in childhood-onset vs. adult-onset essential tremor. Neurosci Lett. 2017;659:69–74.

Okubo Y, Matsuura M, Asai K, et al. Epileptiform EEG discharges in healthy children: prevalence, emotional and behavioural correlates, and genetic influences. Epilepsia. 1994;35(4):832–41.

Seneviratne U, Cook MJ, D'Souza WJ. Electroencephalography in the diagnosis of genetic generalized epilepsy syndromes. Front Neurol. 2017;8:499.

Uldall P, Alving J, Hansen LK, et al. A misdiagnosis of epilepsy in children admitted to a tertiary centre with paroxysmal events. Arch Dis Child. 2006;91(3):219–21.

Ungar A, Ceccofiglio A, Pescini F, et al. Epilepsy coexist in possible and drug-resistant epilepsy overlap between epilepsy and syncope study (OESYS). BMC Neurol. 2017;17:45.

Knochen und Gelenke 8

8.1 Arthritis

Einführung/Kernaussagen
- Eine ausführliche Diskussion über die Arthritis, die mehr als 100 verschiedene Krankheiten umfasst, ist jenseits des Umfangs dieses Buches. Kurz gesagt, eine Arthritis kann eine Monoarthritis, Oligoarthritis (<5 Gelenke) oder Polyarthritis (5 oder mehr Gelenke) sein.
- Wenn ein Kind mit einer Arthritis vorstellt wird, ist die erste Frage: ist es eine Monoarthritis, Oligoarthritis oder Polyarthritis? Das allein kann die Differentialdiagnose einschränken.
- Ursachen der Polyarthritis sind juvenile idiopathische Arthritis (JIA), rheumatoide Herzkrankheit (RF) und Vaskulitis. Die wichtigsten Ursachen der Oligoarthritis sind Trauma, septische Arthritis, juvenile idiopathische Arthritis (JIA), reaktive Arthritis (ReA), Lyme-Krankheit, transiente Synovitis, neoplastische und TB-Arthritis.
- JIA und ReA sind Formen der autoimmune Arthritis; Letztere entwickelt sich 1–3 Wochen nach einer Infektion (viral oder intestinal, z. B. Campylobacter, Salmonella oder Yersinia).

- JIA ist die wichtigste Art von Arthritis und wird in systemischen (mit hohem Fieber, Hautausschlag, allgemeiner Lymphadenopathie, Hepatosplenomegalie und Serositis) Oligoarthritis und Polyarthritis unterteilt.

Differentialdiagnose

Gemeinsam	Selten
Juvenile idiopathische Arthritis	Rheumatoide Fieber
Reaktive Arthritis	Arthritis von IBD
Transiente Synovitis	Lyme-Krankheit
Septische Arthritis	Neoplastische Arthritis
Kollagen	TB-Arthritis
Vaskulitis	

Fehldiagnose ist aufgrund von:

1. Fehler: Es wird nicht die Diagnose der JIA als wichtigste Arthritis im Kindesalter festgestellt.

2. Fehler: Es wird nicht zwischen anderen wichtigen Ursachen für Polyarthritis unterschieden.

3. Fehler: Es werden nicht die Diagnosen der häufigen Oligo- und Monoarthritis festgestellt.

1. Diagnostische Merkmale der JIA
   - Die JIA ist eine heterogene Gruppe von Arthritiden unbekannter Ätiologie, die mehrere Krankheitskategorien umfasst, insbesondere systemische Arthritis, Polyarthritis und Oligoarthritis (Tab. 8.1).
   - Die JIA wird durch eine Arthritis mit einer Dauer von mehr als 6 Wochen, einem Auftreten vor dem 16. Lebensjahr (Durchschnittsalter 4 Jahre) und einer unbekannten Ursache charakterisiert. Es ist eine Diagnose durch Ausschluss anderer möglicher Ursachen für Arthritis.
   - Uveitis kann das initiale Präsentationsmerkmal der JIA sein, insbesondere bei Oligoarthritis. Ein Drittel der

8.1 Arthritis

Tab. 8.1 Die drei kardinalen Manifestationen von JIA

- Systemische Arthritis (10 % der JIA) ist gekennzeichnet durch Arthritis (symmetrische, polyarthritische), die durch oder vorhergehende:
  - Quotidian-Fieber (täglich auftretendes Fieber mit einem oder zwei täglichen Spitzen) für mindestens zwei Wochen
  - Hautausschlag, generalisierte symmetrische Lymphadenopathie, Vergrößerung der Milz oder Leber und Polyserositis (pleurale oder perikardiale Effusion oder Perikarditis)
  - Der Ausschlag ist typischerweise flüchtig, lachsfarben, fleckig oder fleckig-papulös und tritt besonders dann auf, wenn die Temperatur erhöht ist, und löst sich auf, wenn das Fieber abklingt. Männer und Frauen sind gleichermaßen betroffen
  - Weitere Merkmale sind Leukozytose, Anämie, Myokarditis und Perikarditis
- Der polyartikuläre oder erwachsene Typ (10–30 % der JIA)
  - Der Beginn ist eine abrupte oder unauffällige Arthritis mehrerer symmetrischer großer oder kleiner Gelenke. Frauen sind überwiegend betroffen; Durchschnittsalter 12 Jahre
  - Diese Gruppe wird in RF-positiv und negativ unterteilt
  - Gelegentlich präsentieren sich die Patienten mit systemischen Manifestationen wie leichtem Fieber, Lymphknotenschwellung und wiederkehrendem Ausschlag
- Oligoarthritis oder pauciartikuläre Arthritis (50–80 % der JIA), die überwiegend Frauen unter 6 Jahren betrifft. Die Arthritis ist typischerweise asymmetrisch und betrifft vor allem die Kniegelenke. Uveitis und hohe ANA-Werte sind häufig

Kinder entwickeln eine unilaterale (teilweise sogar eine bilaterale) Sehverschlechterung. Regelmäßige Augenuntersuchungen sind unerlässlich.
- Die Arthritis der Kiefergelenke in der JIA ist eine Herausforderung, das Gelenk zu bewerten, da keine Gelenkschwellung vorhanden ist. Wenn sie früh nicht behandelt wird, treten verheerende Auswirkungen auf die Form und Funktion auf.
- Im Labor der JIA zeigt sich eine Leukozytose und erhöhte BSG, sowie ein erhöhtes CRP und erhöhteThrombozyten
- Auto-Antikörper (z. B. anti-nukleäre Antikörper) sind bei der Mehrheit der JIA positiv

- Der Rheumafaktor (RF) ist bei der JIA selten positiv, außer bei einer kleinen Gruppe mit Polyarthritis. Wenn der RF positiv ist, deutet dies auf eine aggressivere Erkrankung mit Knochenerosion im Vergleich zu denen mit negativen RF hin

2. Andere Ursachen für Polyarthritis
 Rheumatoide Arthritis (RF)

  - RF ist durch migräneartige Arthritis gekennzeichnet, die 2–3 Wochen nach einer unbehandelten Pharyngitis/ Tonsillitis mit beta-hämolytischen Streptokokken der Gruppe A auftritt.
  - Die Diagnose wird nach den Jones-Kriterien (Tab. 8.2) gestellt.
  - Diese Kriterien wurden 2015 überarbeitet. Die Fieberhöhe von 38,0 °C wurde als minor Kriterium in den überarbeite-

Tab. 8.2 Accepted Jones criteria of RF as revised in 2015

Manifestation	Präsentation
Major	
Karditis (Pan-Karditis, subklinische Karditis, Valvulitis)	Tachykardie, Galopp-Rhythmus, Herzvergrößerung Herzinsuffizienz
Polyarthritis/Monoarthritis/Arthralgie	Migräne Polyarthritis
Chorea (selten)	Präsentieren mit abrupten ziellosen Bewegung
Erythema marginatum	Vorübergehendes erythematöses Hautausschlag über dem Rumpf
Subkutane Knötchen	Schmerzlose, Knötchen an den Gelenken
Minor	
Fieber 38,0 °C, Arthralgie, Herzblock Grad 1 (ECG), ESR $\geq$30; CRP $\geq$3,0	
(Zusätzlich zu: Unterstützende Beweise für eine aktuelle Streptokokkeninfektion)	

ten Kriterien akzeptiert, anstatt des bisherigen Niveaus von 38,5 °C. Monoarthritis ist zusammen mit Polyarthritis und einer ESR von 30 mm/h als major Kriterium aufgenommen worden, anstatt der bisherigen 60 mm/h.

Polyarthritis aufgrund von Vasculitis
- Henoch-Schönlein-Purpura (HSP) manifestiert sich mit einem typischen Ausschlag (Gesäß, äußere Bereiche der Ellenbogen und Kniegelenke), Bauchschmerzen und Nephritis.
- Die Kawasaki-Krankheit (KD) wird nach den in der Tab. 8.3 angegebenen Kriterien festgestellt.

3. Oligoarthritis (4 oder weniger Gelenke einschließlich Monoarthritis)
Septische Arthritis (SA)
- SA wird als positiver Nachweis von Bakterien im Gelenkpunktat und/oder einer Leukozytenzahl in der Gelenkflüssigkeit von >50.000 Zellen/mm (vorwiegend polymorphkernige Zellen) definiert, mit oder ohne positive Blutkultur (positiv bei etwa 50 %).
- SA ist fast immer monoartikulär und betrifft vorwiegend große Gelenke. Kinder mit immunsuppressiver Erkrankung oder Hämoglobinopathie sind einem hohen Risiko für die Entwicklung einer SA ausgesetzt.

Tab. 8.3 Diagnostische Kriterien der Kawasaki-Krankheit

Fieber persistierend für mindestens 5 Tage plus mindestens vier der folgenden fünf:
1. bilaterale, schmerzlose Konjunktivitis ohne Exsudate
2. Veränderungen der Oropharynx-Schleimhaut, Risse in den Lippen, Erdbeerzungung
3. akute unilaterale nicht-purulente Halslymphknoten >1,5 cm
4. polymorphe Hautausschlag, vorwiegend Stamm betont
5. Veränderungen der peripheren Extremitäten: Ödem und/oder Erythem der Hände und Füße

- Klinisch manifestiert sich die SA als schmerzhafte Gelenksteifigkeit mit eingeschränkter Gelenkbeweglichkeit, hohes Fieber >39,5 °C und Anzeichen einer Arthritis.
- Die Gelenkpunktion ist diagnostisch zielführend (siehe Definition oben). In der Blutuntersuchung zeigt sich eine Leukocytose mit hohem CRP/ hoher BSG. Die Ultraschalluntersuchung und die Gelenkaufnahme können eine periostale Reaktion zeigen. Die Skelettaufnahme ist oft positiv.

Juvenile idiopathische Arthritis, die sich als mono- oder oligoartikuläre Arthritis präsentiert (siehe oben JIA)
Reaktive Arthritis (ReA)
Es handelt sich um eine autoimmune Arthritis, die als Reaktion auf eine Infektion an einem anderen Ort im Körper entwickelt wird, am häufigsten eine virale URT- oder Darminfektion (Campylobacter, Salmonella, Shigella oder Yersinia). ReA ist eine der häufigsten Ursachen für Arthritis. Kennzeichnende Merkmale sind:
- Anamnese einer 1–3-wöchigen Infektion vor dem Auftreten der Arthritis.
- Arthritis, die in belasteten Gelenken (Knie und Sprunggelenk) auftritt.
- Häufig in Verbindung mit dem menschlichen Leukozytenantigen HLA-B27.
- Gelenkpunktat zeigt ein erhöhte Leukozyten, ist aber steril in der Kultur.
- Poststreptokokkale RA unterscheidet sich vom Rheumatischen Fieber durch das Fehlen von Herzerkrankungen, ZNS- und Hautläsionen sowie durch eine schlechte Reaktion auf Aspirin.

Lyme-Krankheit (LD)
- Nach einem Zeckenstich entwickelt der Patient eine grippeähnliche Erkrankung mit einem charakteristischen ringförmigen Hautausschlag (Erythema migrans), der am Ort des Zeckenstichs auftritt. Antibiotika in diesem Stadium können spätere Stadien verhindern.
- Das zweite Stadium folgt 2–12 Wochen nach dem Zeckenstich und ist durch eine disseminierte Infektion gekennzeichnet,

die eine aseptische Meningitis und eine Kranialneuritis (am häufigsten in Form einer Gesichtslähmung) sowie eine Karditis (am häufigsten in Form einer Herzblockade oder Myokarditis) verursacht.
- Das dritte Stadium ist durch eine intermittierende oder persistierende Arthritis gekennzeichnet, die insbesondere die Knie, Schultern und Sprunggelenke betrifft. Die Beteiligung kleiner Gelenke der Hände und Füße ist selten. Während der frühen Phase der Lyme-Krankheit können migräneartige Gelenkschmerzen auftreten.
- Die Diagnose wird anhand der klinischen Merkmale, einer Reise oder eines Aufenthalts in einem endemischen Gebiet sowie eines positiven IgG-, IgM- oder PCR-Tests gestellt. Die Liquoruntersuchung ergibt häufig eine lymphozytäre Pleozytose und einen erhöhten Proteingehalt.

Transiente Synovitis (TS)

- Die Diagnose TS wird gestellt, wenn ein im Allgemeinen gesund aussehendes Kind ein Hinken zeigt, das aber noch laufen kann, mit geringem oder keinem Fieber und einer Vorgeschichte einer viralen oberen Atemwegsinfektion vorstellig wird. In der Regel ist eine Hüfte betroffen.
- Untersuchungen wie Leukozyten im Blut, CRP und BSG sind normalerweise unauffällig. Die Gelenkpunktion undspülung ist in der Regel nicht erforderlich, aber wenn sie durchgeführt wird, zeigt sie eine Leukozytenzahl von <50.000/mm im Gelenkpunktat. Die Hüft-Ultraschalluntersuchung zeigt oft eine vermehrte Flüssigkeit im Gelenk.
- TS ist eine selbstlimitierende Arthritis, die normalerweise 1–3 Wochen dauert.

Neoplastische Arthritis (z. B. Leukämie, Lymphom) ist selten. Diagnostische Hinweise:

- Patienten mit rheumatischen Erkrankungen wie JIA oder SLE sind einem erhöhten Risiko für die Entwicklung bestimmter Formen von Malignomen, z. B. haematologischen Malignome oder Lymphome, ausgesetzt. Die

Erkrankung und die Verwendung von Immunsuppressiva begünstigen diese Entwicklung.
- Die initiale Präsentation von einer Leukämie oder eines Lymphoms besteht oft aus Arthralgie und Arthritis, die typischerweise Gliederschmerzen verursacht, die oft in der Nacht sind, in Verbindung mit Gewichtsverlust, Lebervergrößerung, Anämie und Thrombozytopenie. Blastenzellen im peripheren Blutbild sind oft vorhanden.

TB Arthritis

- Tuberkulöse Osteoarthritis ist eine seltene Form der extra-pulmonalen TB (ungefähr 1 % aller Kinder mit TB). Die erhöhte Inzidenz in den letzten Jahren ist auf zugehörige Immundefektkrankheiten (wie HIV) oder die Verwendung von immunsuppressiven Medikamenten zur Behandlung von arthritischen Erkrankungen wiebei einer JIA zurückzuführen.
- Das Auftreten von TB-Arthritis ist typischerweise eher unauffällig mit lokalen Symptomen von Schmerzen, Schwellung und Bewegungseinschränkung. Andere Symptome sind spezifisch für die TB, darunter allgemeines Unwohlsein, Gewichtsverlust, Müdigkeit, leichtes Fieber, das nachts mit Nachtschweiß auftritt.
- Die Diagnose wird anhand eines positiven Mantoux-Tests, eines Interferon-Gamma-Release-Assays (der derzeit bevorzugten Test), einer Synovialbiopsie und einer MRI gestellt, die das Bild der Wahl ist.

Weiterführende Literatur

Barut K, Androvic A, Sahin S, et al. Juvenile idiopathic arthritis. Balkan Med J. 2017;34(2):90–101.

Urologie 9

9.1 Nächtliches Bettnässen (Enuresis nocturna)

Einführung/Kernaussagen
- Nächtliches Bettnässen (Enuresis nocturna) tritt entweder isoliert (monosymptomatische Enuresis nocturna) oder in Verbindung mit einer Harnwegsinfektion (HWI), Vulvovaginitis, Inkontinenz tagsüber, Harndrang, Zögern, Pressen beim Wasserlassen, post-voidalem Tropfen oder einer gestörten Blasenentleerung (non-monosymptomatische Enuresis nocturna) auf.
- Die Enuresis nocturna wird in primäres nächtliches Bettnässen (PNE) (Einnässen nach dem 5. Lebensjahr) und sekundäres nächtliches Bettnässen (SNE) (nach einer vorherigen trockenen Periode >6 Monate erneutes einnässen) unterteilt. PNE tritt bei 80 % der Kinder auf, SNE bei 20 % der Kinder.
- Ursachen von PNE sind genetisch bedingt (Chromosom 12 und 13), verzögerte Reifung, Schlafstörungen und ein Mangel an Antidiuretikum-Hormon (ADH). Ursachen von SNE sind eine Harnwegsinfektion (UTI), emotionale Belastung, Typ-1-Diabetes (T1D), Kindesmisshandlung, Diabetes insipidus (DI), obstruktive Schlafapnoe (OSA) und Krampfanfälle.

Differential Diagnosis der zugrunde liegenden Ursachen

häufug	selten
Primäre nächtliche Enuresis (meist genetisch)	Renale tubuläre Azidose
Sekundäre nächtliche Enuresis (SNE)	Sichelzellanämie
Zwanghaftes Trinken von Flüssigkeiten	Blasenhalsobstruktion
Typ-1-Diabetes (T1D)	Diabetes insipidus
Entwicklungsverzögerung	Chronische Niereninsuffizienz

Fehldiagnose ist *aufgrund* von:
1. Fehler: Wenn man die Unterscheidung zwischen monosymptomatischer und komplizierter Enuresis nocturna nicht vollzieht.
2. Fehler: Nicht Berücksichtigung anderer zugrunde liegender Ursachen der nächtlichen Enuresis.

1. Unterscheidung zwischen monosymptomatischer NE und nicht-monosymptomatischer NE.
Tab. 9.1 (siehe unten) zeigt die diagnostischen Kriterien der mono-symptomatischen NE: Die folgenden Störungen sind mit nicht-monosymptomatischer NE vergesellschaftet:
Harnwegsinfekt (HWI) wird durch eine Urinuntersuchung bestätigt und als ein Wachstum von einer Monokultur von Bakterien von >100.000 Kolonie-bildenden Einheiten pro mL definiert. Dies ist die häufigste Präsentation eines bakteriellen HWI im Säuglingsalter.

Tab. 9.1 Diagnostische Kriterien der monosymptomatischen NE

- NE wird als das unwillkürliche Ausscheiden von Urin während des Schlafes mindestens dreimal pro Woche während mindestens drei Monaten bei einem Kind im Alter von 5 Jahren oder älter definiert. Es ist die häufigste chronische Harnwegsinfekt bei Kindern, die 10 % der 5-jährigen, 5 % der 10-jährigen und 1-2 % der pubertierenden Kinder betrifft
- Normaler körperlicher Untersuchung, einschließlich Lumbosakralbereich und untere Extremitäten
- Fehlen eines HWI, diurnaler Inkontinenz, Glykosurie, Anzeichen einer renalen tubulären Azidose

Ein HWI der oberen Harnwege wird als ein HWI mit einer Körpertemperatur von 38 °C oder höher definiert, normalerweise ohne eine Infektionsquelle. Dies ist die häufigste Präsentation eines HWI im Säuglingsalter.

Ein HWI der unteren Harnwege wird als eine Kombination von gut nachvollziehbaren Symptomen wie Dysurie, häufiger Harndrang, Inkontinenz und suprapubischen Schmerzen bei Kindern die selbstständig auf Toilette gehen können definiert.

Harninkontinenz ist ein häufiges Problem, das häufig mit häufigem Wasserlassen, Harndrang und nächtlicher Enuresis (NE) verbunden ist. Es deutet auf einen ungewollten Verlust von Urin während des Tages (diurnal) nach dem 5. Lebensjahr hin.

Schmerzhafte oder brennende Harnentleerung während oder unmittelbar nach der Harnentleerung, genannt Dysurie, wird häufig von anderen Harnsymptomen wie Häufigkeit, Dringlichkeit oder Zögern begleitet.

Häufiges Wasserlassen bedeutet häufiges (mehr als sieben mal am Tag bei Schulkindern) Ausscheiden kleiner Mengen von Urin, oft in Verbindung mit Harndrang.

Vulvovaginitis, normalerweise nicht-spezifisch, kann bei bis zu 70 % der Mädchen auftreten, die durch schlechte perineale Hygiene, die Neigung der kleinen Schamlippen beim Hocken zu öffnen, und die Nähe des Anus zur Vagina verursacht wird, die es Bakterien ermöglicht, die Vulva, die Harnröhre und die Blase zu übertragen. Andere mitverursachende Faktoren sind die Einnahme von Antibiotika und Steroiden, das Tragen enger Unterwäsche und Strumpfhosen sowie die Verwendung von Reizstoffen wie Waschmitteln und Seifenblasen.

Dysfunktionelle Harnentleerung)
– Die dysfunktionelle Harnentleerung bezieht sich auf Kinder, die habituell die Blasenmuskulatur während der Harnentleerung gegen die geschlossene Harnröhrensphinkter kontrahieren. Sie ist normalerweise mit Verstopfung, schmerzhafter lokaler Reizung (z. B. Vulvovaginitis, Balanitis), Angst vor unhygienischer Toilette und Harndrang mit dem Versuch attempt verbunden, die Harnentleerung zu vermeiden.

– Die andauernde dysfunktionelle Harnentleerung kann zu einer nicht-neurogenen neurogenenartige Blase führen, die durch das Versagen des äußeren Schließmuskels während der Harnentleerung gekennzeichnet ist, was zu einer Balkenblase, Hydronephrose und Nierenversagen führt.

2. Andere Ursachen der NE (siehe Abschnitt über Polyurie)

Zwanghaftes Trinken (primäre Polydipsie)
– Kleinkinder mit zwanghaften Trinkverhalten werden leicht durch die lange Vorgeschichte, das Fehlen von Gewichtsverlust oder das Nicht-Ansprechen auf die Behandlung erkannt. Die Serum-Osmolalität beträgt bei Durst 300-800 mOsm/kg. Eine Urin-Osmolalität von >600 mOsm/kg während des Wasserdeprivationstests unterstützt die Diagnose.
– Kinder mit zwanghaften Trinkverhalten sind in der Regel im Vorschulalter, gesund und entwickeln sich regelrecht. Bei älteren Kindern ist die Erkrankung häufig mit psychiatrischen Störungen verbunden, und Hyponatriämie und Wasserintoxikation treten häufig auf. Das zwanghafte Trinken muss vom D.m. Typ I (siehe unten) unterschieden werden.

Diabetes Typ 1 (TID)
– Das klassische Krankheitsbild des D.m. Typ I im Kindesalter ist gekennzeichnet durch die typischen Symptome wie Polyurie, Polydipsie, Gewichtsverlust und erhöhte Blutglukose. Die Behandlungsziele sind die Normalisierung des Glukosestoffwechsels (HbA1c < 7,5 % = 58,5 mmol) sowie die Reduktion der Ketoazidose- und die Häufigkeit von Hypoglykämien.
– Die Diagnose wird durch eine erhöhte Blutglukose (HbA1c > 6,5 % oder nüchterner Blutzucker: 7,0 mmol = 126 mg/dL) sowie durch die Nachweise von Glykosurie und Ketonen im Urin gestellt.

Diabetes Insipidus (DI)
– Der Diabetes insipidus ist gekennzeichnet durch die Trias aus Polyurie (Urinmenge 4 ml/kg/h oder >50 ml/kg/Tag), Polydipsie (>2 l/m^2/Tag) und Wachstumsstörung. Weitere Symptome sind Krämpfe und Fieber ohne erkennbare Ursache. Die Diagnose eines Diabetes insipidus basiert auf einer erhöhten Plasma-Osmolalität und einer niedrigen Urin-Osmolalität.

- Bei Kindern ist der nephrogene Diabetes insipidus (hauptsächlich X-chromosomal vererbt, häufiger bei Kindern, verursacht durch eine ungenügende renal tubuläre Reaktion auf Vasopressin) häufiger als der zentrale (autosomal-rezessiv oder -dominant vererbt, verursacht durch eine gestörte Vasopressin-Wirkung). Die MRT- Untersuchung der Hirnanhangdrüse kann ein Fehlen eines hellen Signals zeigen, das als pathognomonisch für diesen Typ von Diabetes insipidus gilt.
- Diagnostisch für den Diabetes insipidus während eines Wasserdeprivationstests (WDT): Serum-Osmolalität >300 mOsm/kg und eine Urin-Osmolalität <300 mOsm/kg. Die Plasma-Kopeptin-Spiegel (ein Peptid aus der hinteren Hirnanhangdrüse) könnten in Zukunft den WDT als Goldstandard-Test ersetzen.

Renale tubuläre Azidose
- Die vierthäufigste Ursache der Polyurie ist die renale tubuläre Azidose. Kinder können sich mit Dehydration, Wachstumsstörungen, Anorexie und Erbrechen präsentieren.
- Die Diagnose wird durch die Feststellung von Glykosurie, niedrigem Serum-Bikarbonat und Kalium und Hyperchlorämie gestellt.

9.2 Blut im Urin (Hämaturie)

Einführung/Kernaussagen
- Wenn ein Kind mit Blut im Urin vorgestellt wird, sollte man untersuchen, ob es sich tatsächlich um eine Hämaturie handelt.
- Proteinurie in Verbindung mit Hämaturie ist sehr aussagekräftig für eine nierenbedingte Hämaturie. Ablagerungen, insbesondere Erythrozyten-Ablagerungen, weisen auf die Diagnose einer Glomerulonephritis hin.
- Makro- Hämaturie bedeutet, dass das Blut mit bloßem Auge sichtbar ist. Die mikroskopische Hämaturie ist häufiger (Inzidenz 1-2 % der Schulkinder) und wird

definiert als >5 RBC/GF im Urinsediment von frisch zentrifugiertem Urin.
- Im Gegensatz zur Makro- Hämaturie haben die meisten Patienten (70-80 %) mit mikroskopischer Hämaturie keine klinisch identifizierbare Ursache für die Hämaturie. Isolierte mikroskopische Hämaturie ist bei gesunden Kindern häufig und oft vorübergehend. Die persistierende mikroskopische Hämaturie von >5 Erys GF über mehrere Monate erfordert eine eingehende Diagnostik, um schwere Ursachen der Hämaturie auszuschließen.
- Die Hämaturie der Glomerulopathie ist in der Regel gleichmäßig rot, ohne Blutgerinnsel oder Schmerzen. Eine Ausnahme ist die Henoch-Schönlein-Purpura (HSP), die mit Bauchschmerzen einhergeht.
- Ursachen für schmerzhafte nicht-glomeruläre Hämaturie sind Urolithiasis, Trauma oder Infektion der unteren Harnwege (UTI).

Differentialdiagnose

Gemeinsam	Selten
Anti-streptococcal Glomerulonephritis (PSGN)	Gerinnungsstörungen
IgA-Nephropathie	Nierenkrebs
Hypercalciurie	Obstruktive Uropathie
Henoch-Schönlein-Purpura (HSP)	Nierenarterien-/venenthrombose
Nierensteine	Systemischer Lupus erythematodes (SLE)
Medikamente	Benigne familiäre Hämaturie
Harnwegsinfektion (UTI)	Alport-Syndrom
	Goodpasture-Syndrom (mit pulmonaler Hämorrhagie)
	Hämaturische Zystitis (nach Cyclophosphamide)

9.2 Blut im Urin (Hämaturie)

Gemeinsam	Selten
	Polyzystische Nierenerkrankung
	Vaskulär (z. B. Nierenvenenthrombose)
	Hämolytisch-urämisches Syndrom (HUS)
	Alport-Syndrom
	Polyzystische Nieren

Fehldiagnosen sind auf folgende Fehler zurückzuführen:
1. Fehler: Unterscheidung von Blut von anderen blutähnlichen Substanzen im Urin.
2. Fehler: Nichterkennen von Pathologien, die bei Neugeborenen Blut im Urin verursachen.
3. Fehler: Nichterkennen von häufigen Pathologien, die bei älteren Kindern Hämaturie verursachen.

1. Harnsubstanzen, die als Blut erscheinen
   - Die Eigenschaften von Blut sind in Tab. 9.2. dargestellt.
   - Der neonatale Scheidenausfluss, der durch die Schwangerschaftshorme der Mutter verursacht wird, wird oft mit Hämaturie verwechselt, insbesondere wenn das Blut mit Urin vermischt ist. Die Eltern sollten beruhigt werden.
   - Die Anwesenheit von rötlich-braunen oder rosa Verfärbungen auf den Windeln, die während der ersten Lebens Tage auftreten, sind oft Kristalle, die leicht mit Blut verwechselt

Tab. 9.2 Eigenschaften des Blutes

• Blut besteht aus Blutkörperchen (45 %), die in Plasma (55 %) suspendiert sind
• Blut hat fünf Hauptfunktionen: die Bereitstellung von Sauerstoff und Nährstoffen, die Entfernung von Stoffwechselprodukten, die Bildung von Blutgerinnseln, die Beförderung von Zellen und Antikörpern und die Regulierung der Körpertemperatur
• Die Bestätigung des Blutes erfolgt durch eine Laboruntersuchung der roten Blutkörperchen (RBCs)

werden können. Dies ist eine harmlose Bedingung, die sich schnell mit einer erhöhten Flüssigkeitszufuhr bessert.
- Intensives Training älterer Kindern kann zu Rhabdomyolyse und roten Urin führen.
- Geröteter Urin kann durch Medikamente (z. B. Rifampicin, Nitrofurantoin), Stoffwechsel (z. B. Porphyrine, Methämoglobin), Pigmente (z. B. Hämoglobin, Myoglobin) und Nahrung (z. B. Rote Bete, Brombeeren) verursacht werden. Die rote Farbe nach der Einnahme von Rote Bete ist auf unverdaute Betalain-Pigmente zurückzuführen.
- In diesen Fällen Bedingungen wird die Urinanalyse keine roten Blutkörperchen enthalten. Methämoglobin kann mit einem Co-Oximeter gemessen werden.

2. Hämaturie bei Neugeborenen.
Das rote Färben der Windel kann entweder auf echtes Blut mit Erys oder Uraten zurückzuführen sein. Eine Urinanalyse sollte durchgeführt werden, um zwischen den beiden zu unterscheiden.
Haemorrhagic Disease of the Newborn (HDN).
- Obwohl die häufigste Manifestation von HDN Melena ist, können Babys auch eine Hämaturie entwicklen.
- HDN tritt bei 1 von 200-400 Neugeborenen auf, die keine Vitamin-K-Prophylaxe erhalten haben. Vit K, 1,0 mg IV.

Urinary Tract Infection (UTI)
- Der neonatale HWI UTI ist in der Regel mit unspezifischen Symptomen und Anzeichen einer Sepsis wie unter anderem einem krankhaften Aussehen, einer schlechten Fütterung und Gewichtszunahme, einer schlechten Körpertemperaturkontrolle und Gelbsucht verbunden.
- HWI betrifft in der Regel männliche Neugeborene, die durch haematogene bakterielle Aussat auf die Nieren zurückzuführen sind.
- Positive Urin- und Blutkulturen sowie hohe Entzündungsmarker bestätigen die Diagnose.

Nephrocalcinosis
- Nephrocalcinosis ist bei Frühgeborenen nicht ungewöhnlich und kann bei bis zu 40 % auftreten. Risikofaktoren sind die Verwendung von Loop-Diuretika, Frühgeburt, metabolische Azidose und renaler tubulärer Azidose. Diese führt zu UTI und Hämaturie. Die Resolution tritt bei der Mehrheit der Fälle auf.
- Die Diagnose wird established diagnostiziert durch die Nierenultraschalluntersuchung.

Neonatale Nierenvenen- und Arterienthrombose
- Die häufigste klinische Präsentation einer neonatalen Nierenvenen- und Arterienthrombose ist eine große Hämaturie, Thrombozytopenie und ein abdominales Massen (bei Venenthrombose). Bluthochdruck tritt bei Arterienthrombose auf, und dieses Zeichen sollte durch wiederholte Blutdruckmessungen gesucht werden by.
- Die Diagnose wird durch Nierenultraschall und selektive Nierenvenographie oder Arteriographie gestellt.

3. Hämaturie bei älteren Kindern
Post-Streptococcal Glomerulonephritis (PSGN)
- Bei der PSGN, der weltweit häufigsten Ursache für eine große Hämaturie, ist der Urin uniform rot, entweder braun-rot oder dunkelbraun (Coca-Cola-Farbe), nicht rosa getönt. Ein signifikanter abdominaler Schmerz ist in der Regel nicht vorhanden, außer bei Fällen mit einer Purpura Schönlein-Henoch.
- Das Vorhandensein von Proteinurie mit Hämaturie und Ablagerungen, insbesondere Erythrozytenablagerungen, weist auf die Diagnose einer Glomerulonephritis hin. Ein Rachenabstrich auf Streptococcus-A-Gruppe und ASL-Titer wird die PSGN feststellen.
- Eine Makro- Hämaturie in Kombination mit leichtem Ödem, Bluthochdruck und hohem Kreatinin i.S. deutet auf ein nephritisches Syndrom hin, während ausgeprägte Ödeme und eine Proteinurie auf ein nephrotisches Syndrom hindeuten.

IgA-Nephropathie
- IgA-Nephropathie ist die häufigste Ursache einer Glomerulonephritis in Westlichen Ländern und die häufigste

Ursache der rezidivierenden schmerzlosen Hämaturie, die typischerweise Kinder im Alter von 8-10 Jahren betrifft. Die Makro-Hämaturie nimmt oft ab, wird aber bald durch eine mikroskopische Hämaturie abgelöst. Es gibt normalerweise eine initiale leichte Proteinurie (<0.5 g/Tag).
- IgA-Nephropathie kann sich als fortschreitende Nierenerkrankung und im Endstadium der Niereninsuffizienz mit Hypertonie präsentieren.
- Makro- Hämaturie nach einem Infekt der oberen Atemwege deutet auf eine IgA-Nephropathie hin. Die Diagnose wird durch eine Nierenbiopsie mit Nachweis von glomerulären IgA-Immundepositen (nicht durch Serum-Komplement oder IGA-Spiegel etabliert) gestellt.

Harnwegsinfekt Infektion
- Es ist falsch, eine Diagnose eines HWI auf der alleinigen Grundlage von Nachweis von Urin-Erys oder einer Proteinurie oder beidem zu stellen. Positive Nitrit- und Leukozyten-Werte im Teststreifen sind wichtigere Indikatoren, die auf einen HWI hinweisen, als die 2 Indizes Protein und/oder Erys.
- HWI wird definiert als einen monokulturellen Bakterienwuchs von >100.000 Kolonie-bildenden Einheiten pro mL und eine Kombination von klinischen Merkmalen, die sich präsentieren wie folgt:
- HWI der oberen Harnwege ist I definiert als ein HWI mit Fieber von 38 °C oder höher, in der Regel ohne Nachweis einer Infektionsquelle. Dies ist das häufigste Auftreten einsr HWI im Säuglingsalter. Eine HWI der unteren Harnwege ist mit afebrilem Verlauf mit Dysurie, Polyurie, Inkontinenz und suprapubischen Schmerzen verbunden.

Nierensteine
- Blut im Urin in Verbindung mit Bauchschmerzen deutet auf eine Harnwegsinfekt, Purpura Schönlein- Henoch, Nierenstein oder Tumor hin. Eine Urinanalyse ist dringend erforderlich.
- Während bei Erwachsenen und älteren Kinder (>7 bis 8 Jahre) eine Urolithiasis fast immer mit schwerem Flankenschmerz, Kolik und Hämaturie auftritt, tritt bei jüngeren

Kindern meist diffuse Bauchschmerzen, Harnwegsinfekt, Mikrohämaturie oder aber auch ein asymptomatischer Verlauf für Jahre auf.
- Die Nierenultraschalluntersuchung hat eine hohe Spezifität >90 % und eine geringere Sensitivität. Die metabolische Evaluation (Kalzium- oder Nicht-Kalzium-Steine) ist erforderlich. Die Röntgenaufnahme des Bauches wird nicht mehr verwendet.

Henoch-Schönlein-Purpura (HSP)
- HSP (oder IgA-Vaskulitis als neuer Begriff) ist die häufigste Vaskulitis bei Kindern mit IgA-Immunglobulin-Depositen, die kleine Blutgefäße betreffen. Die Nierenbeteiligung bei der Purpura Schönlein- Henoch tritt bei 20-40 % der Fälle auf und bestimmt die Prognose auf lange Sicht.
- Die Diagnose zeigt sich klinisch mit den folgenden Merkmalen: Bauchschmerzen, Arthritis, typischer purpurfarbener Hautausschlag an den Beinen und am Gesäß in addition zur Nierenentzündung, die in 20-40 % der Fälle auftritt.

Metabolische Ursachen der Hämaturie (siehe auch Hyperkalzurie in Abschn. 9.3)
- Mikroskopische Hämaturie ist bei Kindern weit verbreitet und oft idiopathisch. Die bekannteste Ursache der mikroskopischen Hämaturie ohne Proteinurie ist die Hyperkalzurie (etwa 25 % der Fälle), die durch ein Urinkalzium-/Kreatinin-Verhältnis und eine erhöhte Kalziumausscheidung von mehr als 4 mg/kg in 24 h bei einer Urinuntersuchung bestätigt wird. Die hyperkalzämische Hyperkalzurie (z. B. Hyperparathyreoidismus) wird durch einen hohen Serumkalziumwert bestätigt.
- Andere metabolische Ursachen sind die Cystinurie, die Hyperoxalurie und die renal-tubuläre Azidose.

Renaler Tumor (Nephroblastom = Wilms)
- Nephroblastom Das Nephroblastom ist das häufigste urologische Malignom bei Kindern. Der Tumor tritt häufig einseitige auf (5-10 % sind bilateral), in der Form eines abdominalen Tumor bei einem jungen Kind (medianes Alter 3 Jahre), der oft von einem Elternteil bemerkt wird (in mehr als 80 % der Fälle). Andere Präsentationen sind

Fieber (berichtete Inzidenz 23-50 % der Fälle), Hämaturie und Hypertonie (verursacht durch Renin-Sekretion). Husten und Dyspnoe können aufgrund von pulmonalen Metastasen auftreten.
- Die Diagnose wird durch Nierenultraschall und CT-Scan gestellt.

Schistosomiasis
- In vielen Ländern, z. B. Ägypten, ist die Hämaturie hauptsächlich auf eine verbreitete parasitäre Infektion, Schistosoma haematobium, zurückzuführen. Andere Symptome sind häufiges und schmerzhaftes Wasserlassen. Die Infektion wird durch Mega-Ureter, Hydronephrose und kalzifizierte Blase kompliziert.
- Die Diagnose wird durch die Nachweis von Eiern im Urin und Stuhl oder durch eine Biopsie der Blase gestellt. Eine Eosinophilie ist häufig.

9.3 Häufiges Wasserlassen

Einführung/Kernaussagen
- Häufiges Wasserlassen ist ein häufiges Symptom mit typischen Ursachen bei Kindern. Die Erkrankung kann Kinder physisch, sozial und psychologisch beeinträchtigen. Daher ist eine frühzeitige Diagnose und Behandlung erforderlich, um schädliche Auswirkungen auf die Nieren- und Blasenfunktion sowie die Wiederherstellung des psychosozialen Wohlbefindens zu verhindern.
- In der Pädiatrie ist die häufigste Ursache für häufiges Wasserlassen eine überaktive Blase mit oder ohne HWI. Die Erkrankung muss von Polyurie (häufiges oder großes Wasserlassen) und Inkontinenz (unwillkürlicher Verlust von Urin) unterschieden werden. Weibliche Kinder sind häufiger betroffen als männliche.

Differentialdiagnose

Gemeinsam	Selten
Infektion des unteren Harnwegs (HWI)	Urethritis (z. B. Reiter-Syndrom)
Vulvovaginitis	Ektopische Harnröhre
Überaktive Blase (Detrusorinstabilität)	Vaginales Wasserlassen
Diuretika	Blasenentleerungsstörung
Pollakiurie und Angst (tagsüber häufiges Wasserlassen)	Angeborene Stenose der Harnröhre
Entwicklungsverzögerung (einschließlich neurogener Blase)	

Fehldiagnosen sind aufgrund von:
1. Fehler: Nicht feststellen der Merkmale des häufigen Wasserlassens.
2. Fehler: Nicht unterscheiden von häufigem intermittierendem Wasserlassen von kontinuierlichem Wasserlassen.
3. Fehler: Nicht unterscheiden von häufigem Wasserlassen von Polyurie.
4. Fehler: Nicht feststellen anderer Ursachen des häufigen Wasserlassens.

1. Characteristics of Häufiges Wasserlassen
   Diagnostische Überlegungen zum häufigen Wasserlassen sind in Tab. 9.3 dargestellt.
2. Unterscheidung von häufigem und kontinuierlichem Wasserlassen.
   Häufiges Wasserlassen kann auf eine kontinuierliche Inkontinenz zurückzuführen sein, die durch eine Hinterwand-Urethralventilobstruktion bei Jungen und einen Ektopie-Ureter bei Mädchen verursacht wird. Die diagnostischen Kriterien beider Bedingungen sind in Tab. 9.4 dargestellt.
3. Unterscheidung von häufigem Wasserlassen von Polyurie
   – Bei der Differentialdiagnose des häufigen Wasserlassens ist der wichtigste Aspekt, Polyurie auszuschließen. Mütter

Tab. 9.3 Klinische Merkmale des häufigen Wasserlassens

- Der Begriff bezieht sich auf häufige (mehr als sieben am Tag bei Schulkindern) Entleerungen von kleinen Mengen an Urin, die oft mit Dringlichkeit verbunden sind. Bei Säuglingen ist die Harnentleerung physiologisch häufig, so oft wie 15-20 Mal am Tag, was durch reflektorische Blasenkontraktionen vermittelt wird, die durch das sympathische Nervensystem (T10-L2) und das parasympathische Nervensystem (S2-S4) vermittelt werden

- Bei älteren Kindern wird die Blasenkontrolle durch allmähliche Blasenvergrößerung erreicht, was zu einer Zunahme der Blasenkapazität, der kortikalen Hemmung der reflektorischen Blasenkontraktion und der Fähigkeit führt, den äußeren Schließmuskel anzuspannen, um die Inkontinenz zu verhindern

- Die häufigste Ursache für häufiges Wasserlassen ist eine überaktive Blase, die mit einer ungehinderten Detrusorkontraktion während der Speicherphase der Blasenfunktion verbunden ist

- Pollakiuria (aus dem griechischen Wort „pollakis" für viele Male) ist die zweithäufigste Ursache für häufiges Wasserlassen, das als Folge von stressbedingten Problemen auftritt, aber ohne Dysurie oder systemische Erkrankung. Es treten plötzlich alle 5-10 Minuten häufige Entleerungen auf, bei einem zuvor toilettezogenen Kind. Oft verschwindet es plötzlich in 2-3 Monaten. Das typische Alter liegt bei 4-8 Jahren

- Das funktionelle Wasserlassen tritt bei Kindern auf, die die Harnröhrensphinkter oder das Beckenbodenmuskelgewebe beim Wasserlassen gewohnheitsmäßig anspannen und dadurch eine Obstruktion verursachen. Die Kinder nehmen sich nicht die Zeit, ihre Blase vollständig zu entleeren, damit sie schnell wieder zum Spielen zurückkehren können

- Die Diagnose beginnt mit dem Führen eines mindestens drei aufeinanderfolgenden Tage dauernden Harnprotokolls, das Daten über die Stunden und die Harnmengen enthält, um die Häufigkeit und die funktionelle Blasenkapazität zu ermitteln

sind in der Regel gute Beobachterinnen. Die Beobachtung des Urinierens des Kindes hilft, die Diagnose zu stellen.
- Wenn nötig, führen man eine Sammelurinuntersuchung über 12 oder 24 h durch, um die Diagnose zu stellen (siehe Abschnitt Polyurie).

9.3 Häufiges Wasserlassen

Tab. 9.4 Diagnostische Kriterien für eine hintere Urethralklappe und einen ectopischen Ureter

- Eine hintere Urethralklappe ist eine der häufigsten Ursachen für eine Blasenentleerungsbehinderung bei männlichen Kindern. Die Diagnose kann mittels einer vorgeburtlichen Ultraschalluntersuchung gestellt und durch eine Voiding-Zystourethrographie mit Darstellung einer dilatierten hinteren Klappe und einer engen Harnröhre, einer Blasenhalshypertrophie und Trabekulation bestätigt werden
- Ein ectopischer Ureter ist jede Ureter, einfach oder doppelt, die nicht in der üblichen trigonalen Region der Blase (z. B. Uterus, Vagina oder Perineum) öffnet. In über 80 % der Fälle ist sie mit einem doppelten System verbunden. Die Präsentation ist eine anhaltende Tröpfcheninkontinenz. Die Diagnose ist durch Ultraschalluntersuchung und CT-Scan-Urographie mit Darstellung einer doppelten Niere und der Route des ectopischen Ureters etabliert

4. Andere Ursachen für häufiges Wasserlassen
   Harnwegsinfektion (HWI)
   Die Diagnose eines HWI basiert auf bestimmten diagnostischen Kriterien (Tab. 9.5).
   Vulvovaginitis (siehe auch Abschnitt über Scheidenausfluss)
   - Die nicht-spezifische vulvovaginitis ist bei vorpubertären Mädchen weit verbreitet und wird durch schlechte Perinealpharmakologie, die Neigung der kleinen Schamlippen, beim Hocken zu öffnen, und die geringe Entfernung des Analkanals zur Vagina verursacht, wodurch fäkale Bakterien in die Vagina übertragen werden.
   - Andere mitwirkende Faktoren schließen die Anwendung von systemischen Antibiotika und Steroiden, das Tragen von eng anliegenden Kleidern wie eng anliegenden und das Verwenden von Reizstoffen wie Reinigungsmitteln und Schaumbädern ein.
   - Kinder mit Vulvovaginitis weisen auf Juckreiz, häufiges Wasserlassen, Dysurie, Enuresis, Schlafstörungen oder Erythem der Vulva hin.

   Labial Adhesions
   - Labienadhesionen, definiert als teilweise (beteiligt sich an dem Bereich zwischen der hinteren und der Mittellinie der

Tab. 9.5 Diagnostische Kriterien für Harnwegsinfektionen

- Ein fieberhaftes Kind ohne einen Infektionsherd, dessen Urin ein positiver Nitrit- und Leukozytentest ergab, ist sehr wahrscheinlich an einer Harnwegsinfektion erkrankt. Ein negatives Ergebnis dieser beiden Indikatoren schließt eine Harnwegsinfektion praktisch aus. Eine positive Urinanalyse wird als 5 oder mehr WBC pro hohes Vergrößerungsfeld definiert

- Die Urinkultur ist das ultimative Mittel, um eine Harnwegsinfektion zu bestätigen, die diagnostiziert wird, wenn der Urin eine Konzentration von >100.000 Kolonien/ml eines einzelnen Bakterienwachstums aufweist. Die suprapubische Punktion ist während der Säuglingszeit für eine genaue Diagnose wichtig, und eine Kultur von 50.000 Kolonien ist diagnostisch. Bei älteren Kindern ist eine mittelstrahlurinprobe ausreichend

- Laboruntersuchungen: Leukozytose >15.000 und hohes CRP >40 mg/L unterstützen die Diagnose. CRP ist besonders wertvoll, wenn Fieber >12 h vorhanden ist. Procalcitonin (PCT) >0,5 ng/mL ist ein wesentlicher Prädiktor (im Vergleich zu WBC-Anzahl und CRP), um Kinder mit akuter oberer Harnwegsinfektion (Pyelonephritis) während der frühen Phasen der Harnwegsinfektion zu identifizieren

kleinen Schamlippen, wobei vorne ein kleiner Spalt für die Passage des Urins verbleibt) oder vollständig verschmolzene kleine Schamlippen. Es tritt meist bei Mädchen im Alter von 1-2 Jahren auf und wird meist durch einen hypo-oestrogenen Zustand verursacht. Die Prävalenz beträgt etwa 2 %. Die Labienadhesion verursacht meist große Sorgn bei den Eltern.
- Mädchen sind oft asymptomatisch oder weisen durch häufiges oder kontinuierliches Wasserlassen hin. In der Regel erfolgt die Passage des Urins während und nachdem das Mädchen aufgestanden ist.

Hypercalciuria
- Die Hyperkalziurie ist eine häufige metabolische Störung, die zu wiederkehrenden Hämaturien, Nierensteinen, Dysurie, häufigem Wasserlassen, Proteinurie, wiederkehrenden UTI, Bauch- und Rückenschmerzen führt. Die Hypercalciurie ist die häufigste Ursache für mikroskopische Hämaturie (25 % der Ursachen).

- Die Hyperkalziurie kann idiopathisch sein und durch Ernährung (Überschuss an Natrium hemmt die renal tubuläre Calciumaufnahme), proximale tubuläre Dysfunktion (z. B. Fanconi-Syndrom) oder Vitamin-D-Überschuss/-toxizität in Verbindung mit Hypercalcämie verursacht werden.
- Die Hyperkalziurie wird durch eine Calciumausscheidung von >4 mg/kg/Tag in 24-Stunden-Urin-Kollektion definiert.

Kindermissbrauch
- Es besteht ein starker Zusammenhang zwischen Kindesmissbrauch (sexualisierter, emotionaler und körperlicher Art) und urologischen Symptomen, selbst Jahre, nachdem der Missbrauch aufgetreten ist. Dieser Zusammenhang sollte im Hinterkopf behalten werden, wenn ein Kind mit häufigem Wasserlassen und Drangsymptomen vorstellig wird.
- Anamnese und körperliche Untersuchung bestätigen in der Regel die Diagnose.

9.4 Schmerzhaftes Wasserlassen (Dysurie)

Einführung/Kernaussagen
- Schmerzhaftes oder brennendes Wasserlassen oder unmittelbar danach, genannt Dysurie, wird oft von anderen Symptomen des Harnsystems wie Häufigkeit, Dringlichkeit oder Zögern begleitet.
- Obwohl dies manchmal ein Anzeichen für eine Harnwegsinfektion (UTI) sein kann, ist es häufiger eine Folge von Vulvovaginitis, Balanitis oder Urethritis. Die Mehrzahl der Ursachen von Dysurie sind selbstlimitierend und werden durch körperliche Untersuchung mit Urin- oder Ausflusskulturen identifiziert.
- Kinder manchmal drücken Juckreiz als Dysurie aus, und dies ist häufig bei Wurminfektionen zu sehen. Kinder, die eine anhaltende Dysurie haben und eine

> normalen Untersuchung zeigen, sowie negativen Kulturen haben, haben wahrscheinlich entweder funktionelle Störung oder haben eine Hyperkalziurie.
> - Die Anamnese und körperliche Untersuchung wird in der Regel die zugrunde liegende Ursache bestätigen und darauf hinweisen ob ein Test erforderlich ist.

Differential Diagnose

Häufig	Selten
HWI	Geschlechtskrankheiten
atopische Dermatitis	Sexualmissbrauch
Balanitis	Reiter-Syndrom (Urethritis, Arthritis, rote Augen)
Hypercalciuria	Lichen planus
Urethritis/Zystitis	Herpes-simplex-Infektion (peri-urethral)
Chemische Irritation	

Fehldiagnose ist aufgrund von:
1. Fehler: das Nichterkennen, dass Dysurie auch beiFrühgeborenen vorkommen kann.
2. Fehler: das Nichterstellen gemeinsamer zugrunde liegender Ursachen für schmerzhafte Harnentleerung.

1. Dysurie bei Frühgeborenen
   - Schmerzhafte Harnentleerung kann aufgrund einer Urethritis (normalerweise auf die distale Urethra beschränkt) verursacht werden, die durch Infektion, idiopathische Urethritis, Hyperkalzurie oder als Teil des Reiter-Syndroms (in Verbindung mit Konjunktivitis und Polyarthritis) auftritt. Die Nappy-Dermatitis ist die häufigste Ursache der Dysurie bei Frühgeborenen.
   - Typische Manifestationen umfassen Unruhe und Weinen, insbesondere während der Harnentleerung, häufiges und anstrengendes Wasserlassen sowie mögliche Harnröhrenentladung. Hämaturie (normalerweise mikroskopisch) kann vorhanden sein.

9.4 Schmerzhaftes Wasserlassen (Dysurie)

– Die Zystourethroskopie kann bei Harnröhrenerkrankungen eingesetzt werden. Die Blasensonographie ist bei Urolithiasis angezeigt.

2. Dysurie bei älteren Kindern
   – Harnwegsinfektion (HWI), in der Regel eine Zytitis, ist die häufigste Ursache der Dysurie.
   – Meatale Stenose, abnormale Verengung des Harnröhrenausgangs (Meatus), kann angeboren oder erworben sein, z. B. nach Beschneidung. Die Erkrankung ist gekennzeichnet durch nach oben gerichtete, abgelenkten Miktionstrahl, Dysurie, Harndrang, Häufigkeit und verlängerte Harnentleerung. Ein Kind mit meataler Stenose erfordert eine dringende Behandlung, um ein mögliches chronisches unvollständiges Blasenentleerung mit konsekutiven HWI und Nierenschäden zu vermeiden.
   – Vulval lichen sclerosis ist eine chronische Dermatose unbekannter Ätiologie, die durch weiße Flecken oder Plagen gekennzeichnet ist, die Vulva und Anus betreffen und zu Reizungen, Dysurie und Harninkontinenz führen. Bei Männern ist es als Balanitis xerotica obliterans bekannt.
   – Vulvovaginitis (siehe Abschnitt: Vaginalausfluss).
   – Fremdkörper, wie ein Stück Toilettenpapier, kann in der Vagina steckenbleiben und zu Ausfluss und Dysurie führen. Eine sorgfältige Untersuchung des Bereichs ist unerlässlich.
   – Fadenwürmer (Nematoden). Pruritis die durch diese helminthische Infektion verursacht werden, können als Dysurie auftreten. Fadenwürmer, die normalerweise das perianale Gebiet befallen, aber gelegentlich auch auf die Vagina übergreifen.
   – Pelvic inflammatory disease (PID) bei Frauen kann mit Dysurie und Bauchschmerzen einhergehen. Asymptomatische Infektionen mit N. gonorrhoeae oder Chlamydia trachomatis können zur Entwicklung von PID führen, die ernste Folgen haben, wenn sie unbehandelt bleiben.
   – Sexuell übertragbare Krankheiten (STD). Ein urethraler oder vaginaler Ausfluss bei einem Jugendlichen wird

wahrscheinlich durch eine Infektion mit N. gonorrhoeae oder Chlamydia trachomatis verursacht.
- Urolithiasis ist entweder auf einen Harnröhrenstein oder eine Stase von Blut in der Harnröhre zurückzuführen.
- Herpes simplex virus kann eine schmerzhafte Urethritis mit anschließender Harnretention mit Dilatation des Harnsystems verursachen. Careful Die Untersuchung ist wichtig, da Vesikel dieses Virus möglicherweise sehr klein und unauffällig sind.
- Hypercalciuria. Bei Patienten mit normalem Befund und negativen Kulturen kann Dysurie (oft mit mikroskopischer Hämaturie) durch Hypercalciurie verursacht werden. Eine 24-Stunden-Urin-Kollektion ist angezeigt.

9.5 Harninkontinenz

Einführung/Kernaussagen
- Harninkontinenz (UI) ist ein häufiges Problem, das in der Primärversorgung auftritt. Sie ist in der Regel mit häufigem Wasserlassen, Harndrang (aufgrund einer überaktiven Blase) und nächtlicher Enuresis (NE) verbunden. Andere Begleiterkrankungen sind Störungen der Harnentleerung (Kontraktion des Harnröhrensphinkters oder des Beckenbodens während der Harnentleerung), psychische und Verhaltensprobleme.
- Tag- und Nacht-UI treten häufig gemeinsam auf. Allerdings ist die Tag-UI bei Mädchen häufiger als die NE, während die NE bei Jungen häufiger als die UI ist.
- Die primäre UI ist in der Regel intermittierend (häufiger) oder kontinuierlich mit anatomischen und/oder neurologischen organischen Ursachen verbunden: angeborene Fehlbildung der Harnröhre, neurogene Blase, die durch Spina bifida, Sakralagenesie und erworbene degenerative oder neoplastische Erkrankung des ZNS verursacht wird.

- Die sekundäre UI (Symptome nach einer asymptomatischen Periode von ≥6 Monaten) ist in der Regel mit einem belastenden Ereignis, Verstopfung, Typ-1-Diabetes (T1D) und Kindesmisshandlung verbunden. Die Hauptursachen der UI sind eine überaktive Blase, die zu einem Harndrang führt, und das Halten des Urins bis zur letzten Minute durch Unterdrückung des Bedürfnisses, bis die Inkontinenz auftritt. Bei etwa 20–40 % der Kinder mit UI treten Verhaltensprobleme wie ADHS, Angst und antisoziales Verhalten auf.

Differentialdiagnose

Gemeinsam	Selten
Instabile Blase	Ektopische Harnröhre
Angeborene Fehlbildung	Blasenentleerungsstörung
Untere UTI	Chronische Niereninsuffizienz
Neurogene Blase	Agenesis der Sakralwirbel
Giggle Inkontinenz	Meningomyelocele
Labial Adhäsionen	Vulval Reflux von Urin
	Lipomeningocele

Fehldiagnose ist aufgrund von:
1. Fehler: Vergessen, die grundlegenden Kenntnisse über die Harnkontinenz zu berücksichtigen.
2. Fehler: Nicht in der Lage, wichtige sekundäre Ursachen der Harninkontinenz zu etablieren.

1. Grundlegende Kenntnisse der Harnkontinenz
   Grundlegende Kenntnisse of Harnkontinenz wird in Tab. 9.6 dargestellt.
2. Ursachen der Harninkontinenz
   - **Labialfusion** ist weit verbreitet und betrifft etwa 3 % der vorpubertären Mädchen. Die kleinen Schamlippen verschmelzen normalerweise distal, wodurch eine kleine

Tab. 9.6 Nützliche Informationen zur Harninkontinenz bei Kindern

- Harninkontinenz wird als ungewollte Harnentleerung während des Wachzustands bei einem Kind definiert, das alt genug ist, um die Blasenkontrolle aufrechtzuerhalten
- Es zeigt einen involuntären Harnverlust während des Tages (diurnal) nach dem fünften Lebensjahr. Es kann primär (das Kind ist dauerhaft inkontinent) oder sekundär sein, wenn das Kind erreicht eine vollständige Trockenheit für einen Zeitraum von mehr als 6 Monaten. Harninkontinenz betrifft 10 % der 4- bis 6-jährigen Kinder und 2 % der Erwachsenen
- Blasenwanddicke: Wenn sie größer als 5 mm ist, deutet dies auf eine Blasenoutletobstruktion wie die Blasensphinkterdyssynergie bei Mädchen und die hintere Klappe bei Jungen hin

Öffnung proximal entsteht. Die Tasche hinter den verschmolzenen Schamlippen dient als Reservoir, aus dem Urin austritt, wenn das Mädchen steht oder spielt.

- **Das Hinman-Syndrom** ist eine nicht-neurogene (das Rückenmark ist normal) Voiding-Dysfunktion, die durch unkoordinierte Aktivität der Detrusormuskulatur, des Blasenhalses und des äußeren Schließmuskels verursacht wird und häufig zu erhöhtem intravesikalem Druck und Nierenschäden führt.
- Bei der **Vaginalreflux** tritt bei Mädchen, insbesondere bei adipösen, die nicht weit genug die Schamlippen öffnen, wenn sie urinieren, Urin in die Vagina zurückfließen, dann nach unten und die Unterhose nass werden, wenn sie aufstehen.
- Bei Jungen ist die **hintere Urethralklappe** eine der wichtigsten Ursachen der Harninkontinenz. Die Klappe ist normalerweise angeboren und wenn die Diagnose verpasst wird, manifestiert sie sich später mit wiederkehrenden Harnwegsinfekten, häufigem Wasserlassen und Harninkontinenz (siehe auch Abschn. 9.7).
- Ein Mädchen, das normal und selbstständig auf Toilette geht, aber trotzdem tagsüber und nachts inkontinent ist,

hat einen ektopischen Ureter mit Duplex-Nieren, bis das Gegenteil bewiesen ist. Während ein ektopischer Ureter bei Mädchen normalerweise im distalen Drittel des vaginalen Introitus endet, endet er bei Jungen normalerweise im Blasenhals oder im hinteren Urethra. Daher leiden Jungen nicht an Harninkontinenz, die durch einen ektopischen Ureter verursacht wird.

- Die erfolgreiche Behandlung der Harninkontinenz umfasst eine diätische Eliminierung von Koffein und Orangensaft, eine Verbesserung der Blasenkapazität durch zusätzliches Trinken von Wasser während des Tages, die Behandlung der Verstopfung und die Anweisung an das Kind, regelmäßig alle 2-3 h zu urinieren. Anticholinergika sind sehr hilfreich.
- Giggle Inkontinenz tritt bei etwa 5-10 % der Mädchen auf. Die Blase wird während des Lachens oder Kichern vollständig entleert. Es kann sehr peinlich sein, in der Öffentlichkeit. Dringende Behandlung ist erforderlich.
- Die tagsüber auftretende Harninkontinenz wird häufig durch eine Harnwegsinfektion verursacht oder kompliziert. Stellen Sie sicher, dass Urin auf eine Harnwegsinfektion untersucht wird, jedes Mal, wenn das Kind die Klinik besucht.
- Wenn ein Mädchen mit einer Geschichte von nie die Kontrolle über die Harnwege zu gewinnen präsentiert, ist Unterwäsche immer nass, hat sie wahrscheinlich eine ectopic Blase. Bestätigen Sie die Diagnose durch Trocknen der vaginalen Introitus und untersuchen Sie den Bereich alle 15 Minuten. Die Re-Ansammlung von Urin ist diagnostisch.
- Die Behandlung eines Kindes mit nächtlicher und tagsüber auftretender Harninkontinenz sollte sich zunächst auf das tagsüber auftretende Problem konzentrieren. Wenn tagsüber auftretende Harninkontinenz auf die Behandlung reagiert, wird nächtliche Harninkontinenz verbessern, nicht umgekehrt.

9.6 Polyurie

Einführung/Kernaussagen
- Die Niere hat eine Schlüsselrolle bei der Körperwasserbalance: Eine Erhöhung der Plasmakonzentration von Osmorezeptoren im Hypothalamus (selbst weniger als 1 %) oder eine Abnahme des Blutvolumens führt zur Sekretion des antidiuretischen Hormons Arginin-Vasopressin (AVP) aus der Hirnanhangdrüse. AVP bindet an den Typ-2-VAP-Rezeptor an den distalen Tubuli und dem Sammelrohrsystem und erhöht so die Wasserresorption durch einen cyclischen AMP-vermittelten Stoffwechselweg.
- Kinder mit Polyurie (übermäßiger Harnvolumen) können mit Polydipsie, Wachstumsstörungen, Dehydration, erhöhter Körpertemperatur (Hyperthermie), Krämpfen infolge einer hypernatriämischen Dehydration und nächtlicher Enuresis vorstellen.
- Die häufigste Ursache der Polyurie ist Typ-1-Diabetes, gefolgt von zwanghaftem Trinken, Diabetes insipidus, einer Störung der renalen Tubuluskonzentrationsfähigkeit (z. B. Sichelzellanämie) und der renalen tubulären Azidose.
- Obwohl die Anamnese und die körperliche Untersuchung Hinweise auf die Mehrzahl der Ursachen der Polyurie liefern, wird die definitive Diagnose anhand der biochemischen Ergebnisse gestellt: Blutzucker, Osmoregulation im Urin und Serum sowie E & U.

Differentialdiagnose

Häufig	Selten
Typ-1-Diabetes (T1D)	Sickle-Zell-Anämie (SCA)
Psychogene Polydipsie (zwanghaftes Trinken)	Medikamente (Diuretika, Lithium)

9.6 Polyurie

Häufig	Selten
Diabetes insipidus	Chronische Niereninsuffizienz
Renale tubuläre Azidose	Kaliummangel
Hyperkalzämie	Polyzystische Nierenerkrankung
	Hypophysentumoren (Craniopharyngiom, Histiocytose X
	Barters Syndrom

Fehldiagnosen sind auf folgende Weise entstanden:
1. Fehler: Die Diagnose der Polyurie nicht definieren.
2. Fehler: Die Hauptursachen der Polyurie zu unterscheiden: Diabetes, Alkoholkonsum, Diabetes insipidus, renalem tubulärem Acidose und Hyperkalzämie.

1. Die Diagnose der Polyurie (Tab. 9.7.)
2. Ursachen der Polyurie.
Diabetes Typ 1 (TID).
– Von allen Polyurie-Ursachen ist die häufigste und wichtigste T1D, eine autoimmune polygenische Erkrankung, die mit den charakteristischen Symptomen der Polyurie Polydipsie, Gewichtsverlust präsentiert.
– Die Diagnose wird durch einen hohen Blutzuckerspiegel (HbA1c > 6,5 % oder nüchternen BG: 7,0 mmol = 126 mg/dL) festgestellt. Die Urinanalyse wird die Glykosurie und Ketonkörper in T1D bestätigen.

Tab. 9.7 Diagnostische Kriterien der Polyurie

- Polyurie wird als Harnausstoß >6 mL/kg/h bei Neugeborenen oder mehr als 4 mL/kg/h bei Kindern definiert, die entweder aus einer Wasser- oder Sulfatdiurese resultieren. Die Polydipsie weist einen Wasseraufnahme >2L/m^2 oder >5L/day auf
- Zur Diagnosestellung muss eine genaue Messung des 24-Stunden-Flüssigkeitsaufnahme und der ausgeschiedenen Urinmenge erfolgen
- Die Polyurie muss von der häufigeren Beschwerde einer geringen Urinmenge unterschieden werden. Mütter sind gute Historiker. Die Beobachtung der Harnentleerung des Kindes hilft bei der Diagnosestellung

- Die Ziele der Behandlung sind die Normalisierung des Glukosestoffwechsels (HbA1c < 7,5 % = 58,5 mmol) und die Verhinderung von akuten (Hypoglykämie, Ketoazidose) und langfristigen Komplikationen (Retinopathie, Neuropathie, Nephropathie, hohe Lipide).

Diabetes Insipidus (DI)
- DI kann zentral (beeinträchtigte Produktion und Freisetzung von ADH aus der hinteren Hypophyse) oder nephrogener DI sein, die durch eine Resistenz gegen die Wirkung von ADH verursacht wird. Tab. 9.8 zeigt die diagnostischen Kriterien. Mehr als 90 % der Fälle von nephrogenem DI werden durch das Arginin-Vasopressin-Rezeptor-2-Gen (AVPR2) verursacht, das sich auf dem Chromosom 28 befindet.
- Das Neoplasma, das central DI verursacht, präsentiert sich mit Kopfschmerzen, Sehstörungen und hypophysären hormonellen Defiziten.
- Die Diagnose basiert auf einer hohen Plasmakonzentration, Hypernatriämie und niedriger Urinkonzentration. Bei zentralem DI kann eine MRT der Hypophyse einen Fehlen des hellen Signals zeigen, das als pathognomonisch für diesen Typ von DI gilt. Für das angeborene nephrogene DI ist die Identifizierung des Gens AVPR2 diagnostisch.

Tab. 9.8 Diagnose von DI

• Klinisch: DI äußert sich in Polydipsie, Reizbarkeit, erhöhter Körpertemperatur, Verstopfung sowie Polyurie. Die Bevorzugung von Wasser gegenüber Nahrungsaufnahme führt zu Gewichtsverlust und Wachstumsstörungen
• Laboruntersuchung: Erste Morgenurin: Eine spezifische Schwerkraft von mehr als 1010 schließt DI aus. Urin-Osmolalität >800 mOsm/kg und eine Serum-Osmolalität von <270 mOsm/kg schließen DI aus, wohingegen verdünnte Urin <300 mOsm/kg und eine Serum-Osmolalität von >300 mOsm/kg bestätigen die Diagnose von DI
• Wasserdeprivationstest mit Vasopressin kann zwischen zentraler und nierenbedingter DI unterscheiden

Compulsive Drinking
- Kinder mit einem zwanghaften Trinkverhalten lassen sich leicht durch die lange Geschichte des übermäßigen Trinkens, das Fehlen von Gewichtsverlust oder von Wachstumsstörungen diagnostizieren.
- Ein niedriger Serumosmolarität (<280 mOsm/kg) und eine Urin-spezifische Schwerkraft <1005 stellen die Diagnose.
- Zwanghaftes Trinken needs muss von DI unterschieden werden, bei dem eine hohe Serumosmolarität und eine niedrige Urin-Osmolarität bestehen (siehe oben).

Renal Tubular Acidosis (RTA) (Tab. 9.9).

Hypercalcaemia
- Dies wird als Gesamtkalzium >11 mg/dl (2,75 mmol/l) und aufgrund von angeborenen Ursachen (z. B. Williams-Syndrom) oder erworbenen Ursachen (z. B. Hypervitaminose von Vitamin D oder Hyperparathyreoidismus) oder Neoplasmen (z. B. Lymphom, Leukämie oder Neuroblastom) definiert.
- Die Symptome umfassen Appetitlosigkeit, Erbrechen, Verstopfung, Wachstumsstörungen, Polyurie und Dehydration. Polyurie aufgrund von Hypercalcämie kann unbemerkt bleiben und das Neugeborene kann sich in den ersten

Tab. 9.9 Diagnostische Kriterien der renalen tubulären Azidose

• RTA wird durch eine defekte distale Säuerung des Sammelrohres aufgrund von erblichen oder erworbenen Ursachen wie Zystinose und Medikamenten charakterisiert
• Die vierthäufigste Ursache der Polyurie ist die renal tubuläre Azidose. Kinder können sich mit Polyurie, Dehydration, Wachstumsstörungen, Appetitlosigkeit und Erbrechen, Nephrocalcinose und Nierensteinen präsentieren
• Die Diagnose wird durch die Feststellung einer metabolischen Azidose, Hyperchlorämie, niedrigen Serumbicarbonat- und Kaliumgehalten sowie einer alkalischen UrinpH (>5,5) mit hohem Urinkalzium gestellt
• Das Bartter-Syndrom wird durch hypokalaemische Alkalose, Hypernaträmie, Hypercalciurie, Dehydration und verzögertes Wachstum gekennzeichnet

Wochen des Lebens mit Reizbarkeit, Appetitlosigkeit, Gewichtsverlust, Fieber und Krampfanfällen präsentieren. Diese können bei unerkannter und unbehandelter Diagnose potentially verheerende Folgen haben (z. B. Hirnschäden).
- Die Diagnose wird durch ein hohes Serumkalzium etabliert. Andere Untersuchungen umfassen Parathormon- und Vitaminwerte.

9.7 Urinretention und Harnverhalt

Einführung/Kernaussagen
- Die neurologische Kontrolle der Blase besteht aus der Speicherphase (stimuliert durch T10-L2) mit sympathischer Entspannung der Muskulatur des Detrusors und Kontraktion des Harnröhrensphinkters sowie der Ausstoßphase, bei der die parasympathische Stimulation die Kontraktion der Muskulatur des Detrusors und die Relaxation des Harnröhrensphinkters fördert (stimuliert durch S2-S4).
- Die Harnretention ist eine häufige Präsentation bei Erwachsenen (hauptsächlich aufgrund einer benignen Prostatahyperplasie), jedoch relativ selten bei Kindern. Sie wird definiert als die Unfähigkeit, >12 h lang zu urinieren, eine palpierbare, gespannte Blase bei körperlicher Untersuchung oder ein größeres als erwartetes Volumen in der Blase bei einem Kind ohne vorher bekannte neurologische Störungen, Störungen der Harnentleerung, Immobilität oder kürzliche Operation.
- Eine chronisch gespannte Blase sollte nicht vollständig durch Katheterisierung entleert werden, eine plötzliche Entspannung kann zu Hämaturie und anderen Nierenkomplikationen führen. Hämaturie kann zu einem Blutgerinnsel in der Harnröhre führen, was wiederum zu Harnretention und Blasenspannung führt.

Differentialdiagnose

Häufig	Selten
Urethrale Stenosen, Blasenhalsobstruktion	Blasenhalsobstruktion
Anurie (z. B. Schock, akutes Nierenversagen)	Imperforate Hymen
Neurogene Blase	Urethrale Stenose
Lokale entzündliche (Balanitis, Vulvovaginitis)	Nierentubuläre Nekrose
Dysfunktion des Wasserlassens (DV)	Akute Genitalherpes
Labiale Adhäsion	Urethralkalk
Medikamente (Anticholinergika, Antidepressiva)	Fremdkörper in die Harnröhre eingeführt
Harnröhrenklappenobstruktion	

Fehldiagnose ist aufgrund von:
1. Fehler: Verwechseln von Oligurie und Anurie mit Harnretention.
2. Fehler: Nicht unterscheiden zwischen den Hauptursachen der Harnretention.

1. Eigenschaften von Urine Retention
   - Es ist wichtig, zu unterscheiden zwischen Oligurie, Anurie und Retention. Anamnese, körperliche Untersuchung, Blasenkatheterisierung, Radiologie und Serum E + U unterscheiden die drei Zustände.
   - Urinretention bedeutet eine Unfähigkeit, die Blase für >12 h mit einem normalen oder erhöhten Harnvolumen zu entleeren oder eine tastbare gespannte Blase. Ursachen sind Blasenhals- oder Harnröhrenobstruktion.
   - Oligurie bei Säuglingen ist ein Harnausstoß von <0,5 ml/kg/h / 24 h. Bei älteren Kindern und Erwachsenen ist Oligurie <400/Tag. Diese Menge (in der Regel als Folge von Dehydration bei Kindern) ist unzureichend, um die tägliche Osmolarlast zu excretieren.

- Anurie wird als Abwesenheit jeglicher Harnausstoß definiert. Andere Definition ist <100 ml/Tag. Dies kann zu schwerer Dehydration oder renaler Tubulusnekrose führen.
2. Ursachen für verminderte Harnausstoß oder Retention.
Neonates
- Ein gesundes Neugeborenes hat 6-44 ml Urin in der Blase bei der Geburt. Ungefähr 90 % der Neugeborenen entleeren Urin innerhalb von 24 h, der Rest innerhalb von 48 h. Gesunde Neugeborene sollten Urin innerhalb von 48 h des Lebens entleeren, das Nichtvorhandensein einer Urinausscheidung nach 48 h ist abnormal und erfordert eine sorgfältige Untersuchung und Diagnostik.
- Ein reduzierter Harnfluss kann auf einen unzureichenden Flüssigkeitszufuhr oder einen erhöhten Flüssigkeitsverlust (Phototherapie oder die Verwendung von Radiantenwärmern) zurückzuführen sein. Andere Ursachen sind Kreislaufversagen, das durch Sepsis, perinatale Hypoxie und Atemnotsyndrom verursacht wird. Nierenversagen kann durch Hypotonie oder nephrotoxische Medikamente verursacht werden.
- Die posteriore urethrale Klappe (PUV) ist eine der häufigsten Ursachen für angeborene Obstruktion, die die männliche Harnröhre betrifft. PUV wird normalerweise durch pränatale Ultraschalluntersuchung diagnostiziert. Wenn die Diagnose nicht vor der Geburt gemacht wird, präsentieren sich Kinder später mit wiederkehrenden UTIs, schwachem Harnstrahl, Harninkontinenz, häufigem Wasserlassen, verdickter Blasenwand und Nierenversagen. Wenn die Diagnose vor der Geburt vermutet wird, sollte die Blasenkatheterisierung nicht versucht werden, da diese Prozedur die Klappe zerstören und eine Diagnose verfehlen kann.

Ältere Kinder
Labial Adhesions
- Die Labialadhaesion oder Fusion der Labia minora betrifft meist den hinteren Teil der Labia und lässt eine kleine Öffnung vorne für die Harnentleerung. Es wird hauptsächlich durch niedrige Östrogene bei jungen Mädchen verursacht. Ungefähr 2 % der präpubertären Mädchen haben diesen Zustand, der zu einer Harnröhrenobstruktion führt.

- Der Zustand ist meistens mehr asymptomatisch, aber manchmal präsentieren sich Mädchen mit einer Tröpfcheninkontinenz oder Blasenwandschwellung im Ultraschall. Schwere Adhäsionen können zu Urinretention und Nierenversagen führen.
- Ungefähr 80 % der Zustände lösen sich innerhalb eines Jahres nach der Diagnosestellung spontan auf. Einige Mädchen benötigen topische Östrogene oder chirurgische Interventionen.

Medikamente
- Anticholinergika, die zur Stabilisierung der Blase bei tagsüber auftretender Inkontinenz verwendet werden, können Retention, Mundtrockenheit und Verstopfung verursachen. Zu weiteren Medikamenten gehören Opioide, Antidepressiva und Antihistaminika. Diese verringern die Kontraktionen der Blasenmuskulatur.
- Eltern sollten über diese möglichen Nebenwirkungen aufgeklärt werden.

Andere Ursachen
Ursachen für die Harnretention bei älteren Kindern sind zahlreich und umfassen strukturelle Nieren und Blasenerkrankungen,Dehydration und viele infektiöse Erkrankungen. Die Details dieser Störungen sind jedoch nicht Gegenstand dieses Buches.

Weiterführende Literatur

Joseph C, Gattineni J. Proteinuria and haematuria in the neonate. Curr Opin Pediatr. 2016;28(2):202–8.

Mishra G, Chandrashekhar SR. Management of diabetes insipidus in children. Indian J Endocrinol Metab. 2011;15(Suppl 3):S180–7.

National Institute for Clinical Excellence (NICE). Nocturnal enuresis: the management of bedwetting in children and young people. http://guidance.nice.org.uk/CG111S.

Simmons KM, Michels AW. Type 1 diabetes: a predicable disease. World J Diabetes. 2015;6(3):380–90.

Sinha R, Raut S. Management of nocturnal enuresis-myths and facts. World J Nephrol. 2016;6(4):328–38.

Genitalien/ Endokrinologie 10

10.1 Pubertas praecox

Einleitung/Kernaussagen
- Die normale sexuelle Entwicklung beginnt bei Mädchen mit der Brustentwicklung, gefolgt von dem Auftreten von Schamhaaren (manchmal gleichzeitig mit der Brustentwicklung), Achselhaaren, Menarche, Akne und Körpergeruch von Erwachsenen. Bei Jungen beginnt es mit einer Hodenvergrößerung, gefolgt von einer Penisvergrößerung, dem Auftreten von Schamhaaren, der Vertiefung der Stimme, Akne und Körpergeruch von Erwachsenen. Die Pubertät beginnt heutzutage früher als in früheren Generationen.
- Pubertas praecox (PP) wird definiert als Pubertät, die vor dem 8. Lebensjahr bei Mädchen oder vor dem 9. Lebensjahr bei Jungen auftritt.
- Die Pubertät hängt von einer erhöhten Produktion eines Peptids (Kisspeptin) im Hypothalamus ab, was zu einer Erhöhung des Gonadotropin-Releasing-Hormons (GnRH) führt, das auf die Hirnanhangdrüse wirkt und die Gonadotropine LH und FSH freisetzt, was wiederum zur Hormonproduktion der Geschlechtshormone durch die Gonaden führt.

- Die Ursachen der PP lassen sich am besten in gonadotropinabhängige zentrale (idiopathische oder mit identifizierbaren Ursachen), gonadotropinunabhängige (adrenale und gonadale Ursachen) oder partielle PP (Thelarche, Adrenarche, Menarche) unterteilen. Bei mehr als 90 % der Mädchen und 50 % der Jungen ist die Ursache der PP idiopathisch, d. h. es gibt keine identifizierbare Ursache. Das wesentliche Unterscheidungsmerkmal zwischen zentraler (hypothalamischer) und adrenaler Ursache bei Jungen ist, dass die PP immer iso-sexual ist, während die Hoden bei der letzteren Ursache klein bleiben.
- Eine vollständige Untersuchung, einschließlich einer Bildgebung des zentralen Nervensystems und des Abdomens, sollte bei allen Kindern mit PP durchgeführt werden, die progressive Anzeichen der Pubertät aufweisen, <8 Jahre alt sind, neurologische Anzeichen haben oder wenn die Diagnose unklar ist.
- Die Pubertät lässt sich leicht anhand des Knochenalters beurteilen: Wenn das Knochenalter um 1 Jahr dem chronologischen Alter entspricht, hat die Pubertät entweder noch nicht oder gerade begonnen; das Knochenalter innerhalb von 2 Jahín der Pubertät ist.

Differentialdiagnose (Abb. 10.1)

Häufig	Selten
Partielle (unvollständige) vorzeitige Pubertät	Iatrogene externe Quellen von Geschlechtshormonen
• Frühe Thelarche	Teratom außerhalb des ZNS (z. B. Mediastinum)
• Frühe Adrenarche	
• Frühe Menarche	

10.1 Pubertas praecox

Häufig	Selten
Zentraler Präpubertät (z. B. idiopathischer)	
• Idiopathischer	
• ZNS-Tumor (Hamartom)	
• Bestrahlung des Gehirns	
Periphere Präpubertät	
• Adrenal (z. B. kongenitale adrenale Hyperplasie)	
• McCune-Albright-Syndrom	
• Ovarialtumor	

Fehldiagnosen sind auf folgende Fehler zurückzuführen:
1. Fehler: Unterscheidung zwischen normalen Varianten der Pubertät und der vorzeitigen Pubertät (PP).
2. Fehler: Unterscheidung zwischen partieller und wahrer (vollständiger) Präpubertät.
3. Fehler: Unterscheidung zwischen zentralen und gonadischen Ursachen (Nebennierenrinde und Ovar) der PP.
4. Fehler: Unterscheidung zwischen idiopathischer und organischer Präpubertät.

Frühzeitige Pubertät
↓   ↓
Teilweise (unvollständig) PP   Vollständige PP

Vorzeitige Thelarche
Vorzeitige Nebennierenschwäche   ↓   ↓

                Gonadotropin-abhängige PP   Gonadotropin-unabhängige PP

                Idiopathischer   Eierstocktumor/Zysten
                Hirntumor   Nebennierentumor
                Trauma   McCune-Albright-Syndrom
                Infektion   Hypothyreose

Abb. 10.1 Kurze Einteilung der PP

1. Bestätigung der PP
   - Die Diagnose der PP (Anzeichen der Pubertät vor dem 8. Lebensjahr bei Mädchen und 9 Jahren bei Jungen) ist wesentlich, um eine falsche Diagnose, unnötige Untersuchungen und Behandlungen zu vermeiden. Eine erhebliche Anzahl von Kindern erhält normale Varianten der sexuellen Entwicklung ohne wahre PP.
   - Die Pubertät wird bei Jungen durch eine bilaterale Hodenvergrößerung (>4 ml, gemessen mit einem Orchideometer) bestätigt. Mädchen präsentieren sich mit Brust- und Schamhaardurchbruch.
   - Wenn die Differenzierung zwischen normaler Variante der sexuellen Entwicklung und PP weiterhin schwierig ist, deutet ein Knochenalter (vorzeitiges Alter) und eine Becken-Ultraschalluntersuchung (Birnenform des Uterus und Endometriumdicke >3 mm) auf PP hin.
   - Das Knochenalter in der PP ist vorgerückt; die Hormonspiegel, insbesondere LH, sind erhöht.
   - Die Lipomastie ist durch Fettansammlung ohne Drüsenproliferation gekennzeichnet. Sie ist bei übergewichtigen und fettleibigen Mädchen häufig, die sich aufgrund der Sorge vor einer vorzeitigen Thelarche verschiedenen Fachrichtungen zuwenden können. Die Lipomastie kann durch ihr auffälliges Erscheinungsbild in sitzender Position ausgeschlossen werden, während die Brust in Rückenlage wesentlich weniger auffällig erscheint. Die Palpation bestätigt kein festes glanduläres Gewebe. Darüber hinaus zeigen die Inspektion der Brustwarze und des Warzenhofs keine Östrogenstimulation.

2. Zentrale (vollständige, wahre) PP (gonadotropinabhängig)
   Die folgenden Merkmale bevorzugen Zentral PP
   - Zentral PP ist immer iso-sexuell und entsteht aus einer frühen hypothalamischen-pituitären-gonadalen Aktivierung, die zu einer Zunahme der Größe und Aktivität der Gonaden, der Hoden und der Eierstöcke führt. Bei Mädchen ist die Brustvergrößerung in der Regel das erste Anzeichen

der Pubertät; bei Jungen ist es die Hodenvergrößerung als erstes Anzeichen.
- Während die Brustwarze bei der vorzeitigen Thelarche typischerweise blass, unreif, dünn und transparent ist, ist sie bei der zentralen PP reif und auffällig und die dunkle Areola weist auf einen hohen circulating Östrogenspiegel hin.
- Ursachen der zentralen PP:

    Bei Mädchen ist die Ursache idiopathisch in >90 % der Fälle und bei Jungen in etwa 50 %.
    Hypothalamische Hamartome und Gliome (z. B. Neurofibromatose) sind die häufigsten Hirnverletzungen. Eine sorgfältige Suche der Haut ist unerlässlich: Café-au-lait-Maculae haben eine glatte Grenze.
    Eine niedrig dosierte Strahlung des Gehirns kann bei Mädchen zu einer PP führen, eine hohe Dosis kann bei beiden Geschlechtern zu einer PP führen.
    Unbehandeltes Hypothyreoidismus.

- Ein früher Wachstumsschub führt zu einer schnellen Knochenreifung, die zu einer frühen epiphysären Verknöcherung und einer kleinen Körpergröße führt.
- Die mentale Entwicklung ist normal. Es besteht eine Wachstumsbeschleunigung und Fortschreiten der Knochenreifung (Röntgenaufnahme der Handwurzelknochen zur Bestimmung des Knochenalters).
- Die Gonadotropin-Spiegel LH und FSH steigen nach einem GnRH-Stimulationstest an.
- In der Tab. 10.1 wird die Diagnose der zentralen PP zusammengefasst. Ein MRT-Scan des Kopfes ist insbesondere bei Jungen angezeigt. Bei Mädchen kann ein Becken-Ultraschallscan die Größe der Gebärmutter und des Beckens bestimmen.

3. Periphere PP (Gonadotropin-unabhängig)
   - Periphere PP beinhaltet nicht die hypothalamic–pituitary–gonad Achse. Es wird durch Freisetzung von Östrogen oder Testosteron (gonadal) oder aus den Nebennierenrinden verursacht.

Tab. 10.1 Diagnostische Kriterien für zentrale PP

- Jungen: Zunahme des Hodenvolumens vor dem 9. Lebensjahr, gefolgt von einer Penisvergrößerung
- Mädchen: Entwicklung der Brust, Schamhaare, äußere Geschlechtsorgane und Menstruation
- Ein Knochenalter von >2 Standardabweichungen über dem chronologischen Alter
- LH >5 mIU/mL nach GnRH-Stimulationstest

– Es kann iso- oder heterosexuell sein; die Gonaden sind nicht vergrößert.
– Zustände, die periphere PP verursachen, sind:

Kongenitale adrenale Hyperplasie (diagnostiziert durch die Anzeichen von PP und erhöhte Serumspiegel von I7-Hydroxyprogesteron, DHEA, Kortisol und Aldosteron), Hodentumoren oder Nebennierentumoren.

McCune-Albright-Syndrom (fleckige Hautpigmentierung und faserige Dysplasie des Skelettsystems, Ovarialzysten, zusätzlich zu PP). Die Haut zeigt große café-au-lait Flecken mit unregelmäßigen Umrissen, die sie von Neurofibromatose unterscheiden. Durchschnittsalter der PP ist in der Regel 3 Jahre.

Ovarialzysten und -tumoren sind die häufigste Ursache bei Mädchen.

eine unbehandelte Hypothyreosekann eine PP verursachen; Kinder sind jedoch klein vom Wuchs bei verringerter Wachstumsgeschwindigkeit.

– LH und TSH-Spiegel sind unterdrückt, die Knochenreifung ist fortgeschritten.

4. Partielle (unvollständige) PP

– Partielle PP ist entweder eine isolierte Brustentwicklung (vorzeitige Thelarche) oder isolierte Schamhaarausbildung (vorzeitige Adrenarche) oder selten isolierte vaginalen Blutung (vorzeitige Menarche), ohne dass andere Anzeichen der Pubertät vor dem Alter von 8 Jahren bei Mädchen

und 9 Jahren bei Jungen auftreten. Thelarche, Adrenarche und Menarche sind durch normales Wachstum, altersgerechte skelettale Reifung, präpubertäre Gebärmutter und Ovarien und niedrige LH- und Östradiol-Spiegel gekennzeichnet.
- Vorzeitige Thelarche ist die häufigste Ursache der PP in dieser Gruppe mit einem Höhepunkt im Alter von 1-2 Jahren. Es kann einseitig sein. Dies ist in der Regel ein benignes, nicht-progressives Geschehen. Beim Auftreten bei Kindern unter 3 Jahren zeigt sich häufig eine Regression innerhalb von 1-3 Jahren, beim späteren Auftreten zeigt sich in der Regel ein langsames übergehen in die normale und altersgerechte Pubertät. Oft sind erhöhte FSH-Spiegenachweisbarl, aber manchmal ist der Spiegel niedrig. Die Erkrankung kann durch exogene Aussetzung gegenüber Östrogenen verursacht werden. Lipomastie, die in Verbindung mit Adipositas auftritt, sollte nicht mit vorzeitiger Thelarche verwechselt werden.
- Vorzeitige Adrenarche wird durch eine erhöhte Konzentrationen von Adrenalandrogene und die damit verbundene Erhöhung des Serum-DHEA verursacht. Dies ist ebenfalls eine benigne Erkrankung, die aber von Erkrankungen mit Androgenüberschuss wie kongenitaler adrenaler Hyperplasie oder Ovarialtumoren abgegrenzt werden muss.
- Ein Kind mit vorzeitiger Thelarche oder Adrenarche muss immer noch sorgfältig untersucht werden, da diese nicht eindeutig von einer wahren PP abgegrenzt werden können. Eine sorgfältige Anamnese über unbeabsichtigte Exposition oder Aufnahme von Geschlechtshormonen ist wichtig. Darüber hinaus kann eine vorzeitige Thelarche schnell zu einer wahren PP fortschreiten. Daher ist eine enge Überwachung angezeigt.

5. Organische Ursachen der PP
   - Funktionelle Ursachen der PP werden durch Ausschluss seltener organischer Ursachen bestätigt.
   - Hirntumoren wie Hamartom sind meistens asymptomatisch mit Ausnahme der PP. Daher sind Untersuchungen erforderlich, um diese Läsionen zu erkennen.

- Hirntumoren, die neurologische Symptome (z. B. Kopfschmerzen, Erbrechen, Hirnnervenlähmung) und Anzeichen verursachen, sind in der Regel bösartig. Diejenigen Tumoren, die nur mit PP, aber ohne neurologische Manifestationen auftreten, sind in der Regel gutartig.
- Kinder mit Hypothalamusläsionen präsentieren sich häufig mit Symptomen wie Diabetes insipidus, Fettleibigkeit und persönlichen Veränderungen wie unangemessenes Lachen und Weinen.
- Ursachen der peripheren PP: Ovarialtumoren (in der Regel Germ-Zell-Tumor) präsentieren sich mit akuter oder chronischer Schmerzen, Bauchschwellung oder zufällig tastbaren Massen. Die Präsentation des Adrenaltumors ist hauptsächlich Virilisation (Schamhaare, beschleunigtes Wachstum und Skelettreifung, vergrößerte Penis oder Klitoris, Hirsutismus und Akne) oder mit Cushing-Syndrom.

10.2 Verzögerte Pubertät

Einführung/Kernaussagen
- Verzögerte Pubertät (Delayed puperty DP) ist nicht ungewöhnlich und tritt bei etwa 2-4 % der Bevölkerung auf.
- Das Timing der Pubertät bei Menschen wird stark durch eine genetische Regulation beeinflusst, die häufig als autosomal dominant oder rezessiv vererbt wird. Ungefähr zwei Drittel der Personen mit DP haben eine familiäre Anamnese von später Pubertät.
- Aktuelles Wissen über die Pubertät deutet darauf hin, dass das Neuropeptid Kisspeptin die Freisetzung von Gonadotropin-Releasing-Hormon (GnRH) aus dem Hypothalamus stimuliert, um die Freisetzung von FSH und LH zu induzieren, die wiederum die Freisetzung der Geschlechtshormone aus den Gonaden auslöst.

10.2 Verzögerte Pubertät

- Der Einfluss der Energieversorgung (Über- oder Unterernährung) ist eindeutig. Ein ausreichendes Energieniveau ist erforderlich, damit die Pubertät eintritt. Eine übermäßige Energieversorgung geht mit einer frühen Pubertät einher.

Differentialdiagnose

Häufig	Selten
konstitutionell bedingt	Tumor des Zentralnervensystems (Craniopharyngeom)
Funktionelle hypogonadotrope Hypogonadismus (FHH)	Hyperprolaktinämie
• Zöliakie	Postorchitis
• Anorexie	Prader-Willi-Syndrom
• Übermäßige Bewegung	Mikro-Penis
Strukturelle hypo-gonadotrope Hypogonadismus (SHH)	Laurence-Moon-Biedl-Syndrom
• CNS-Tumor	Testicular Feminisierungssyndrom
• Strahlung/Chemotherapie	Kallmann-Syndrom
• Hypophysäre hormonellen Defizit	
Hyper-gonadotrope Hypogonadismus	
• genetisch bedingt (Turner-, Klinefelter Syndrom)	

Fehldiagnose ist zurückzuführen auf:

1. Fehler: Mangel an einer klaren Definition von verzögerter Pubertät (DP).
2. Fehler: Unfähigkeit, die häufige konstitutionelle Verzögerung von hypogonadotropem Hypogonadismus zu unterscheiden.
3. Fehler: Unfähigkeit, vorübergehenden systemischen von dauerhaftem strukturellem Hypogonadismus zu unterscheiden.

1. Diagnostische Kriterien für verzögerte Pubertät:

   – Verzögerte Pubertät (DP) wird bei Mädchen definiert als eine Verzögerung der pubertären Veränderungen (Abwesenheit des Brustknospenwachstums) bis zum Alter von 13 Jahren oder als unvollständige Pubertät innerhalb von 5 Jahren nach dem Auftreten der Brustknospe. Bei Jungen wird DP definiert als Hodenvolumen <4 mL im Alter von über 14 Jahren, oder das Fehlen sekundärer Geschlechtsmerkmale bis zum Alter von 16 Jahren, oder unvollständige Pubertät innerhalb von 5 Jahren nach ihrem Beginn.
   – Die Pubertät kann durch das Knochenalter (Röntgenaufnahme des Handgelenks) beurteilt werden: Wenn das Knochenalter innerhalb von 1 Jahr des tatsächlichen Alters des Kindes liegt, hat die Pubertät noch nicht begonnen oder gerade erst angefangen; ein Knochenalter von bis zu 2 Jahren bedeutet, dass das Kind sich in der Pubertät befindet.

2. Unterscheidung von konstitutioneller DP und hypogonadotropem Hypogonadismus.
   Fehldiagnosen entstehen durch:
   1. Fehler: Mangelnde Definition der verzögerten Pubertät (DP).
   2. Fehler: Unfähigkeit, die häufige konstitutionelle Verzögerung von hypogonadotropem Hypogonadismus zu unterscheiden.
   3. Fehler: Unfähigkeit, vorübergehenden systemischen von dauerhaftem strukturellen Hypogonadismus zu unterscheiden.

(Jungen: Hoden < 4ml nach dem 14. Lebensjahr;
Mädchen: keine Brustknospe nach dem 13. Lebensjahr)
↓
Familienanamnese und körperliche Untersuchung (ohne Kryptorchismus usw.)
↓
Ausschluss: Zöliakie, CD, Anorexia nervosa, IBD, übermäßige Bewegung
↓
Alter des Knochens: Jungen < 13 Jahre. Mädchen: < 12 Jahre

Abb. 10.2 Zusammenfassung der Schritte zur Feststellung der Diagnose von DP

10.2 Verzögerte Pubertät

1. Diagnostische Kriterien für verzögerte Pubertät
   - Verzögerte Pubertät (DP) wird definiert bei Mädchen als eine Verzögerung der pubertären Veränderungen (fehlende Brustknospen) bis zum Alter von 13 Jahren oder eine unvollständige Pubertätsentwicklung innerhalb von 5 Jahren nach dem Auftreten der Brustknospen. Bei Jungen wird DP definiert als Hodenvolumen <4 ml im Alter von über 14 Jahren, das Fehlen sekundärer Geschlechtsmerkmale bis zum Alter von 16 Jahren oder eine unvollständige Pubertätsentwicklung innerhalb von 5 Jahren nach deren Beginn.
   - Die Pubertät kann durch das Knochenalter beurteilt werden (Röntgenaufnahme des Handgelenks): Wenn das Knochenalter innerhalb eines Jahres des tatsächlichen Alters des Kindes liegt, hat die Pubertät noch nicht begonnen oder gerade erst begonnen; ein Knochenalter innerhalb von 2 Jahren zeigt, dass das Kind sich in der Pubertät befindet.

2. Unterscheidung zwischen konstitutioneller DP und hypogonadotropem Hypogonadismus.
   Konstitutionelle Pubertas tarda (DP)
   - Die konstitutionelle verzögerte Pubertät ist die häufigste Ursache für DP, die normalerweise mit verzögerter Wachstum und positive Geschichte in den Eltern verbunden ist. In Abwesenheit einer zugrunde liegenden Ursache ist die konstitutionelle DP selbstlimitierend und harmlos. Die DP ist eine Ausschlussdiagnose und eine alternative Diagnose sollte immer in Betracht gezogen werden, wie hypogonadotroper Hypogonadismus (Abb. 10.2).
   - Kinder mit konstitutioneller DP können beruhigt werden. Dies ist eine normale Variante des Pubertätszeitpunkts mit guter Prognose für die Endgröße und die zukünftige reproduktive Kapazität.
   - Während die Hauptursache der DP bei Jungen konstitutionel ist, haben Mädchen häufiger pathologische Ursachen, z. B. Anorexie, chronische Erkrankungen, intensive körperliche Betätigung oder chromosomale Abnormalitäten.

- Bei der konstitutionellen Pubertas tarda ist das Knochenalter entsprechend zum chronologischen Alter des Kindes um mehr als ein Jahr verzögert.
- Die FSH- und LH-Spiegel erhöhen sich nach einem GnRH-Stimulationstest.

Hypo-Gonadotropin-Hypogonadismus (HH)

- Hypo-gonadotrop hypogonadism ist in der Regel idiopathisch aufgrund von Fehlern in der Sekretion oder Aktion von Gonadotropin-releasing-Hormon. Es wird durch niedrigen Testosteronspiegel bei Männern und niedrige Östradiol bei Frauen in Verbindung mit niedrigen FSH und LH gekennzeichnet. Im Gegensatz zu den häufigen konstitutionellen DP ist HH eine seltene genetische Erkrankung.
- Funktionale HH tritt bei Zöliakie, Anorexie und entzündlichen Darmerkrankungen (siehe unten) auf.
- Das Knochenalter ist bei einem Alterds Kindes von 14 Jahren um mehr als 1 Jahr verzögert. Die FSH- und LH-Spiegel bleiben nach GnRH-Stimulationstest niedrig.

3. Andere Ursachen für DP

    - Turner- und Klinefelter-Syndrom (weiter unten besprochen).
    - Mädchen mit erheblichem Untergewicht und DP sind wahrscheinlich auf Anorexie nervosa oder übermäßige sportliche Aktivität zurückzuführen, während das damit verbundene Übergewicht auf Prader-Willi oder Laurence-Moon-Biedl-Syndrom hindeuten kann.
    - Chronische Krankheiten, z. B. Morbus Crohn, können sich als DP manifestieren, gefolgt von den klassischen Symptomen von Bauchschmerzen, Gewichtsverlust, Anämie und hohem CRP-Spiegel. Die Zöliakie kann sich zunächst als DP in Verbindung mit Anzeichen einer Malabsorption manifestieren.
    - Angeborene Mikro-Penis und Kryptorchismus.
    - Das Prader-Willi-Syndrom ist eine genetische Störung, die durch Hypotonie, kurze Körpergröße, abnormalen Kopfumfang, Lern- und Verhaltensschwierigkeiten, Hyperphagie, später Adipositas und Hypogonadismus gekennzeichnet ist. Die Konzentrationen des menschlichen Wachstumshormons sind niedrig.

10.2 Verzögerte Pubertät

- Das Laurence-Moon-Biedl-Syndrom ist eine autosomal rezessive erbliche Störung mit Polydaktylie, Retinitis pigmentosa (die zu einer allmählichen Sehbehinderung führt), Adipositas und Gleichgewichtsstörungen beim Lernen.

Das Klinefelter-Syndrom (KS)

- KS ist häufig und tritt bei einer von 660 Geburten auf.
- Die führenden Symptome und Anzeichen: große Körpergröße (um KS von allen anderen Ursachen für DP zu unterscheiden) mit unverhältnismäßig langen Armen und Beinen, kleinen Hoden und Unfruchtbarkeit. Eine symmetrische Gynäkomastie ist häufig. Die Intelligenz ist normalerweise normal, aber es gibt oft eine leichte kognitive Beeinträchtigung.
- Die Diagnose wird durch Karyotypisierung 47 Chromosom (XXY), Azoospermie, niedrigen Testosteronspiegel und hohe FSH- und LH-Spiegel bestätigt.

Turner-Syndrom (TS)

- TS (Prävalenz 1:2000 weibliche) wird durch vollständige oder teilweise Abwesenheit eines X-Chromosoms (X0) mit kennzeichnenden Merkmalen von kurzer Körpergröße, Halsweb, cubitus valgus, Lymphödem der Hände und Füße, Nieren (Hypoplasie, Aplasie, Hufeisen-Nieren) und Herz (vor allem Aortenstenose) Fehler. Mädchen mit TS haben in der Regel normale Intelligenz, aber 10 % haben kognitive Beeinträchtigung. Pränatale Ultraschall kann Ergebnisse der erhöhten nuchalen Transluzenz, Zystenhygroma oder obstruktive kardiale Anomalie zeigen.
- Mädchen mit TS erreichen normale adrenarche und Achselhaare Entwicklung im geeigneten Alter, aber sie nicht Menstruation entwickeln.
- Karyotypisierung sollte in jedem Mädchen mit DP und unerklärlicher Kurzstatur in Betracht gezogen werden. Es sollte auch bei weiblichen Patienten mit fetalen Hydrops, Zystenhygroma, obstruktive kardiale oder Nierenanomalien in Betracht gezogen werden. Darüber hinaus sollten Becken-Ultraschall und Gonadotropin-Schätzung (FSH und LH sind in TS erhöht) in Betracht gezogen werden. Wachstumshormon-Sekretion wird in TS erhalten.

10.3 Leisten-Beulen/Schwellung (zB Leistenhernie)

Einführung/Kernaussagen
- Schwellungen in der Leiste von Säuglingen und jungen Kindern sind häufig und werden meist von der Mutter bemerkt, während sie das Kind badet. Leistenhernie (IH) und Lymphknoten sind die häufigsten Befunde.
- Die unvollständige Obliteration des Processus vaginalis führt zu einer abnormalen Kommunikation zwischen der Bauchhöhle und dem Hodensack, die zu einer Reihe von Pathologien führt, einschließlich der indirekten Leistenhernie, der kommunizierenden Hydrozephalus und des erworbenen unbehandelten Hodenhochstandes.
- Lymphknoten im Leistenbereich werden meist durch lokale Entzündungen wie Windelausschlag verursacht.
- Die Transillumination wird verwendet, um das Vorhandensein von Flüssigkeit zu demonstrieren: Wenn das Licht durchscheint, ist die Schwellung zystisch, wenn nicht, ist die Masse solid. Die Ultraschalluntersuchung kann erforderlich sein, um die Diagnose zu bestätigen, insbesondere wenn eine Leistenhernie klein ist oder das Kind fettleibig ist, oder wenn die Natur der Schwellung unbekannt ist.

Differentialdiagnose

Häufig	Selten
LeistenHernie (IH)	Lymphom
	Testicular Feminisierungssyndrom
Unter dem Hoden	
Leistenhernie	Lipom
	Liposarkom des Samenstrangs
	Lymphangiom
	Epididymal/epidermoid Zyste

10.3 Leisten-Beulen/Schwellung (zB Leistenhernie)

Tab. 10.2 Diagnostische Merkmale eines Leistenbruchs

- Die Krankengeschichte ist in der Regel diagnostisch: ein intermittierendes Hervortreten während des Tages, wenn ein Kind anstrengt oder weint, und löst sich bei Ruhe oder Schlaf auf. Ärzte bestätigen das Anschwellen als nicht schmerzhaft und leicht reduzierbar mit sanftem Druck

- Kinder mit Mukoviszidose, nicht abgestiegenen Hoden, Bindegewebserkrankungen, kontralateralem Leistenbruch und Frühgeburt haben eine sehr hohe Inzidenz von IH. Inzidenz bei voll ausgebildeten Säuglingen: 1-4 % (bis zu 30 % der sehr niedrig geborenen Säuglinge)

- In der Differentialdiagnose ist ein Hydrozephalus: sowohl IH als auch Hydrozephalus durchlaufen, aber der Hydrozephalus variiert nicht in der Größe und ist auf der Untersuchung nicht reduzierbar (siehe Abschnitt der Hodenschwellungen)

- IH bei Mädchen ist weitaus seltener als bei Jungen. Ein Knoten im Leistenbereich kann ein Ovar, ein Eileiter oder selten einen Hoden enthalten. Letzteres deutet auf das Syndrom der testikulären Feminisierung hin, was durch eine chromosomale Analyse mit der Aufdeckung von 46 XY bestätigt wird. Es besteht eine hohe Inzidenz späterer Malignität in den Gonaden; daher ist es üblich, sie nach Feststellung der Diagnose zu entfernen. Bei allen Mädchen mit IH sollte ein PelvicUltraschall durchgeführt, um dieses Syndrom auszuschließen

Fehldiagnose ist aufgrund von:

1. Fehler: Unterscheidung der vier Hauptursachen von Knoten im Leistenbereich zu versäumen.

2. Fehler: Feststellung der Diagnose von Malignität im Leistenbereich.

1. Ursachen von Knoten/Schwellungen im Leistenbereich
Leistenbruch (IH)
Diagnostische Merkmale von IH sind in Tab. 10.2 dargestellt.
Femoralbruch (FH)
- FH ist selten bei Kindern im Vergleich zu IH und erscheint typischerweise als weiche, nicht schmerzhafte Vorwölbung von abdominalen Inhalten, die medial zu den femoralen Gefäßen und unterhalb des Leistenbandes öffnet.
- Groin-Ultraschall und laparoskopische Untersuchung bestätigen die Diagnose.

Lymphadenopathie

- Obwohl einKind etwa 600 Lymphknoten hat, können nur einige von ihnen im Nacken, submandibulär, axillär und inguinalen Regionen palpabel sein. Die allgemeine Lymphadenopathie betrifft mindestens zwei dieser Standorte.
- Lymphadenopathie beschreibt abnormale Lymphknoten in Größe, Konsistenz und Anzahl. Es kann allgemein oder lokalisiert sein.
- Ein Lymphknoten in normaler Größe ist in der Regel <1 cm im Durchmesser an jedem Standort außer am inguinalen Lymphknoten, der eine Größe von bis zu 1,5 cm haben kann und immer noch als normal gilt. Eine Größe von >2 cm deutet möglicherweise auf eine Malignität wie Lymphom oder granulomatöse Erkrankung (z. B. TB oder Katzenschröpfung) hin.
- Typische allgemeine Lymphadenopathie tritt nach Epstein-Barr-Infektion, HIV oder systemischem Lupus erythematodes auf. Lokalisierte Lymphadenopathie im Leistenbereich ist meist auf lokale Infektionen wie infizierte Windeldermatitis zurückzuführen.
- Malignome im Leistenbereich umfassen das Hodgkin-Lymphom, das typischerweise mit schmerzloser Lymphadenopathie und systemischen Symptomen wie Fieber, Nachtschweiß und Gewichtsverlust auftritt. Das Rhabdomyosarkom, ein bösartiger Tumor des quergestreiften Muskels, ist der häufigste weiche Gewebesarkom bei Kindern.

Unbehandelter Hodenhochstand

- Der Hodendeszensus descent tritt zwischen der 8.-15. (abdominale Phase) und 25.-35. (inguinale-skrotale Phase) Schwangerschaftswoche auf. Ein einseitiger unbehandelter Hodenhochstand tritt bei 2-5 % der voll ausgetragenen und bei etwa 30 % der vorzeitig geborenen Babys auf.
- Unbehandelter Hodenhochstand wird als ein Hoden definiert, der weder im Hodensack noch außerhalb des Hodensacks liegt.

10.3 Leisten-Beulen/Schwellung (zB Leistenhernie)

- Der Lesitenhoden kommt entweder daher, dass die inguinale-skrotale Phase gestört ist und der Hoden im Leistenbereich stecken bleibt oder dass der ectopische Hoden einen abweichenden Verlauf der Hodenabsenkung hat, z. B. im Bereich des Schambeins (etwa 10 % der Fälle von unbehandelten Hodenhochstandes).
- Es ist wichtig, zwischen einem wahren und dem häufigeren retraktilen (yo-yo) Hoden zu unterscheiden. Der Hodensack ist im letzteren gut entwickelt, während er bei einem wahren unbehandelten Hodenhochstandes hypoplastisch ist. Der Pendelhoden kann in die normale skrotale Position manipuliert werden.
- Die Diagnose eines unbehandelten Hodenhochstandes wird anhand eines unilateralen leeren Hodensacks mit einer tastbaren Beule im Leistenbereich gestellt. Die Ultraschalluntersuchung ist diagnostisch.
- Bei bilateralern nicht palpablen Hoden ohne Nachweis der Hoden an anderer Stelle sollte eine Untersuchung durchgeführt werden, um eine angeborene adrenale Hyperplasie auszuschließen.

2. Bösartige Tumore im Leistenbereich
  Tumoren am Samenstrang

- Rhabdomyosarkom und Lymphknotenmalignom, wie Lymphom, sind die häufigste Ursache für Malignität in diesem Bereich.
- Diese Tumoren sind zwar selten, werden aber oft als IH falsch diagnostiziert. Sie präsentieren sich als einseitige, harte, schmerzlose und unbewegliche Massen mit unregelmäßigen Oberflächen sowie als langsam wachsende Massen im Leistenkanal oder im Hodensack. Sie leuchten nicht durch.
- Sarkome (Rhabdomyosarkom oder nicht-Rhabdomyosarkom) im Leistenbereich präsentieren sich mit indolenten, langsam wachsenden Tumoren mit unspezifischen oder minimalen Symptomen. Die pathologische Lymphknotenbeteiligung ist eine abnorm große Lymphknotenbeteiligung, Schmerzhaftigkeit, verklebte oder an die Haut oder

die darunterliegenden Strukturen fixierte Lymphknoten oder lokalisierte Lymphknoten im Bereich oberhalb des Schlüsselbeins. Malignität in diesem Bereich kann mit persistierendem oder unerklärbarem Fieber, Nachtschweiß, Appetitlosigkeit oder Gewichtsverlust einhergehen. Die feine NadelAspiration hat eine hohe Spezifität, ist weniger invasiv, günstiger und schneller im Vergleich zur Gewebebiopsie.

10.4 Penisschwellung

Einführung/Kernaussagen
- Die Vorhaut ist normalerweise nicht zurückziehbar und an der Eichel bei Neugeborenen angebracht. Sie kann bei etwa 40 % der Kinder im Alter von 1 Jahr, bei 90 % der 4-Jährigen und bei 99 % der 15-Jährigen zurückgezogen werden.
- Entzündliche Veränderungen des Penis (z. B. Balanitis und Posthitis), gewöhnlich mit Schmerzen und Rötung, sind die wichtigste Ursachen für eine Penisschwellung.
- Praktisch alle Fälle von Penisschwellungen erfordern sofortige ärztliche Behandlung. Wenn ein Kind mit einem Penisproblem vorstellig wird, muss der Kinderarzt entscheiden, ob die Erkrankung harmlos ist und die Eltern daher beruhigt werden können, oder ob eine sofortige Überweisung an einen Chirurgen erforderlich ist.

Differentialdiagnose

Häufig	Selten
Schmerzhafte Schwellungen	
Balanitis	Lichen sclerosus
Paraphimose	Angeborene Lymphödem
Priapismus	Penile Torsion

10.4 Penisschwellung

Häufig	Selten
Schmerzlose Schwellungen	Para-urethrale Zyste
Penile oedema	Megalo-urethra
Kindermisshandlung	Drogen (z. B. Kokain)

Die Fehldiagnose ist auf folgende Fehler zurückzuführen:

1. Fehler: Es werden keine charakteristischen Merkmale einer Vorhautentzündung festgelegt.

2. Fehler: Es wird nicht zwischen den verschiedenen Formen des schmerzhaften Penisödems unterschieden.

3. Fehler: Es wird nicht zwischen den verschiedenen Formen des schmerzlosen Penisödems unterschieden.

1. Schmerzhaftes Penisödem

Balanitis (Tab. 10.3) Penisentzündung (Balanitis und Posthitis) ist häufig, insbesondere bei unbeschnittenen Jungen mit teilweise oder vollständig nicht zurückziehbarem Vorhaut. Die Entzündung kann durch Pilz- und Bakterieninfektionen (Candida albicans, Streptococcus spp.) und Lichen sclerosus (diagnostiziert durch das Vorhandensein eines sklerotischen weißen Rings am Ende der Vorhaut) kompliziert sein.

Paraphimose
- Phimose ist die Unfähigkeitdie Vorhaut über die Glans penis zurückzuziehen; Paraphimose ist die Unfähigkeit, sie zurückzuführen. Paraphimose erfordert sofortige Aufmerksamkeit, wenn eine Ischämie der Glans verhindert werden soll.
- Paraphimose wird häufig durch medizinisches Personal oder Eltern verursacht, die die Vorhaut während einer Penisuntersuchung oder einer Penisreinigung falsch behandeln.

Priapismus
- Priapismus wird definiert als eine anhaltende und andauernde (länger als 4 h) penile Erektion, die nicht mit sexuellem Interesse oder Stimulation in Zusammenhang steht.

Tab. 10.3 Merkmale von entzündlichen Erkrankungen des Penis:

- Eine Entzündung der Eichel (Glans penis) wird als Balanitis bezeichnet, während eine Entzündung der Vorhaut als Posthitis bezeichnet wird. Eine Entzündung beider Bereiche wird als Balanoposthitis bezeichnet
- Sowohl Balanitis als auch Posthitis treten normalerweise bei nicht beschnittenen Kindern auf, mit einem Häufigkeitsgipfel im Alter von 2 bis 5 Jahren. Balanoposthitis tritt nur bei nicht beschnittenen Jungen auf.
- Balanitis, die häufigste Ursache für Penisentzündungen, kann durch mangelhafte Hygiene, Allergien, seborrhoische Dermatitis, Insektenstiche oder jede Art von Hautverletzung entstehen, die es Bakterien (meist Staphylokokken) ermöglicht, in die Haut einzudringen
- Symptome sind ein brennendes Gefühl, Juckreiz und Schmerzen. Zu den Anzeichen gehören Schwellungen, erythematöse Flecken, Blasen und Beläge

- Priapismus ist entweder ischämisch (mit wenig oder keinem cavernösen arteriellen Fluss) oder nicht ischämisch (kontinuierlicher Fluss von arteriellen Blut). Der ischämische Typ ist weitaus der häufigste. Er ist typischerweise starr und schmerzhaft. Nicht schmerzende Korpora cavernosa deutet auf den nicht ischämischen Typ hin. Der ischämische Typ stellt einen medizinischen Notfall dar.
- Die meisten Ursachen für Priapismus sind haematologische Störungen, insbesondere die Sichelzellanämie (SCA) oder die Glucose-6-Phosphat-Dehydrogenase-Mangel. Der nicht ischämische Priapismus tritt in der Regel als Folge von Trauma auf.

Penile Torsion

- Eine seltene Erkrankung der penilenSchwellung ist die penile Torsion, in der Regel eine Uhrzeigersinn-Rotation des Penis.
2. Schmerzlose penile Schwellung
Henoch-Schönlein-Purpura (HSP)
    - Bei HSP kann eseine Ansammlung von Ödem in abhängigen Bereichen geben, die penile Schwellungen verursachen.

- Neben der penilen Schwellung haben Kinder mit HSP eine charakteristische Purpura-Verteilung über die Extensoren der Beine und des Gesäßes, Bauchschmerzen und Arthritis. Die Nierenbeteiligung tritt in 20-40 % der Fälle auf.

Nephrotisches Syndrom
- Eine penile Schwellung kann das erste Anzeichen des nephrotischen Syndroms sein.
- Die Diagnose wird anhand von grosser Proteinurie und Hypoalbuminämie festgestellt.

Sexueller Missbrauch von Kindern (Child Sexual Abuse CSA)
- Körperliche Befunde, die auf einen CSA zurückzuführen sind, werden oft nicht erkannt, insbesondere bei Jungen. Nur wenige Befunde deuten auf einen CSA hin.
- Eine anogenitale Untersuchung sollte in allen Fällen eines angeblichen CSA durchgeführt werden. Die Befunde sollten fotografisch und video-dokumentiert werden.
- Die folgenden Befunde können auf einen CSA hinweisen:
  Akute Läsionen/Prellungen der Labien, des Penis, der Hoden oder des Perineums.
  Blutergüsse, Petechien oder Abrasionen des Hymen.
  Anale Dilatation (ohne Verstopfung oder Enkopresis).
  Vorhandensein von Condyloma acuminata.
  Sexuell übertragbare Erkrankungen einschließlich Gonorrhoe, Chlamydien, HIV.

10.5 Schwellung des Skrotum/ Hodens

Einführung/Kernaussagen
- Die Hodenschwellung ist bei Kindern weit verbreitet und kann akut oder chronisch, schmerzhaft oder schmerzlos sein.
- Die zwei häufigsten schmerzlosen Ursachen für Hodenschwellungen sind Hydrozelen und Leistenhernien. Hydrozelen werden durch den Abfluss von Peritonealflüssigkeit durch einen engen, patenten Processus vaginalis

verursacht, während Leistenhernien auf einen weiten, patenten Processus vaginalis zurückzuführen sind, der das Omentum oder den Darm in den Hodensack erlaubt. Leistenhernien sind häufig mit Unterkühlung, Frühgeburt und Bindegewebserkrankungen wie dem Marfan-Syndrom verbunden.
- Die vier häufigsten schmerzhaften Ursachen für Hodenschwellungen sind Hodentorsion, Torsion des Hodenanhangs, eingeklemmte Leistenhernie und Epididymitis/ Orchitis. Diese Fälle erfordern eine dringende Bewertung und chirurgische Beratung.

Differentialdiagnose

Häufig	Selten
Schmerzlose Schwellungen	
• Hydrozele	Hodentumor
• Leistenhernie	Trauma (scrotal haematoma)
• Idiopathic scrotal oedema	Vaskulitis
• generalisierte Ödeme (z.B. Nephrotisches Syndrom)	
• Varikolzele	
Schmerzhafte Schwellungen	
• Epididymitis/Orchitis	
• Torsion des Hodens	
• Torsion des Samenstrangs	

Fehldiagnose ist aufgrund von

1. Fehler: Nicht-Unterscheidung der Hauptursachen für schmerzloses Hodenschwellung.

2. Fehler: Nicht-Unterscheidung der Hauptursachen für schmerzhafte Hodenschwellung.

10.5 Schwellung des Skrotum/ Hodens

1. Schmerzlose Hodenschwellung
Hydrozele
Diagnostische Kriterien für Hydrocele sind in Tab. 10.4 dargestellt.
Inguinal Hernia (siehe Abschnitt der Leistenschwellung).
Idiopathisches Scrotalödem (ISO).
   - ISO wird in der Regel durch Allergien verursacht und kann in der Präsentation einem Hodentorsion gleichen. Das Skrotum ist geschwollen und rot, aber es gibt keine anderen Symptome wie Schmerzen. Die Hoden fühlen sich normal an.
   - Die Diagnose von ISO ist wichtig, um eine unnötige chirurgische Erkundung für eine vermutete Hodentorsion zu vermeiden.
   - Die Scrotalultraschalluntersuchung zeigt eine Verdickung und ein Ödem der Skrotalwand sowie ein normales Erscheinungsbild der Hoden. Die Doppler-Farbultraschallun-

Tab. 10.4 Diagnostische Kriterien für die Hydrozele

• Bei einem mobilen Kind mit Hydrozele nimmt die Größe tagsüber charakteristischerweise zu und nachts wieder ab
• Die Hydrozele ist entweder kommunizierend (der Processus vaginalis mit Flüssigkeit bewegt sich aus der Bauchhöhle und der Tunica vaginalis im Skrotum um den Hoden) oder nicht kommunizierend (Flüssigkeit entlang des Samenstrangs zwischen dem obliterierten Processus vaginalis proximal und dem obliterierten Tunica vaginalis distal)
• Die kommunizierende Hydrozele ist im Hodensack lokalisiert, variiert in der Größe: minimale Flüssigkeit am Morgen und mehr Flüssigkeit am Abend. Die nicht kommunizierende ändert sich nicht in der Größe, ist meistens angespannt und leicht entlang des Samenstrangs zu ertasten
• Ein wichtiges Zeichen in diesem Bereich ist die Hydrozele des Samenstrangs, die eine Flüssigkeitsansammlung entlang des Samenstrangs ist; sie resultiert aus einer abnormalen Schließung des Processus vaginalis und ist vom Hoden und von der Nebenniere getrennt
• Sie hat zwei Typen: eine eingeschlossene Hydrozele, die nicht mit dem Peritoneum in Verbindung steht, und eine kommunizierende Hydrozele, bei der die Flüssigkeitsansammlung mit dem Peritoneum in Verbindung steht

tersuchung zeigt ein charakteristisches „Fountain Signs", die für diese Erkrankung typisch sind.

Henoch-Schönlein-Purpura (HSP)/Nephrotisches Syndrom (NS).
- Bei HSP und NS kann eseine Ansammlung von Ödemen in abhängigen Bereichen geben, die zu einer Skrotalschwellung führen.
- Die Diagnose ist bei HSP klinisch und durch Laboruntersuchungen von Proteinurie und Hypoalbuminämie bei NS bestätigt.

Varikozele
- Varikolzele(abnormale Dilatation und Verlängerung des Venenplexus im Hodensack) tritt bei etwa 15 % aller jugendlichen Jungen auf und ist eine häufige Ursache der Unfruchtbarkeit und kann zu Hodenatrophie führen. Bei vorpubertären Jungen ist die Inzidenz <1 %.
- In schwereren Fällen ist die Varikozele mit dem pathognomonischen Zeichen eines „Wurmbeutels" sichtbar.

2. Schmerzhafte Hodenschwellung
Epididymitis/Orchitis
- Epididymitis ist die häufigste Ursache für Hodenschwellungen bei sexuell aktiven Jugendlichen als Teil einer STD. Andere Ursachen sind eine virale Infektion (z. B. Mumps).
- Epididymitis/Orchitis kann Torsion der Hoden vortäuschen; die Entzündung ist jedoch häufig sekundär bei einer viralen Infektion (z. B. Mumps) oder STD. Darüber hinaus ist die Hodenschwellung und der Schmerz bei Epididymitis/Orchitis im Gegensatz zur Hodentorsion langsamer zunehmend. Übelkeit und Erbrechen sind selten. Das Vorhandensein von Fieber, Dysurie und Pyurie deutet auf eine gleichzeitigen HWI hin.
- Die Skrotal-Sonographie zeigt eine Hyperämie mit verstärkter Gefäßzeichnung mit vergrößertem Hoden oder Epididymis.

Hodentorsion/Torsion des Samenstrangs
- Akutes Scrotum wird als Hodenschmerzen, Schwellungen und Rötungen definiert, die plötzlich auftreten. Die venöse Ableitung des Hodens ist schwarz, während die arterielle Perfusion reduziert ist. Hodentorsionen machen etwa 25 % der Fälle aus.
- Prehn-Zeichen (Ausbleibende Besserung der Schmerzen, wenn der betroffene Hoden gegen die Schwerkraft gestützt wird) ist ein nützlicher Test.
- Die Skrotal-Sonographie ist zu einem entscheidenden Instrument geworden, um die Diagnose zu stellen.

10.6 Vaginalausfluss vor der Pubertät

Einführung/Kernaussagen
- Vaginale Absonderung ist das häufigste gynäkologische Problem bei Kindern und Jugendlichen.
- Pathologische Bedingungen des vaginalen Ausflusses umfassen nicht-spezifische Vulvovaginitis (auftretend bei bis zu 70 % der jungen Mädchen).
- Kinder mit Fluor vaginalis präsentieren mit Juckreiz, Flecken auf der Unterwäsche, häufigem Wasserlassen, Dysurie, Enuresis, Schlafstörungen aufgrund nächtlichen Juckreizes oder Erythem der Vulva.
- Sexueller Missbrauch ist ein ernstes Problem und ein hoher Verdachtsindex ist erforderlich, um die Diagnose in Betracht zu ziehen.

Differentialdiagnose

Häufig	Selten
Physiologische	Skabies
Nicht-spezifische Vulvovaginitis	Candida-Infektion
Sexuell übertragbare Krankheiten (STD)	Kontakt- und allergische Dermatitis

Häufig	Selten
Fremdkörper	Lichen sclerosus
Fadenwürmer	Trauma
Kindesmissbrauch	

Fehldiagnosen sind aufgrund von:
1. Fehler: Auslassen der Erkennung physiologischer Ursachen von vulvovaginalen Ausfluss.
2. Fehler: Nicht-spezifische Vulvovaginitis von anderen, ernsteren Ursachen von vaginalem Ausfluss wie sexuellem Missbrauch zu unterscheiden.

1. Physiologischer vaginaler Ausfluss
   – Physiologisch, tritt es bei neugeborenen Mädchen auf, die häufig vaginalen Ausfluss (schleimig und/oder blutig) als Folge der Abnahme des maternalen Östrogenhormons während der ersten zwei Wochen des Lebens erleben. Jeder vaginale Ausfluss nach 2 Wochen erfordert eine Untersuchung.
   – Ein Anstieg der Östrogenspiegel zu Beginn der Pubertät verursacht einen 2-wöchigen physiologischen Ausfluss (Leukorrhoe), der einen milchig-weißen oder klaren Ausfluss verursacht.

2. Ursachen der Vulvovaginitis
Unspezifische häufige Vulvovaginitis (Tab. 10.5).
Kindesmissbrauch
Kindesmissbrauch bezieht sich auf das Zwingen von Kindern in sexuelle Aktivitäten (durchdringende oder nicht durchdringende Handlungen), die sie nicht verstehen oder zustimmen. Die meisten Täter von Kindesmissbrauch sind Familienangehörige oder Freunde, die typischerweise während nicht-sexueller Aktivitäten mit dem Kind in Kontakt kamen, um das Vertrauen des Kindes zu gewinnen. Die typischen Befunde sind in Tab. 10.6 dargestellt.

10.6 Vaginalausfluss vor der Pubertät

Lichen sclerosus
- Lichen sclerosus ist gekennzeichnet durch scharf abgegrenzte Bereiche der Hypopigmentierung um die Vulva, die großen und kleinen Schamlippen und den perianalen Bereich.
- Es ist mit starken Juckreiz, Dysurie und leichten Blutungen bei normalen Toilettenaktivitäten wie der Genitalreinigung verbunden.

Fremdkörper (FK)
- Ein Fremdkörpersollte immer in Betracht gezogen werden, wenn der Ausfluss einen unangenehmen Geruch hat und/oder bei einem typischen Alter von 3-4 Jahren mit Blut beschmiert ist. Häufige Objekte sind zusammengeballtes Toilettenpapier oder kleinteiliges Spielzeug. Mädchen können FK aus Neugierde oder sexueller Befriedigung einführen.

Tab. 10.5 Eigenschaften der Vulvovaginitis bei Kindern

• Non-specific vulvovaginitis ist die häufigste Ursache für vaginale Ausfluss, die durch schlechte Hygiene, Trauma, niedrigen lokalen Östrogenspiegel der vaginalen Schleimhaut, enge Unterwäsche, und die Verwendung von Reizstoffen wie Seifen, Shampoos und Schaumbädern, sowie die Nähe des Anus zur Scheide, die eine Übertragung von faecal Bakterien auf die Scheide ermöglicht
• Befunde umfassen Rötung und Schwellung des äußeren Geschlechtsorganes. Der nicht-spezifische Ausfluss ist typischerweise braun oder grün, hat einen fauligen Geruch. Typische Kultur zeigt normale vaginale Mikroflora oder nicht-pathogene Bakterien
• Pathogene Bakterien der Atemwege werden gelegentlich isoliert und umfassen S. pyogenes, H. influenza und S. aureus
• Fadenwurminfektionen verursachen typischerweise rezidivierende Vulvovaginitis und manifestieren sich als nächtliches Jucken aufgrund von weiblichen Würmern, die Eier auf dem Perineum ablegen
• Vulvovaginitis, die durch Candida-Infektion verursacht wird, ist vor der Pubertät selten, kann aber im Säuglingsalter auftreten. Risikofaktoren im späteren Alter include systemische Anwendung von Antibiotika und Steroiden

Tab. 10.6 Charakteristische Befunde bei Kindern, die Opfer von Kindesmissbrauch sind

- Obwohl klinische Manifestationen des Kindesmissbrauchs in den Genitalien gefunden werden können, sind normale körperliche Befunde der Genitalien häufig oder die vaginale Absonderung kann gering sein und mit einer benignen Absonderung verwechselt werden
- Schäden an der vaginalen Schleimhaut, frische/verheilte Hymen-Schäden und orale zerrissene Frenulum sind wichtige Befunde. Symptome, die nicht direkt mit den Genitalien zusammenhängen, sind häufig und umfassen chronische Bauchschmerzen, Schlafstörungen, unspezifische Verhaltensänderungen, Schulphobie, Appetitlosigkeit, schlechte Schulleistungen und sozialen Rückzug
- Die Erkennung einer sexuell übertragbaren Krankheit (STD) bei jungen Kindern sollte immer die Möglichkeit eines Kindesmissbrauchs in Betracht ziehen. Daher ist eine Screening für STD ist unerlässlich. Die mütterliche Gonokokken-Infektion verursacht eine vertikale Infektion, die sich als neonatale purulente Konjunktivitis und vaginale Absonderung nach dem 3. Lebenstag manifestiert. Neugeborene mit Syphilis präsentieren sich mit Rhinitis (Schnupfen), makulopapulärer Hautausschlag, hepatosplenomegalie und Knochenläsionen. Die Untersuchung sollte Kulturen für Gonorrhoe und Chlamydien sowie Blutuntersuchungen für Syphilis und Hepatitis-B-Serologie umfassen

- Komplikationen des vaginalen FK umfassen Harnwegsinfektionen, Ulzerationen der vaginalen Schleimhaut und Vesiko-Vaginale-Fisteln.
- Eine Röntgenaufnahme, eine Ultraschalluntersuchung oder eine MRT können die Diagnose stellen. Die pelvinen MRT gilt als das beste Instrument, um FK zu identifizieren.

10.7 Rektumprolaps

Einführung/Kernaussagen
- Rektumprolaps, RP, bezieht sich auf ein den Prolaps der Rektumwand und/oder der Mukosa durch den Anus.
- Die häufigste einzelne Ursache für RP ist idiopathisch. Die meisten RP haben zugrunde liegende prädisponierende Ursachen.

10.7 Rektumprolaps

- Eine der wichtigsten Ursachen für RP ist die Mukoviszidose (CF) und RP kann das erste Manifest der Erkrankung sein. CF sollte bei jedem Fall mit RP in Betracht gezogen werden.
- Die meisten Fälle von RP treten während der ersten Lebensjahre auf, selten jedoch bei älteren Kindern. Im Gegensatz zu Erwachsenen nimmt die Häufigkeit von RP mit zunehmendem Alter ab, und eine konservative Behandlung ist in der Regel erfolgreich.
- RP wird selten chronisch und Chronizität ist mit Komplikationen wie Ulzeration, Blutung und Proktitis verbunden.
- RP muss von selteneren Ursachen des Prolaps unterschieden werden, die RP ähneln: prolabierte Intussuszeption, Hämorrhoiden und prolabierter Polyp. Darüber hinaus sollte jedes Kind, das mit RP vorstellig wird, auf zugrunde liegende Ursachen untersucht werden.

Differentialdiagnose

Häufige prädisponierende Faktoren	Seltene prädisponierende Faktoren
Typ 1 und Typ 2 RP:	Kollagenerkrankungen (Ehlers-Danlos)
Idiopathisch	Meningomyelozele
Zystische Fibrose	Darmparasiten
Chronische Verstopfung	Chronischer Husten (z. B. Pertussis)
Chronische Durchfallkrankung (z. B. Colitis ulcerosa)	Hirschsprung-Krankheit
Mangelernährung	

Fehldiagnosen sind auf folgende Fehler zurückzuführen:

1. Fehler: Unterscheidung von RP von Erkrankungen, die RP ähneln (z. B. prolabierendes rektales Polyp).
2. Fehler: Nichtberücksichtigung häufiger zugrunde liegender Ursachen von RP.

1. Unterscheidung von RP von Bedingungen, die RP nachahmen
   – Die Diagnose von RP wird anhand bestimmter Kriterien (Tab. 10.7) gestellt. Häufigkeitsalter: 1-3 Jahre.
   – Die häufigste Ursache für RP im Kindesalter ist idiopathisch (etwa 70 %). Andere Ursachen wie CF sollten ausgeschlossen werden, bevor die Diagnose von idiopathischem RP gestellt wird.
   – Kinder mit hervorstehender Intussuszeption sind krankhaft aussehend mit schweren intermittierenden Bauchkrämpfen.
   – Der prolabierte Rektumpolyp erscheint als dunkler, pflaumenfarbener, roter Klumpen im Gegensatz zum hellrosa Schleimhautaussehen des RP.
   – Prolapsierende Polypen und Hämorrhoiden betreffen nicht die gesamte Rektalschleimhaut und haben kein Loch in der Mitte.

2. Grundlegende Ursachen von RP:
   Mukoviszidose (CF)
   – CF ist eine der häufigsten Ursachen für RP und wird durch eine fortschreitende Lungenerkrankung und eine exokrine Pankreasinsuffizienz gekennzeichnet, die zu einer gastrointestinale Malabsorption führt.
   – Ein Schweißtest ist bei allen Kindern mit RP angezeigt, insbesondere bei denen, die sich ohne bekannte Ursache, Husten, Gewichtsverlust oder Malabsorption präsentieren.

   Mangelernährung/anhaltender Durchfall
   – RP ist in tropischen und Entwicklungsländern aufgrund der Prävalenz von infektiösem Durchfall und Parasiten häufiger. Mangelernährung beinhaltet die unzureichende Zufuhr von Kalorien und Proteinen, die zu einer beeinträchtigten Immunität und erhöhten Infektionen führt.
   – Die WHO definiert Mangelernährung als Ungleichgewicht zwischen der Zufuhr von Nährstoffen und Energie und dem Bedarf des Körpers, um Homöostase, spezifische Funktionen und Wachstum sicherzustellen. Die akute Mangelernährung führt zu einem unzureichenden Gewicht

10.7 Rektumprolaps

Tab. 10.7 Diagnostische Kriterien von RP

- Typ 1 RP zeigt die Protrusion der Mukosa nur, die normalerweise kurz und weniger als 2 cm lang ist. Es produziert charakteristische Radialfalten an der Grenze zur analen Haut. Typ 2 betrifft die gesamte Dicke der Rektumwand, die eine typische dunkelrote Masse produziert
- Die Diagnose von RP wird aus der Geschichte, die von den Eltern gegeben wird. Wenn ein Rektumprolaps mit schmerzloser, dunkelroter Masse am analen Rand vorhanden ist, ist die Diagnose offensichtlich. Wenn RP nicht sichtbar ist, kann das Straining oder Husten durch ein kooperatives Kind RP hervorrufen. Wenn dies nicht möglich ist, können die Eltern gebeten werden, es aufzunehmen, wenn es erscheint. Fotos und Videos liefern die Diagnose
- RP wird typischerweise nach der Defäkation bemerkt und entweder spontan oder durch den Finger des Kindes oder des Elternteils reduziert
- RP ist normalerweise schmerzlos; Schmerz deutet auf Komplikationen wie Ulzeration, Ischämie oder Proktitis hin
- Der verborgene RP wird durch die Sigmoidoskopie diagnostiziert, die Erythem und Granulation des distalen Rektums zeigt

im Verhältnis zur Körpergröße, während die chronische Mangelernährung zu einer schlechten Körpergröße (oder Länge) im Verhältnis zum Alter führt.

Schwerer Verstopfung (siehe auch Verstopfung in Kap. 6).
– Definiert als <2 Defäkationen/Woche.
– Die Anamnese ergab ein übermäßiges Anstrengen, das zu einem erhöhten abdominalen Druck, einem langen Sitzen auf der Toilette und einer ballaststoffarmen Ernährung führte.
– Die chronische Verstopfung ist eine häufige Ursache für RP; eine ballaststoffreiche Ernährung und Stuhlweichmacher sollten helfen.

Erkrankungen des Bindegewebes
– Erkrankungen, die mit Hypermobilität/Hyperextensibilität der Gelenke verbunden sind, können RP entwickeln.
– Ein wichtiges Beispiel ist das Ehlers-Danlos-Syndrom, das mit Gelenkhyperextensibilität, Hautfragilität und erhöhtem Hämatombildungsrisiko verbunden ist.

Weiterführende Literatur

Bajpal A, Menon PSN. Contemporary issues in precious puberty. Indian Endocrinol Metab. 2011;15(Suppl 3):S172–9.

Bozzola M, Bozzola E, Montalbano C, et al. Delayed puberty versus hypogonadism: a challenge for the pediatricians. Ann Pediatr Endocrinol Metab. 2018;23(2):57–61.

Guenther P, Ruebben I. The acute scrotum in children and adolescence. Dtsch Arztebl Int. 2012;109(25):449–58.

Hernia Surge Group. International guidelines for groin hernia. Hernia. 2018;22(1):1–165.

Hobbs CJ, Osman T. Genital injuries in boys and abuse. Arch Dis Child. 2007;92(4):328–31.

Levey HR, Segal RL, Bivalacqua TJ. Management of priapism: an update for clinicians. Ther Adv Urol. 2014;6(8):230–44.

Niedzielski JK, Oszukowska E, Stowikowska-Hilczer J. Undescended testis, current trends and guidelines: a review of literature. Arch Med Sci. 2016;12(3):667–77.

Rentea RM, St Peter SD. Pediatric rectal prolapse. Clin Colon Rectal Surg. 2018;31(2):108–16. Online 2018 Feb 25. https://doi.org/10.1055/s-0037-1609025.

Stephen MD, Zage PE, Waguespack SG. Gonadotropin-dependent precious puberty: neoplastic causes. Int J Pediatr Endocrinol. 2011;2011(1):184502.

Stricker T, Novaratil F, Sennhause FH. Vulvovaginitis in pre-pubertal girls. Arch Dis Child. 2003;88:324–6.

Allgemeine vielfältige Entitäten

11

11.1 Übermäßiges Weinen (Säuglingskolik)

Einführung/Kernaussagen
- Es ist normal für Säuglinge, bis zu 2 h am Tag zu weinen. Wenn das Weinen anhaltend trotz Berühigungsversuche und übermäßig ist, kann es zu Stress der Eltern führen, die Eltern verunsichern und in seltenen Fällen ein Kind Missbrauchsrisiken aussetzen.
- Die Säuglingskolik ist keine Diagnose, sondern einfach ein Begriff, der gesunde Säuglinge mit paroxysmalem, übermäßigem Weinen ohne erkennbaren Grund, vermutlich intestinaler Genese, während der ersten 3-4 Monate beschreibt.
- Das anhaltende Weinen über vier Monate hinaus wurde mit langfristigen psychologischen und Verhaltensproblemen in Verbindung gebracht, einschließlich Hyperaktivität und Migräne.
- Die Säuglingskolik kann als ein Ausdruck der Kommunikation betrachtet werden. Wenn Kinder älter werden, finden sie andere Wege, um sich auszudrücken.
- Obwohl die Säuglingskolik die häufigste Diagnose für übermäßiges Weinen ist, wird diese Diagnose in den letzten Jahren durch gastroösophageale Reflux (GOR) ersetzt.

- Die Kolik stellt für alle, die im Gesundheitsbereich mit Säuglingen arbeiten, eine Herausforderung dar, vor allem um eine korrekte Diagnose der Säuglingskolik zu stellen, sowie die Unterscheidung von organischen und nicht-organischen Ursacheen, die übermäßiges Weinen verursachen können. Dieser Abschnitt wird versuchen, auf diese Fragen Antworten zu finden.

Differentialdiagnose

Gemeinsam	Selten
Kolik (Abendkolik)	Nicht-absichtliche Verletzung
Nahrungsmittelunverträglichkeit (einschließlich Milchunverträglichkeit)	Nierensteine oder Gallenstein
Gastroösophageale Refluxkrankheit (GÖR)	Osteomyelitis
Infektion (z. B. Mittelohrentzündung (OM))	Darmobstruktion
Zahnen	Skorbut
Nachtangst	

Fehldiagnose ist aufgrund von:
 1. Fehler: Die Diagnose der Säuglingskolik nicht feststellen: nicht jedes Säuglingsschreien ist eine Säuglingskolik.
 2. Fehler: die Säuglingskolik von anderen Ursachen für anhaltendes übermäßiges Weinen unterscheiden.

1. Diagnose der Säuglingskolik
   - Säuglings- Kolik tritt bei gesunden Säuglingen mit paroxysmalem übermäßigem Weinen aus keinem ersichtlichen Grund während der ersten 3-4 Monate des Lebens. Es ist konventionell als Episoden der Unruhe, Murren oder Weinen für mehr als 3 h am Tag, mehr als 3 Tage die Woche und mehr als 3 Wochen definiert. Kürzlich wurden spezifischere Kriterien für die Säuglingskolik vorgeschlagen (Tab. 11.1).

Tab. 11.1 Rom IV-Kriterien für Säuglingskoliken:

1. Das Alter des Babys beträgt weniger als 5 Monate, wenn die Symptome beginnen und aufhören
2. Wiederkehrende und langanhaltende Phasen von Schreien, Unruhe oder Reizbarkeit, die ohne offensichtlichen Grund beginnen und aufhören und die von den Betreuungspersonen nicht verhindert oder gelöst werden können
3. Keine Hinweise auf Gedeihstörungen, Fieber, Lethargie, schlechte Nahrungsaufnahme oder Gewichtsverlust
4. Die Betreuungsperson berichtet über Schreien oder Unruhe für mehr als 3 Stunden pro Tag oder an mehr als 3 Tagen pro Woche
5. Das tägliche Schreien beträgt insgesamt mehr als 3 Stunden, bestätigt durch ein 24-Stunden-Tagebuch

– Die Säuglingskolik betrifft etwa 25 % der Säuglinge, die in der Regel im Alter von 2 Wochen beginnt, mit 6-8 Wochen am stärksten ist und mit 3-4 Monaten sich deutlich verringert. Das Weinen beginnt plötzlich, ist kontinuierlich, mit gerötetem Gesicht, angespanntem Bauch, geballten Fäusten und Beugung der Beine.
– Die Säuglingskolik tritt typischerweise mehr am Nachmittag und Abend (18:00-22:00 Uhr) auf, was darauf hindeutet, dass Ereignisse zu Hause (z. B. die Mutter ist mit Haushaltsarbeiten beschäftigt; Kind wird alleine gelassen) die Hauptursache sein könnten.

2. Andere Ursachen für anhaltendes, übermäßiges Weinen
Nahrungsmittelunverträglichkeit (siehe auch Kap. 6: Bauchschmerzen)
– Nahrungsmittelunverträglichkeit/Allergie ist eine häufige Ursache für wiederkehrende gastrointestinalen Symptome neben dem Weinen. Die Assoziation dieser Symptome unterscheidet sie von dem einsamen Weinen der Säuglingskolik.
– Kinder mit Kuhmilchallergie (KMA) und Laktoseintoleranz (LI) weisen häufig Symptome von Bauchschmerzen, Blähungen und Durchfall auf, die innerhalb von 30-60 min nach der Einnahme von Milch auftreten. Darüber hinaus ist die LI mit perianaler Hautirritation und -exkoriation verbunden. Der Stuhlfaecal-pH ist niedrig <5,5.

- Eine positive familiäre Anamnese von atopischen Erkrankungen (Ekzem, Asthma, Nahrungsmittelallergie) unterstützt die Diagnose.
- Die Besserung der Symptome nach Eliminierung des verdächtigten Nahrungsmittels und Substitution durch eine hydrolysierte oder aminohaltige Formel (im Falle einer KMA) oder nach Auslassen der Laktose (im Falle einer LI) für zwei Wochen unterstützt die Diagnose.
- Hauttests und Serum-spezifische IgE können bei der diagnostischen Evaluation in der KMA helfen. Die Nachweis von Reduktionszuckern und niedrigem pH im Stuhl sowie ein positiver Atemwasserstofftest bestätigen die Diagnose in der LI.

Gastro-Ösophageal Reflux (GÖR)
- GÖR wird als physiologisch betrachtet, wenn es sich nur um Spucken/Erbrechen handelt. Dies tritt bei 40–65 % der sonst gesunden Säuglinge zwischen 1 und 4 Monaten auf.
- Wenn der GÖR Komplikationen verursacht (z. B. unzureichendes Gewichtszunahme, übermäßiges Weinen, Reizbarkeit, gestörter Schlaf, Würgen oder Ersticken während oder am Ende der Fütterung, Apnoe und/oder unzureichende Gewichtszunahme), wird es als GÖR-Krankheit bezeichnet.
- Andere, weniger häufige, aber wichtige Präsentationen sind dystonische Haltung (Sandifer-Syndrom) und Atemwegserkrankungen (z. B. Wheezing, wiederkehrende Pneumonien).
- Beide Bedingungen, Kuhmilchallergie und GÖR, koexistieren sowohl bei Säuglingen als auch bei Kindern häufig miteinander

Infektion
- Infektion wie Mittelohrentzündung kann zu anhaltendem Weinen führen.
- Zu den begleitenden Symptomen, wie Fieber, Ziehen im Ohr, vorausgegangenem viralen obereren Atemwegsinfekt, gehört die richtige Diagnose.

Nicht-unfallbedingte Verletzung
- Kliniker sollten sich der Möglichkeit einer nicht-unfallbedingten Verletzung bei unerklärlichem Weinen des Babys

bewusst sein. Die Anwesenheit von unzureichendem Gewicht des Babys und blauer Flecken der Haut sollten Hinweise auf die Diagnose liefern.
- Das frühe Auftreten von Weinen bei einem gesunden Säugling ist der häufigste Auslöser für das sogenannte „Shaken Baby Syndrom" (misshandelnde Kopfverletzung). Dies ist eine potenziell tödliche Form der körperlichen Misshandlung, die zu einer Gehirnverletzung führt, z.B. zu einem subduralen Hämatom, mit 80 % schwerer Gehirn Verletzung und 20 % Todesfällen.

Schmerzen und Weinen im Zusammenhang mit dem Zahnen
- Die Frage, ob das Zahnen weitere Symptome verursacht, ist umstritten. In der Vergangenheit wurden ernste Krankheiten dem Zahnen zugeschrieben. Hippokrates dachte, dass das Zahnen Juckreiz, Fieber, Krämpfe und Durchfall verursacht. 1842 war das Zahnen die registrierte Todesursache bei 4,8 % aller unter einem Jahr alten Säuglinge, die in London starben und bei 7,3 % der zwischen einem und drei Jahren alten Kinder.
- Heutzutage glauben einige , dass das Zahnen nichts anderes als Zähne hervorbringt, so glauben andere, wie die Mehrheit der Mütter, dass das Zahnen mit einer erhöhten Körpertemperatur in Verbindung steht. Es gibt keine starke Evidenz für die Behauptungen von systemischen Anzeichen, einschließlich Fieber, zum Zeitpunkt des Zahnens. Die Zeit des Zahnens kann mit erhöhter Speichelsekretion und Reizbarkeit bei Kindern in Verbindung stehen.

11.2 Exzessive Gewichtszunahme (Fettleibigkeit)

Einleitung/Kernaussagen
- Fettleibigkeit ist ein sehr häufiges und ernstes Problem bei Kindern. Seit 1970 ist die Zahl der Fälle dramatisch gestiegen, und dieser Trend wird wahrscheinlich

anhalten. Kinder mit besonderen Bedürfnissen sind einem erhöhten Risiko für Fettleibigkeit ausgesetzt.
- Fettleibigkeit im Kindesalter ist mit Fettleibigkeit im Erwachsenenalter verbunden und birgt das Risiko einer erhöhten Mortalität, Herz-Kreislauf-Erkrankungen, Hypertonie, Diabetes, Rückenschmerzen, Hyperlipidämie, Cholelithiasis und Schlafapnoe.
- Fettleibige Kinder essen meist nicht mehr als ihre Altersgenossen. Genetische Faktoren und ein reduzierter Energieausstoß (lange Stunden vor dem Fernseher und am Computer) sind wichtigere Ursachen.
- Ein häufiger Grund für die Suche nach medizinischer Hilfe bei einer Fettleibigkeit des Kindes ist die Sorge der Eltern, ob die „Drüsen des Kindes" normal sind. Fettleibigkeit hat in der Regel keine "Drüsen" als Ursache.
- Fettleibigkeit ist in der Regel das Ergebnis einer Zunahme der Anzahl der Fettzellen (Adipozyten), die während der Schwangerschaft und im ersten Lebensjahr auftreten.
- Obwohl das Wachstumshormon (GH) bei einfacher Fettleibigkeit nicht erhöht ist, neigen fettleibige Kinder dazu, erhöhte Leptinwerte, Proteinbindung und Insulin-ähnliches Wachstumsfaktor-1 (IGF-1) zu haben.
- Derzeit stehen keine Medikamente zur Verfügung, die für Kinder empfohlen werden können.
- Eine Definition von Fettleibigkeit obesity ist oft nicht präzise, und weitere andere Ursachen der Fettleibigkeit werden nicht berücksichtigt. Obwohl hormonelle und endokrine Ursachen der Fettleibigkeit in der klinischen Praxis selten sind, ist es unerlässlich, sie in die Differentialdiagnose einer unerklärten Fettleibigkeit einzubeziehen. Diese Fragen werden in diesem Abschnitt besprochen.

11.2 Exzessive Gewichtszunahme (Fettleibigkeit)

Differentialdiagnose

Gemeinsam	Selten
Einfache Fettleibigkeit	Endokrine (z. B. Cushing-Krankheit)
Kind einer Diabetikerin	Genetische Syndrom (z. B. Turner-Syndrom)
Medikamente (z. B. Steroide, Pizotifen, Antikonvulsiva)	Beckwith-Wiedemann-Syndrom
Polyzystische Ovarialsyndrom (PCOS)	Insulinom
	Zerebrale Gigantismus (Sotos-Syndrom)
	Laurence-Moon-Biedl-Syndrom

Fehldiagnosen sind auf folgende Fehler zurückzuführen:
1. Fehler: Es wird keine Diagnose der einfachen ernährungsbedingten Fettleibigkeit gestellt.
2. Fehler: Es wird nicht zwischen einfacher Fettleibigkeit und anderen Ursachen der sekundären Fettleibigkeit wie endokrinen Störungen, Syndromen und POS unterschieden.

1. Bestätigung der einfachen ernährungsbedingten Fettleibigkeit
   – Einfache Fettleibigkeit ist durch abnormale oder übermäßige Fettansammlung (Adipositas) gekennzeichnet, die das Risiko für die Gesundheit erhöht. Die Diagnose wird erst bestätigt, wenn Gewichtsmessungen durchgeführt werden.
   – Aufgrund der sozialen Stigmatisierung sind übergewichtige und fettleibige Kinder anfällig für Diskriminierung, niedriges Selbstwertgefühl und Depressionen.
   – Bei Kindern bis 24 Monate basiert die Diagnose von Übergewicht und Fettleibigkeit auf dem Gewichts-zu-Längen-Verhältnis. Nach dem 2. Lebensjahr basiert sie auf dem Body-Mass-Index (BMI) (Tab. 11.2).
   – Die Hauptursache der Fettleibigkeit im Kindesalter ist nicht das Überessen, sondern die genetische Veranlagung

Tab. 11.2 Diagnostische Kriterien von Übergewicht und Fettleibigkeit

Alter	0–2 Jahre	2–5 Jahre	5–18 Jahre
Index	Gewicht-zu-Länge-Verhältnis	BMI	BMI
>85. Perzentil	Übergewichtigkeitsrisiko	Übergewichtigkeitsrisiko	Fettleibig
>97. Perzentil	Übergewicht	Übergewicht	Fettleibig
>99. Perzentil	Fettleibig	Fettleibig	Schwer fettleibig

(in der Regel durch eine ausführliche Familienanamnese bestätigt) und die verminderte Energieausschöpfung. Letzteres kann indirekt anhand der Gesamtstunden, die vor dem Fernseher und am Computer verbracht werden, geschätzt werden.
- Im Gegensatz zu fettleibigen Kindern aufgrund endokriner Ursachen weisen Kinder mit einfacher Fettleibigkeit ein beschleunigtes lineares Wachstum auf und sind in der Regel größer als nicht fettleibige Kinder. Allerdings sind sie als Erwachsene nicht so groß und ihre endgültige Größe hängt vom genetischen Wachstumspotential ab.
2. Merkmale der sekundären Fettleibigkeit (endokrine und syndromale Fettleibigkeit)
Die folgenden Merkmale favorisieren sekundäre Fettleibigkeit:
- Frühes Auftreten von Fettleibigkeit <5 Jahre mit schnellem Fortschreiten.
- Schneller Gewichtszuwachs in Verbindung mit verringerter Wachstumsgeschwindigkeit oder kurzem Körperbau.
- Verzögerte kognitive Entwicklung.
- Dysmorphische Merkmale.
- Augen- und/oder Hörstörungen.
- Kryptorchismus oder Hypogonadismus.
- Einnahme von Medikamenten, die Hyperphagie verursachen können, z. B. Kortikosteroide, Natriumvalproat.

11.2 Exzessive Gewichtszunahme (Fettleibigkeit)

3. Endokrine Ursachen der Fettleibigkeit
   Das Cushing-Syndrom (CS)
   - CS wird verursacht durch Exposition gegenüber übermäßigen Glucocorticoiden vor allem aus der Hypophyse.
   - Kinder mit CS werden von denen mit einfacher Fettleibigkeit durch kurze Körpergröße, verzögerte Knochenalter und verzögerte Entwicklung sekundärer Geschlechtsmerkmale unterschieden.
   - Klinische Merkmale sind ein voller Gesicht und ein Fettansatz am Körper mit dünnen Gliedmaßen. Die Fettverteilung bei einfacher Fettleibigkeit ist diffus. Dehnungsstreifen bei einfacher Fettleibigkeit sind rosa und treten nach schnellem Wachstum in der Pubertät auf, während diese Merkmale bei Cushing-Syndrom früher auftreten und violett sind.
   - Der Blutdruck ist bei Kindern mit CS erhöht (auch bei einfacher Fettleibigkeit früher oder später).
   - Die Diagnose wird durch die Bestätigung eines erhöhten Kortisolspiegels (Serum-Kortisolspiegel, 24-Stunden-Urin-Kollektion) festgestellt. MRI-Scan für die Hypophyseund Ultraschall erforderlich.

   Polyzystische Ovarialsyndrom (POS)
   - POS ist die häufigste endokrine Störung bei reproduktionsfähigen Frauen mit einer Häufigkeit von 5-15 %.
   - Klinische und/oder biochemische Anzeichen eines Androgenüberschusses (Hyperandrogenismus), die Menstruationsstörungen, Übergewicht und Haarwuchs sowie eine tiefere Stimme verursachen.
   - Anzeichen einer Oligo-Ovulation oder Anovulation.
   - Ultraschallanzeichen eines polyzystischen Ovars.
   - Das Syndrom ist häufig mit insulinresistentem Hyperinsulinismus und Akanthosis nigricans (hyperpigmentierter Bereich, der auch mit interner Malignität in Verbindung stehen kann) und Typ-II-Diabetes verbunden.

Pseudo-Hypoparathyreoidismus
- Diese Bedingung wird durch eine Resistenz gegen die Wirkung des Parathormons charakterisiert.
- Die klinischen Merkmale umfassen eine Abflachung der 4. und 5. Knöchel der Hand in Verbindung mit Hypokalzämie (die zu Karpopedalmuskelkrämpfen führt) und hohem Phosphat.

4. Fettleibigkeit im Zusammenhang mit Syndromen
Zerebrale Gigantismus (Sotos-Syndrom)
Dies ist eine genetische Wachstumsstörung (Häufigkeit 1:14.000), die sich manifestiert als:

- Übermäßiges schnelles Wachstum (pränatales Wachstum) mit Körpergröße und -gewicht >97. Perzentil.
- Charakteristische Gesichtszüge mit akromegalem Aussehen und markanter Stirn.
- Erhöhter Kopfumfang (>97. Perzentil) mit fortgeschrittenem Knochenalter.
- Frühe geistige Behinderung mit Verhaltensstörungen im autistischen Bereich.
- Die Mehrheit der Fälle hat eine genetische Mutation auf dem NSD1-Gen.

Prader-Willi-Syndrom

- Zu den mit dem Prader-Willi-Syndrom verbundenen Merkmalen gehören infantile Hypotonie mit schlechtem Saugen und schlechter Nahrungsaufnahme, Hypogonadismus, typisches Gesichtsaussehen (schmale Stirnbreite, kurze Nase) und Stimmungsinstabilität.
- Kinder entwickeln später eine Hyperphagie, die zu Fettleibigkeit führt.

Laurence-Moon-Biedl-Syndrom
- Dies ist ein autosomal rezessives genetisches Syndrom mit verschiedenen Genmutationen (BSS-Gen).
- Klinische Merkmale sind Fettleibigkeit, Sehstörungen (Stab-Zapfen-Dystrophie), Mondgesicht, kurze Körpergröße, Polydaktylie, männliche Hypogonadismus, Diabetes, Nierenfunktionsstörungen und Entwicklungsverzögerung.

Beckwith-Wiedemann-Syndrom

- Dies ist eine Wachstumsstörung, die durch Bauchwanddefekt (Exomphalos, Nabelhernie), Gigantismus (Größe und Gewicht >97. Perzentil) und Viszeromegalie (z. B. Makroglossie, Kardiomegalie) sowie Falten vorne am Ohrläppchen gekennzeichnet ist.
- Weitere klinische Merkmale sind Hemihypertrophie, embryonale Tumoren, Nierenanomalien und diffuse Nebennieren, sowie die Neigung zu Hypoglykämie. Diese Bedingung veranlasst Tumorbildungen wie Wilms-Tumor und Hepatoblastom.
- Es gibt eine chromosomale Veränderung am Chromosom 11p15 (molekulargenetische Untersuchung).

11.3 Das Ausbleiben des Wachstums und unerklärlicher Gewichtsverlust

Einführung/Kernaussagen
- Wachstum basiert auf der Nahrungsaufnahme, ihrer Verstoffwechselung, der gastrointestinalen Absorption und psychosozialen Faktoren.
- Das „failure to thrive" (FTT, Gedeihstörung) ist ein deskriptiver Begriff und keine Diagnose, wobei die höchste Inzidenz bei Kindern im Alter von 1-2 Jahren auftritt. FTT wird in zwei Hauptkategorien unterteilt: organische und nicht-organische Ursachen. Globale Mangelernährung ist die häufigste Ursache von FTT.
- Wenn die Anamnese und die körperliche Untersuchung keine spezifische zugrunde liegende organische Erkrankung wie Malabsorption, psychosoziale Ursachen in Industrieländern vermuten lassen und Labor- und Bildgebung wahrscheinlich keine Antwort liefern.
- Bei FTT ist das Gewicht das erste Zentile, das betroffen ist, gefolgt von der Länge, wenn das FTT bestehen

bleibt; der Kopfumfang (HC) wird nur dann betroffen, wenn das FTT länger andauert.
- Die frühzeitige Erkennung von FTT ist wesentlich, da sie zu einer Wachstumsreduktion und zu kognitiven und Verhaltensproblemen führt.
- Diagnosefehler treten auf, wenn eine Diagnose von FTT gestellt wird, ohne die normalen Wachstumsvarianten zu berücksichtigen (1. Fehler). Darüber hinaus wird obwohl man sich darüber einig ist, dass bei FTT organische Ursachen ausgeschlossen werden müssen, oft nicht berücksichtigt oder schwer von nicht-organischen Ursachen zu unterscheiden (2. Fehler).

Differentialdiagnose

Häufig	Selten
Psychosoziale (z.B. emotionale Deprivation, Vernachlässigung)	Malignität
Essstörung (z.B. Anorexia nervosa)	Schwere gastro-intestinal reflux
Milchallergie	Angeborener Stoffwechselfehler
Malabsorption (z.B. Zöliakie)	Entzündliche Darmerkrankungen
Mangelernährung und Unterernährung (aus Armut)	Chronische Krankheiten
Chronische Infektion (z. B. HIV, parasitär)	Induzierte Erkrankung (Munchausen by Proxy)

Fehldiagnose ist aufgrund von:

1. Fehler: Kinder mit normalen physiologischen Variationen werden fälschlicherweise als FTT-Fälle diagnostiziert.

2. Fehler: Es werden keine diagnostischen Kriterien für FTT festgelegt.

3. Fehler: Es wird nicht zwischen nicht-organischen und organischen Ursachen von FTT unterschieden.

1. Normale Wachstumsvarianten
   Die folgenden normalen Wachstumsvarianten sollten berücksichtigt werden, bevor ein FTT diagnostiziert wird:

11.3 Das Ausbleiben des Wachstums und unerklärlicher ...

- Frühgeburt. Eine Fehldiagnose wird häufig gemacht, wenn das Gewicht nicht für die Schwangerschaft korrigiert wird. Diese Kinder haben ein angemessenes Gewicht für die Größe und das Wachstumstempo.
- Intrauterine Wachstumsretardierung (IUGR) führt postnatal häufig zu small-for-date, was als <10th Centile für das Gestationsalter definiert wird. Wenn die IUGR aus dem ersten Trimester stammt, betrifft sie in der Regel das Gewicht, die Größe und den Kopfumfang (HC) und wird als symmetrische IUGR bezeichnet. Die Fälle von IUGR, die aus dem 3rd Trimester stammen, führen zu asymmetrischer IUGR.
- Catch-down growth. Einige Babys mit Übergewicht (z. B. Kinder von Diabetikern) verringern ihr Geburtsgewicht um eine oder zwei Hauptzentilen in den nächsten 6-18 Monaten, um die niedrigere Perzentilkurve zu erreichen, die ihrem genetischen Potenzial entsprechen. Sie wachsen weiter entlang ihrer neuen Perzentilkurve. In der Untersuchung sollten sie eine normale Entwicklung und Organstatus haben.
- Familiär/genetisch kleinwüchsige. Kinder, die von kleinen Eltern geboren werden, sind in der Regel von Geburt an klein und wachsen entlang ihrer niedrigen Kurve für Gewicht und Größe. Diese Kinder erreichen ihre Erwachsenengröße (basierend auf der mittleren Elterngröße) gemäß ihrem genetischen Potenzial. Ihr Knochenalter korreliert mit ihrem chronologischen Alter, anders als bei Kindern mit constitutional growth delay (siehe nächste).
- Constitutional growth delay (CGD). Dies ist eine normale Variation des Wachstums, die durch normale Größe bei der Geburt, verlängertes prepubertäres Wachstum, aber ein normalen Wachstumstempo gekennzeichnet ist. Während des unmittelbaren Vorpubertätswachstums verlangsamt sich das Wachstum erheblich. Die Pubertät ist verzögert, tritt aber irgendwann in einer normalen Reihenfolge auf. Die Merkmale von CGD sind ein verzögertes Knochenalter.
2. Diagnostische Kriterien von FTT
   - Obwohl es keine Einigungüber eine Definition von FTT gibt, ist ein Kind, dessen Gewicht unter dem 2. Perzentil oder genauer unter dem 0,4-Perzentil auf dem 9-Perzen-

Tab. 11.3 Diagnostische Kriterien für FTT

- Gewicht <2nd Centile Gewichtszunahme auf Wachstumskurve, mit verringerter Geschwindigkeit der Gewichtszunahme, die im Verhältnis zur Größe unverhältnismäßig ist
- Gewichtsabnahme um 2 oder mehr Haupt-Centile-Linien
- Verzögerte Gewichtszunahme ist deutlich weniger als erwartet für ihr Alter
- Eine einzelne Messung, die Gewichts-Centile zeigt, ist deutlich unverhältnismäßig von Größe und Kopfumfang

til-Diagramm liegt, ein Fall von FTT, wie in Tab. 11.3 gezeigt wird.

– Im Allgemeinen wird FTT durch unzureichende Zufuhr von Nährstoffen verursacht, die für das Wachstum erforderlich sind, Nährstoffmalabsorption, die die Bioverfügbarkeit aufgenommener Nährstoffe verhindert, oder erhöhten metabolischen Bedarf aufgrund einer chronischen, genetischen oder metabolischen Störung.

3. Unterscheidung von nicht-organischen von organischen FTT Non-Organic FTT (NOFTT)

– NOFTT (auch als psychosoziale NOFTT bezeichnet) ist weitaus häufiger als organische Ursachen. Es ist aufgrund unzureichender oder unzureichender Zufuhr von Nährstoffen entweder aufgrund von wirtschaftlichen Faktoren oder Elternvernachlässigung ohne erkennbare wachstumshemmende organische Erkrankung.
– Die Krankengeschichte ist diagnostisch, wenn sie die Geburtsgeschichte, die familiäre Krankengeschichte, die berufliche Tätigkeit und das Einkommen der Eltern, den Ehe- und Beschäftigungsstatus sowie die Besuche in der Krippe oder der Schule umfasst. Normale Befunde bei der körperlichen Untersuchung unterstützen die Diagnose.
– Vernachlässigung, sei es ernährungsbedingt oder emotional, ist die häufigste Ursache für Untergewicht bei Säuglingen und trägt bei mehr als 50 % der Fälle von NOFTT zu deren Entstehung bei. Kinder, bei denen ein hohes Risiko für diese Art der Misshandlung besteht, sind jene mit

übermäßigem Weinen in den ersten Lebensmonaten, körperlichen Behinderungen, chronischen Erkrankungen und jene mit Verhaltens- oder Lernschwierigkeiten.
- Die frühzeitige Erkennung von psychosozialen Problemen (z. B. Vernachlässigung) ist sehr wichtig, da sie nicht nur zu einem schlechten körperlichen Wachstum, sondern auch zu einer schlechten kognitiven und intellektuellen Entwicklung führen kann.
- Die Depression ist bei Jugendlichen, die ein Gewichtsverlust oder eine Gewichtszunahme aufweisen, nicht ungewöhnlich.

Organisches FTT (Zugang zu ausreichender Ernährung)
Dies ist eine seltene Ursache für FTT, die bei etwa 20 % der Fälle auftritt.
Essstörung

- Der Gewichtsverlust bei jugendlichen Mädchen ist wahrscheinlich auf eine Essstörung zurückzuführen. Die Diagnose kann in einem frühen Stadium schwierig sein.
- Die Befragung zur Einstellung gegenüber dem Essen und das Gewicht wird die Diagnose vorschlagen.

Malabsorption (siehe auch Kap. 6: Bauch).
- Die Malabsorption ist durch Durchfall von >4 Stühlen pro Tag und/oder Steatorrhoe, das heißt Fettgehalt im Stuhl >4 g pro Tag für Säuglinge und >6 bis 8 g bei älteren Kindern, gekennzeichnet. Die häufigste Ursache ist die Zöliakie.
- Die Zöliakie ist eine wichtige Ursache der Malabsorption mit bestimmten menschlichen Leukozyten-Antigenen (HLA-DQ2 und HLA-DQ8). Die Symptome sind durch Unruhe, Durchfall, Gewichtsverlust und Anämie gekennzeichnet.

Pankreasinsuffizienz

- Exokrine Pankreasinsuffizienz wird als eine Reduktion der Pankreasenzyme auf ein Niveau definiert, das unzureichend ist, um eine normale Verdauungsfunktion aufrechtzuerhalten.

- Pankreasinsuffizienz resultiert aus Pankreaserkrankungen, z. B. Mukoviszidose (CF), chronischer Pankreatitis oder Resektion. Typische Merkmale der exokrinen Insuffizienz sind Blähungen, Bauchschmerzen, Durchfall, Steatorrhoe, Gewichtsverlust. Ein niedriger Vitamin-D-Spiegel kann zu Osteoporose und ein niedriger Vitamin-A-Spiegel kann zu Sehstörungen führen.
- Shwachman-Diamond-Syndrom ist eine autosomal rezessive Störung und ist die zweithäufigste Ursache für Pankreasinsuffizienz nach CF. Darüber hinaus ist das Syndrom mit Neutropenie aufgrund von Knochenmarksversagen und Skelettanomalien verbunden.
- Die Diagnose der exokrinen Pankreasinsuffizienz hängt von der Ursache ab. Stuhl-Pankreas-Elastase ist diagnostisch.

Short Gut Syndrome (SGS)

- SGS wird als eine klinische Bedingung definiert, die beichirurgischer Darmresektion, angeborener Fehlbildung oder erkrankungsbedingtem Verlust der Absorption resultiert und zur Unfähigkeit führt, bei normaler Ernährung ein Nährstoffgleichgewicht zu erhalten. Diese klinischen Zustände umfassen Volvulus, Gastroschisis, Aganglionose, intestinales Atresie, nekrotisierende Enterocolitis.
- SGS erfordert in der Regel eine längere parenterale Ernährung aufgrund von intestinalem Versagen.

Entzündliche Darmerkrankungen (IBD)

- IBD, einschließlich Colitis ulcerosa (UC) und Morbus Crohn (CD), treten bei Kindern zunehmend auf. Die klassische Präsentation umfasst Gewichtsverlust, Bauchschmerzen und Durchfall (blutig in UC). Andere Symptome sind Wachstumsstörungen und extra-intestinale Zeichen (Erythema nodosum, Arthritis, autoimmune Hepatitis).
- Laborparameter umfassen Anämie, Thrombozytose und Hypoalbuminämie. Ein niedriger Stuhl-Calprotectin-Wert deutet auf eine IBD hin und unterscheidet sie von einem Reizdarmsyndrom.

Prader-Willi-Syndrom (PWS)

- PWS ist eine komplexe neuro-behaviourale Störung, die meistens (70-75 %) auf eine Deletion im paternell erbten Chromosom 15q11-q13-Bereich zurückzuführen ist.
- Kinder mit PWS durchlaufen zwei Ernährungsphasen: eine initiale schlechte Ernährung und ein schlechter Gewichtszuwachs in der Infancy in Verbindung mit Hypotonie, gefolgt von Hyperphagie, die bei älteren Kindern zu Adipositas führt.

Chronische Infektionen

- Chronische Infektionen umfassen Lungen-, Leber-, Pankreas-, Nieren- und Helmintheninfektionen.
- Eine HIV-Infektion (zunächst in Afrika als "slim disease" bezeichnet) führt zu einer FTT, die auf eine abnormale gastrointestinal Absorption und unzureichende psychosoziale Unterstützung zurückzuführen ist.

Stoffwechselstörungen

- Dazu gehören renal tubular acidosis, lactase and sucrase deficiency, hereditary fructose intolerance.
- Zu den assoziierten Symptomen gehören Erbrechen, Hypotonie, Lethargie, Krämpfe.

Andere organische Ursachen für FTT
Dazu gehören Spaltbildung von Lippe und Gaumen, Schluckstörungen, Milch- und Nahrungsmittelallergien.

11.4 Müdigkeit/Erschöpfung

Einführung/Kernaussagen
- Jeder erfährt Erschöpfung, aber die Erholung ist schnell nach einer Ruhepause oder einem guten Schlaf.
- Die meisten Kinderkrankheiten, insbesondere Infektionen, verursachen Müdigkeit/Abgeschlagenheit, die viele Tage und manchmal Wochen andauern kann.

- Chronische Müdigkeitssyndrom (CFS), auch bekannt als Myalgie Enzephalomyelitis, wird nach einer sorgfältigen Anamnese, der Erkennung des Symptom-Musters und der Ausschluss anderer Erkrankungen, die Müdigkeit verursachen, diagnostiziert.
- Es gibt wenig Wissen über diagnostische Kriterien von CFS. Noch wichtiger ist, dass es zahlreiche Zustände gibt, die sich durch anhaltende Müdigkeit äußern und mit CFS verwechselt werden.

Differentialdiagnose

Häufig	Selten
Chronische Müdigkeitserkrankung (CFS)	Mangelernährung/chronische Anämie
Post-virale Müdigkeit	Obstruktive Schlafapnoe
Krebsbedingte Müdigkeit	Hypokaliämie
Autoimmunerkrankungen	
Depression	
Neuromuskuläre Erkrankungen (z. B. Myasthenia gravis)	
Nebenniereninsuffizienz	
Fibromyalgie	
Medikamente (z. B. Antihistaminika)	

Fehldiagnose ist aufgrund von:
1. Fehler: Nicht Einhaltung der diagnostischen Kriterien zur Definition von CFS.
2. Fehler: Nicht-Unterscheidung von CFS von anderen Ursachen für anhaltende Müdigkeit.

1. Chronisches Müdigkeits-Syndrom
   CFS wird als unerklärte, anhaltende und überwältigende Müdigkeit, Schwäche oder Erschöpfung definiert, die zu einer

Störung des täglichen Lebens führt und zu einer Verringerung der körperlichen und/oder mentalen Arbeit führt, die durch Schlaf nicht gelindert wird. Die Bedingung verschlimmert sich typischerweise durch Bewegung oder körperliche Aktivität. Eine Diagnose wird erst nach einer Mindestdauer von 3 Monaten gestellt. CFS ist selten vor dem 10. Lebensjahr. Manchmal folgt es einer Infektion, z. B. EB-Virus. Die Diagnose wird anhand der Krankengeschichte und der Ausschluss anderer müder Krankheiten (siehe unten) festgestellt. Mädchen sind häufiger betroffen als Jungen.

Die Diagnose basiert auf der Erhebung einer sorgfältigen Anamnese, der Erkennung des Symptom-Musters und der Ausschluss anderer Bedingungen, die die Symptome erklären könnten. Die charakteristischen klinischen diagnostischen Merkmale werden wie folgt zusammengefasst:

Hauptsymptome

- Unerklärbare Erschöpfung, die Tage und Wochen andauert, ohne durch Ruhe und Schlaf gelindert zu werden, und sich nach minimaler körperlicher oder mentaler Aktivität verschlechtert.
- Prolongierte post-exertionelle Malaise, die sich nach körperlicher, mentaler und emotionaler Übung verstärkt.
- Keine Erholung der Energie nach dem Schlaf, zusätzlich zu Schwierigkeiten beim Initiieren und/oder Aufrechterhalten des Schlafes.
- Die Erkrankung führt zu einer erheblichen Reduzierung der vorherigen Erwerbs-, Bildungs- und Sozialaktivitäten.
- Die Symptome sind durch keine andere Erkrankung erklärbar.

Sekundäre Symptome (die meisten Symptome sollten vorhanden sein)

- Eingeschränkte kognitiveFunktion und Konzentration.
- Myalgie, multiple-joint Arthralgie, aber keine Schwellung oder Rötung.
- Empfindlichkeit gegenüber Geräuschen und Licht.
- Halsschmerzen (non-exudative Pharyngitis).
- leicht druckschmerzhafte und gering vergrößerte zervikale und axilläre Lymphknoten.

Tab. 11.4 Bedingungen, die bei CFS ausgeschlossen werden müssen

Post-virale Müdigkeit	SLE
Adrenalinsuffizienz	Narkolepsie
Depression	Obstruktive Schlafapnoe
Depression	Krebsbedingte Müdigkeit
Myasthenia gravis	Autoimmunerkrankungen
Fibromyalgie	Medikamente
Chiari-Malformation	

- Laboruntersuchungen sind normalerweise normal und werden durchgeführt, um andere Bedingungen auszuschließen, die CFS nachahmen.
2. Differentialdiagnose von CFS (Tab. 11.4)
Post-Viral-Fatigue

- Post-viral fatigue hat eine kurze Krankheitsdauer im Vergleich zu denen von CFS.
- Eine Vorgeschichte einer viralen Infektion bei Beginn und Laborbefunde können die Diagnose unterstützen für das Vorhandensein einer post-viralen Genese.
- Post-viral fatigue ist für den Patienten weniger behindernd im Vergleich zu Patienten mit CFS.

Depression

- Depression ist eine ernste Störung, die in den letzten Jahren bei Kindern und Erwachsenen zugenommen hat.
- Die Diagnose wird nach den Kriterien in der Diagnostischen und Statistischen Manual of Mental Disorders (DSM-lV) gestellt.
- Komorbiditäten sind häufig und umfassen Angst, Fettleibigkeit, posttraumatische Belastungsstörung, chronische Erkrankungen. Missbrauch in der Kindheit ist ein wesentlicher Beitragender Faktor.

Krebsbedingte Müdigkeit:

- Wird als belastend empfunden, verbunden mit physischer, emotionaler und kognitiver Müdigkeit oder Erschöpfung, die im Zusammenhang mit Krebs oder dessen Behandlung steht und nicht proportional zu kürzlicher Aktivität ist.

- Fatigue ist schwächend und die häufigste sowie belastendste Nebenwirkung der Krebsbehandlung, die in 30–60 % der Fälle auftritt.
- Die Diagnose wird durch Symptome gestellt, die vom Ort des Tumors und der Behandlungsgeschichte herrühren.

Autoimmunerkrankungen:

- Autoimmunerkrankungen sind chronische Zustände, die durch einen Verlust der immunologischen Toleranz gegenüber körpereigenen Antigenen ausgelöst werden und von B-Zellen und T-Zellen vermittelt werden. Sie sind häufig und betreffen 5–10 % der Bevölkerung, wobei überwiegend Frauen betroffen sind. Die genaue Ursache ist unbekannt.
- Autoimmunerkrankungen haben vielfältige klinische Erscheinungsformen, aber Kinder zeigen oft Symptome wie Müdigkeit, leichtes Fieber und Konzentrationsschwäche. Beispiele für Autoimmunerkrankungen sind juvenile idiopathische Arthritis, systemischer Lupus erythematodes (SLE) und juvenile Dermatomyositis (siehe Abschnitt Arthritis).
- Die Diagnose richtet sich nach der spezifischen Erkrankung innerhalb der Gruppe. Screening-Tests umfassen antinukleäre Antikörper (ANA), Autoantikörper, Immunglobuline, CRP und ESR.

Myasthenia Gravis (MG):

- MG ist eine autoimmun-antikörper-vermittelte Störung, die die neuromuskuläre synaptische Übertragung betrifft und zu schwankenden Ermüdungszuständen/Schwäche der Skelettmuskulatur führt.
- Typische Merkmale sind Augenmuskelbeteiligung, die zu Ptose führt, und Bulbarmuskelschwäche, die zu ermüdendem Kauen und Schwäche der anderen proximalen Gliedmuskeln führt.
- Die Müdigkeit ist typischerweise nach wiederholter Aktivität schlimmer und nach Ruhe besser. Die Ermüdbarkeit ist am späten Nachmittag schlimmer.

- Die Diagnose wird durch einen IV-Tensilon (Edrophonium)-Test gestellt, während der Patient beobachtet wird, um die Muskelstärke zu verbessern.

Adrenalinsuffizienz (Addison-Krankheit = AD)

- Präsentation ist mit Symptomen von Müdigkeit/Schwäche, Wachstumsstörungen, Kreislaufkollaps, Bauchschmerzen und depressiver Stimmung.
- Die Diagnose der AD wird durch den Nachweis von Hypotonie, Hypoglykämie, Hyponatriämie, Hyperkaliämie und Hyperpigmentierung der Haut und der Schleimhäute festgestellt. Die Kortikosteroid-Stimulationstest bestätigt einen niedrigen Kortisolspiegel nach 30-60 min. Andere Tests umfassen Auto-Antikörper, CT-Scan des Abdomens zur Darstellung der Nebennieren und MRT der Hypophyse.

Fibromyalgie
Dies wird durch folgendes charakterisiert:

- Weit verbreitete, nicht entzündliche Schmerzen im Muskel- und Skelettbereich an 3 oder mehr Stellen mit 5 oder mehr der 18 typischen Tender Points für >3 Monate.
- Minor Kriterien sind Müdigkeit, schlechter Schlaf und comorbid Angst. Im Gegensatz zu CFS ist Müdigkeit nicht prominent.
- Fehlen einer zugrunde liegenden Erkrankung wie Verletzung oder entzündlicher Prozess.
- Normaler Laboruntersuchung.

Medikamente
Viele Medikamente können Müdigkeit wie Antikonvulsiva und Antihistaminika verursachen.

11.5 Persistierendes Fieber unbekannter Ursache/Unexplained Persistent Fever (UPF)

Einführung/Kernaussagen
- Wenn die Anamnese und die körperliche Untersuchung versagen, um eine bestimmte Ursache für Fieber bei

einem akut kranken, nicht toxischen Kind im Alter von 3-36 Monaten zu identifizieren, wird die Erkrankung als „Fieber ohne lokalisierte Anzeichen oder Fieber ohne Fokus = FWF" bezeichnet. Ungefähr 20 % aller fieberhaften Episoden weisen keine Infektionsquelle auf. Die häufigste Ursache ist eine virale Infektion, die meistens während der ersten Lebensjahre auftritt. Eine solche Infektion sollte nur in Betracht gezogen werden, nachdem eine Harnwegsinfektion (UTI) und eine Bakteriämie ausgeschlossen wurden. Unerklärtes anhaltendes Fieber umfasst FWF und Pyrexie unbekannter Genese (PUO).

- FWF wird definiert als akutes und anhaltendes Fieber ohne erkennbare Quelle, das weniger als eine Woche andauert und bei dem die Anamnese und die körperliche Untersuchung nicht in der Lage sind, die Ursache zu finden. PUO wird definiert als Fieber ohne lokalisierende Anzeichen, das länger als 1 Woche andauert und während dessen die Ursachen nicht ermittelt werden können.
- In PUO sind Infektionen die häufigsten Ursachen, die etwa 60-70 % aller Fälle ausmachen, wovon etwa 15 % auf eine virale Infektion zurückzuführen sind. Kollagenkrankheiten machen etwa 20 % aus, wovon die häufigste Ursache Juvenile idiopathische Arthritis (JIA) ist, die als präarthritische Präsentation auftritt. Malignome können bei bis zu 5 % der Patienten als Fieber ohne andere Manifestationen auftreten. Sonstige Diagnosen machen 5-10 % aus und bleiben bei 5 % der Patienten unerkannt.
- Zu den weiteren Ursachen zählen nicht-JIA-Kollagen-/Gefäßkrankheiten, Medikamente, Allergien und periodische Fieber.

Differentialdiagnose

Gemeinsam	Selten
Virale Infektion (z.B. humanes Herpes-6 (HH-6))	Entzündliche Darmerkrankung
Harnwegsinfektion (UTI)	Neoplasmen

Gemeinsam	Selten
Verborgene Bakteriämie	Medikamentenfieber
Kollagenkrankheiten (z.b. JIA, SLE)	Periodisches oder schubweises Fieber
Parasitäre Infektionen (z. B. Malaria, Lyme-Krankheit)	Subakute Thyreoiditis (Quervain-Krankheit)
	Apikale Zahnabszess
	Versteckter Abszess
	Anhidrotische Ektodermis

Fehldiagnose ist aufgrund von:
1. Fehler: wenig und grundlegende Kenntnisse über Fieber
2. Fehler: Nicht systematisch an die Ursachen des unerklärlichen anhaltenden Fiebers herangehen.
3. Fehler: Nicht infektiöse von infektiösen Ursachen des Fiebers unterscheiden.
4. Fehler: Nicht bakterielle von virale Infektionen unterscheiden.

1. Grundlegendes Wissen über Fieber
Fieber (Pyrexie) kann sowohl in pathophysiologischer als auch in klinischer Hinsicht definiert werden:
Pathophysiologisch gesehen ist Fieber eine durch Interleukin-1 (IL-1) vermittelte Erhöhung des thermoregulatorischen Sollwerts des hypothalamischen Zentrums. Als Reaktion auf eine nach oben versetzte Sollwert-Verschiebung findet ein aktiver Prozess statt, um den neuen Sollwert zu erreichen. Dies wird physiologisch durch Minimierung der Wärmeverluste mit Vasokonstriktion und durch Produktion von Wärme mit Zittern erreicht. Verhaltensweisen zur Erhöhung der Körpertemperatur sind das Suchen einer wärmeren Umgebung, das Anziehen von mehr Kleidung, das Zusammenrollen im Bett und das Trinken von warmem Wasser.
Klinisch gesehen ist Fieber eine Körpertemperatur von 1 °C (1,8 °F) oder mehr über dem Mittelwert am Ort der Tempera-

11.5 Persistierendes Fieber unbekannter ...

turmessung. Zum Beispiel liegt der Körpertemperaturbereich in der Achselhöhle bei 34,7–37,4 °C mit einem Mittelwert von 36,4 °C; 1 °C über dem Mittelwert sind 37,4 °C. Die folgenden Temperaturgrade werden als Fieber akzeptiert.

Rektale Temperatur	≥38.0 °C
Oraltemperatur	≥37.6 °C
Axilläre Temperatur	≥37.4 °C
Tymphanischer Membran	≥37.6 °C

Fieber wird auch als eine Kern-Temperatur von 38,3 °C oder höher definiert, d.h. knapp über der oberen Grenze einer normalen Körpertemperatur.

Die Bedeutung von mindestens 1 °C höher als die mittlere Temperatur liegt in der täglichen Variation der normalen Körpertemperatur, die ihren höchsten Wert am späten Nachmittag (16-18 Uhr) und den niedrigsten vor dem Erwachen (4-5 Uhr) erreicht.

2. Ursachen der UPF (unerklärbare persistierende Fieber)
   Wichtige diagnostische Hinweise:
   – Die Anamnese sollte nach Tierkontakt, Auslandsreisen und vorheriger Antibiotikatherapie durchsucht werden.
   – Wiederholte körperliche Untersuchungen sind bei der Feststellung einer FWF und PUO hilfreicher als aufwendige Untersuchungen.
   – Die körperliche Untersuchung beginnt mit der Beobachtung des Aussehens des Kindes (z. B. krank aussehend), der Wachheit, der Schreikvalität, des Spielens und der Reaktion auf Stimulation.
   – Die Augenuntersuchung sollte insbesondere auf Uveitis als frühen Hinweis auf rheumatoide Arthritis, bulbare Konjunktivitis bei Leptospirose, chorioide Tuberkel und Toxoplasmose-Läsionen abzielen.
   – Zu beachten ist, dass ein Fehlen von Schweiß bei hohem Fieber auf einen Hitzschlag, eine Dehydration, eine

anhidrotische ectodermale Dysplasie oder eine familiäre Dysautonomie hindeuten kann.
- Ein Kind mit der initialen Diagnose einer FWF oder PUO bei der Einlieferung in das Krankenhaus kann sich oft als eine selbstlimitierende, benigne Störung wie eine virale Infektion oder eine häufige Krankheit erweisen, die mit einfachen initialen Untersuchungen wie einer Urinkultur oder einer Röntgenaufnahme der Lunge leicht diagnostiziert werden kann. Daher sind bei zufriedenstellendem Zustand des Kindes keine aufwendigen Untersuchungen erforderlich. Eine atypische Präsentation einer häufigen Krankheit ist häufiger als eine seltene und exotische Krankheit.
- Ursachen für unerklärbares persistierendes Fieber, das <1 Woche (FWF) und >1 Woche (PUO) andauert, sind in den Tab. 11.5 und 11.6 aufgeführt.

Tab. 11.5 Hauptursachen der Fieber ohneeinen Fokus der Infektion (FWF}

Ursachen	Beispiele	Anhaltspunkte für die Diagnose
Infektion	Bakteriämie/Sepsis	Krank aussehend, hohes CRP, Leukozytose
	Die meisten Viren (HH-6)	Gut aussehend, normal CRP, WBC
	UTI	Urin-Teststreifen
	Malaria	In Malaria oder in einem Malariagebiet
Kollagen	JIA	Präartikulär, Ausschlag, Splenomegalie,
	Hohe ANF, CRP	
Medikamentenfieber	Die meisten Medikamente	Anamnese von Medikamenteneinnahme, Diagnose durch Ausschluss

HH6 humane Herpes-6, *UTI* Harnwegsinfektion, *ANF* Antinukleärfaktor, *CRP* C-reaktives Protein, *JIA* juveniler idiopathischer Arthritis

11.5 Persistierendes Fieber unbekannter 277

Tab. 11.6 Hauptursachen für PUO

Ursache	Grund, warum es sich um einen Fall von PUO handelt
Infektion (60–70 %)	
Localised	
Sinusitis	standard sinus imaging not performed or negative
Endokarditis	bisher unbekanntes kardiales Defekt
Occult Abszess	Absence von klinischen Zeichen
Systemische	
Viral (z. B. EBV)	Fieber als einziges Anzeichen, keine Organbeteiligung
TB	extrapulmonal, Tuberkulin-Test negativ
Kawasaki-Krankheit	unvollständige Präsentation, Diagnose nicht in Betracht gezogen
Brucellose	Diagnostische Tests für Brucella wurden nicht durchgeführt
Kollagen (ca. 20 %)	
JIA	Präarthritische Manifestation
SLE	Atypische Manifestationen
Neoplasmen (5 %)	
Leukämie, Lymphom	Atypische Präsentation; ungewöhnliche Lokalisation, Bluttests negativ
Neuroblastom	disseminiert
Verschiedenes (5–10 %)	
Medikamentenfieber	Diagnose nicht in Betracht gezogen, verdächtiges Medikament nicht gestoppt
Faktisches Fieber	Diagnose nicht in Betracht gezogen, Thermometer dem Patienten überlassen
Autoinflammatorische Erkrankung	Abwesenheit diagnostischer Kriterien

Tab. 11.7 Merkmale suggestive von nichtinfektiösen und infektiösen Ursachen von Fieber

Merkmale, die für nichtinfektiöse Ursachen von Fieber sprechen
• Anamnese (z. B. jüngste Impfung, Medikamenteneinnahme)
• Körperliche Untersuchung und Laboruntersuchungen haben keine Infektion ergeben
• Niedriges Fieber, Abwesenheit von Schüttelfrost und täglicher Fieberrhythmus
• Mit Juckreiz verbundener Ausschlag, multiple Gelenkbeteiligung
• Negative Kulturen (Blut, Urin, Stuhl, Liquor)
• Fieber reagiert nicht auf Antibiotika, sondern auf Steroide
• Fehlen von Leukozytose und Linksverschiebung, Vorhandensein von antinukleärem Faktor (ANF)
Merkmale, die für infektiöse Ursachen von Fieber sprechen:
• Zugrunde liegende Bedingungen, z. B. Immunschwäche, Splenektomie, Sichelzellanämie, Neugeborene und Säuglinge, Vorhandensein von intravaskulären Kathetern
• Fieber >39,0 °C oder höher, Vorhandensein von Schüttelfrost, tageszeitliche Schwankungen des Fiebers
• Ein Infektionsherd (z. B. Tonsillitis, Pneumonie)
• Schnelle Reaktion des Fiebers auf Antibiotika bei bakteriellen Infektionen
• Leukozytose >20.000 bei bakteriellen und Leukopenie <500 bei viralen Infektionen
• Hohe Procalcitonin (PCT), CRP-Werte

3. Unterscheidung von nicht infektiösem von infektiösem Fieber
   – Die Unterscheidung von infektiösen und nichtinfektiösen Ursachen von Fieber ist von entscheidender Bedeutung. Kliniker gehen im Allgemeinen davon aus, dass das Vorhandensein von Fieber im Allgemeinen auf eine Infektion zurückzuführen ist, und daher werden nichtinfektiöse Ursachen selten als Ursache in Betracht gezogen. Tab. 11.7 zeigt Merkmale, die das Vorhandensein von nichtinfektiösen und infektiösen Ursachen von Fieber unterstützen. Hauptursachen von Fieber.

11.5 Persistierendes Fieber unbekannter

- Infektionen: Bakterielle, virale, TB-, parasitäre und rickettsiale Infektionen sind mit Abstand die häufigsten Ursachen von Fieber bei Kindern. Die Infektion bleibt die wahrscheinliche Diagnose bei einem fieberhaften Kind, bis dies widerlegt ist.
- Nichtinfektiös: Kollagen/Gefäß, Malignom, Medikamente, Allergie, kürzliche Impfung, periodische Fieber.
4. Unterscheidung von viralen von bakteriellen Infektionen
   - Virale Infektionen, die hauptsächlich die obere Atemwege (URT) betreffen, sind die Ursachen von Fieber bei etwa 90-95 % of fieberhaften Kindern. Es ist die primäre Aufgabe des Arztes, die verbleibenden 5-10 % der Kinder zu identifizieren, die eine bakterielle Infektion haben und die eine antibiotische Behandlung benötigen. Kinder mit viraler Infektion werden in der Regel nur symptomatisch behandelt. Bei Stomatitis, Varizella oder anderen leicht identifizierbaren Exanthemen ist die Ursache des Fiebers offensichtlich, und weitere diagnostische Untersuchungen sind möglicherweise nicht erforderlich.
   - Patienten mit eingeschränkter Immunität, einschließlich solcher, die Chemotherapie, Sichelzellanämie, HIV-Infektion oder Mukoviszidose erhalten, sollten als bakteriell infiziert betrachtet werden, bis dies widerlegt ist.
   - Oft ist es schwierig, virale von bakteriellen Infektionen anhand der klinischen Merkmale allein zu unterscheiden, aber bei Kombination dieser Merkmale mit Laboruntersuchungen (Tab. 11.8).

Tab. 11.8 Differentialdiagnose von viraler und bakterialer Infektions

Die Diagnose einer viralen Infektion als Ursache des Fiebers wird durch folgende Punkte unterstützt:

- Virale Infektionen sind die Hauptursachen von Fieber bei 90–95 % aller fieberhaften Kinder
- Beteiligung mehrerer Organe gleichzeitig (z. B. URTI)
- Geschichte des Kindergartenbesuchs oder Kontakt mit Personen mit ähnlichen Symptomen
- Wohl aussehend, spielerisch und interagiert gut mit seinen Eltern
- Normaler CRP, PCT und Leukozyten. Vorhandensein von Leukopenie, Lymphozytose
- Positive Erkennung von viralen Antigenen mit Enzymimmunoassay (ELA), fluoreszierendem Antikörper (FA) oder Elektronenmikroskopie

Die Diagnose einer bakteriellen Infektion als Ursache von Fieber wird durch folgende Punkte unterstützt:

- Lokalisierung der Infektion auf ein Organ (z. B. Ohren oder Mandeln)
- Hohes Fieber (>39 °C), Dauer (>3 Tage) und das Vorhandensein von Rigor
- Vorhandene Störungen, z. B. Immunsuppression, Splenektomie, Sichelzellanämie
- Reizbarkeit, Lethargie, ungepflegt aussehend mit schwachem Schrei und Interesse an der Umgebung
- Laborbefunde:
  - WBC >15000 (Neonaten haben häufiger eine Leukopenie von <5000-10.000)
  - CRP: >10 (Neonaten); >40 (ältere Kinder)
  - Procalcitonin: >0,5 ng/mL
  - CSF: >8 WBC/mm^3
  - Urin: positive Nitrat auf Teststreifen, Urinanalyse mit >10 WBC/hpf
  - Röntgenaufnahme der Lunge: Infiltrat
  - Stuhl: >5 wbc/hpf Stuhlpräparat

Weiterführende Literatur

Berger AM, Mooney K, Alvarez-Perez A, et al. Cancer-related fatigue, version 2:2015. J Natl Compr Cancer Netw. 2015;13(8):1012–39.

Daelemans S, Peeters L, Hauser B, et al. Recent advances in understanding and managing infantile colic. Version 1. F1000Res. 2018;7:1426. https://doi.org/10.12688/f1000research.14940.1.

Dahlen HG, Foster JP, Psalia K, et al. Gastro-oesophageal reflux: a mixed methods study of infants admitted to hospital in the first 12 months following birth in NSW. BMC Pediatr. 2018;18:30.

El-Radhi AS. Physical treatment of fever. Arch Dis Child. 2000;83:369.

El-Radhi AS. Clinical manual of fever in children. Cham: Springer Verlag; 2017.

Nutzenadel W. Failure to thrive in children. Dtsch Arztebl Int. 2011;108(38):642–9.

Rowe PC, Underhill RA, Friedman KJ, et al. Myalgic encephalomyelitis/chronic fatigue syndrome diagnosis and management in young people: a primer. Front Pediatr. 2017;5:121.

Valerio G, Maffeis C, Saggese G, et al. Diagnosis, treatment and prevention of pediatric obesity: consensus position statement of the Italian Society for Pediatric Endocrinology and Diabetology and the Italian Society of Pediatrics. Ital J Pediatr. 2018;44:88.

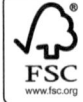

MIX
Papier aus verantwortungsvollen Quellen
Paper from responsible sources
FSC® C105338

If you have any concerns about our products,
you can contact us on
ProductSafety@springernature.com

In case Publisher is established outside the EU,
the EU authorized representative is:
**Springer Nature Customer Service Center GmbH
Europaplatz 3, 69115 Heidelberg, Germany**

Printed by Libri Plureos GmbH
in Hamburg, Germany